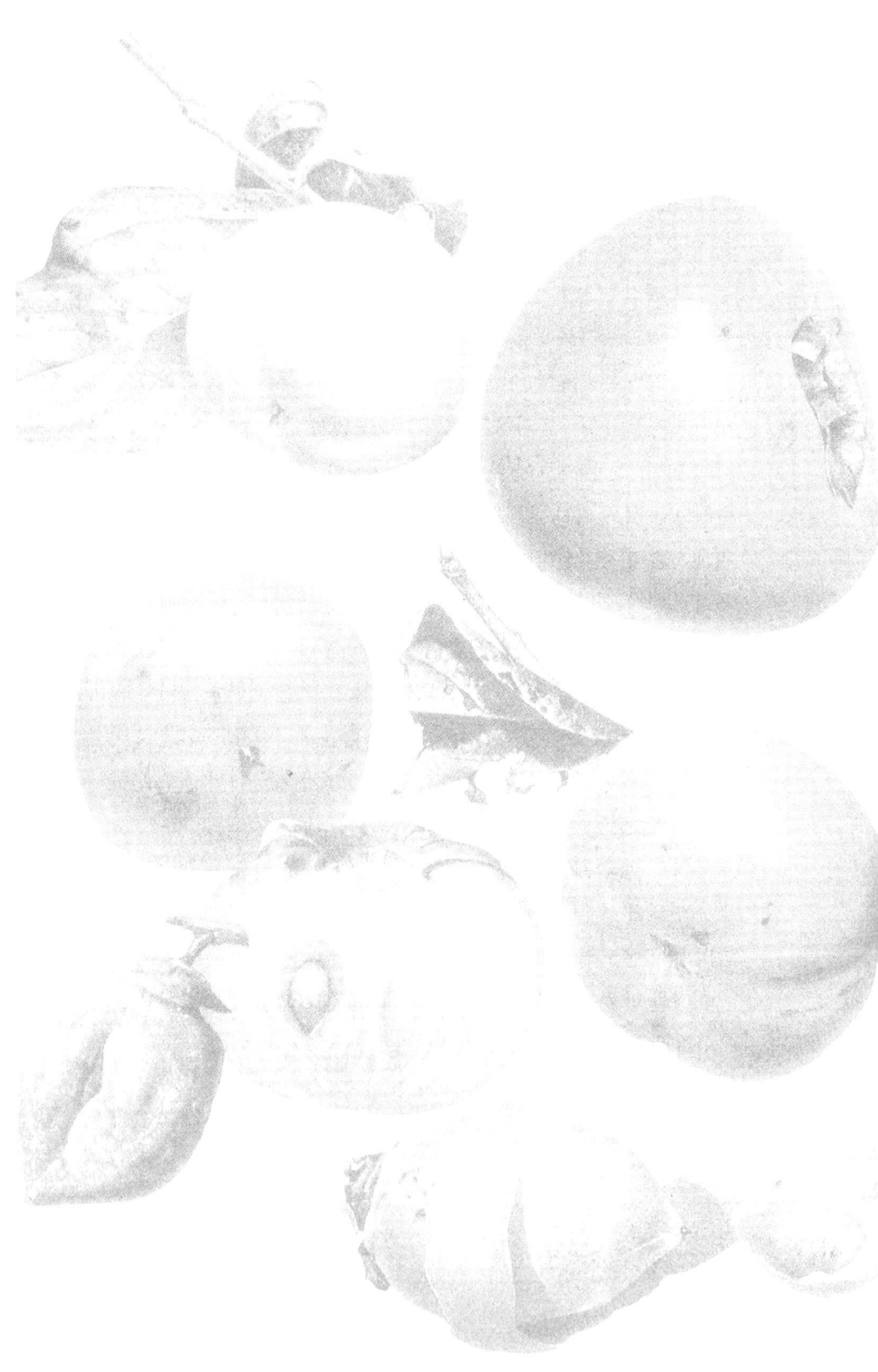

보약음식 백과

100세 밥상

보약음식 백과

발행 2025년 12월 25일

펴낸이 홍철부
엮은이 이강래 · 김임용
감　수 허택
펴낸곳 문지사
등록 제 25100-2002-000038호

주소 서울특별시 은평구 갈현로 312
전화 02)386-8451/2
팩스 02)386–8453

ISBN 978-89-8308-58?-? (03810)
정가 28,500원

100세 밥상

보약음식
백과

향토 음식 보존회 회장 **허 택** 감수

이강래 · 김임용 엮음

문지사

우 리나라의 속담에 "밥보다 더 좋은 보약은 없다"는 말이 있다. 서양의 속담에도 "음식물로 고칠 수 없는 질병은 의사도 못 고친다"는 말이 있는데, 이와 같이 '먹을거리가 바르지 못하면 마음에 병이 생기고, 병이 생겨도 식食을 바르게 섭취하면 병이 낫는다'는 약식동원藥食同原의 원리에서도 볼 수 있듯이 건강한 삶을 위해서는 우리들이 매일 먹는 음식이 가장 중요하다.

최근 통계청이 발표한 우리나라 국민의 사망 원인을 살펴보면 전체 사망자의 52.8%가 암 뇌혈관 질환, 심장병, 만성 간질환 등 각종 성인병 때문으로 나타났다.

이처럼 나날이 급증하고 있는 성인병은 무엇보다도 먼저 올바르지 못한 식생활에서 그 원인을 찾을 수 있다. 동물성 식품의 과잉 섭취, 신진대사를 저해하는 각종 궁합이 맞지 않은 음식물의 섭취에서 온갖 첨가물이 혼합된 식품의 범람, 비타민 무기질의 결핍, 그리고 비롯된 식생활의 불균형이 성인병을 유발하는 주요 원인인 것이다.

우리는 세상에 태어나서 일생 동안 무려 20여 톤의 음식물을 먹는다. 이것은 우리나라 사람이 하루 세 끼를 먹는다고 가정했을 때 1인당 하루 식품 섭취량 1,048㎏을 평균수명 71.31세에 곱해서 나온 것이다.

하지만 우리가 매일 먹는 음식의 양과 그 효율에 대하여, 과연 어느 정도 알고 있을까?

쌀밥 1공기의 열량이 300㎉이고, 식빵 한 쪽이 밥 1/3 그릇에 해당하는 열량을 가지고 있으며, 사과 한 개가 밥 1/3 그릇의 열량과 같다는 것을 알고 먹는 사람이 몇 명이나 될까? 또 사과 한 개 먹은 열량을 소모하기 위하여 6~8분간 달리기를 하거나 30~40분간 걷기를 해야 한다는 것을 아는 사람은 얼마나 될까?

이렇게 우리의 일상생활에서 자주 섭취하는 음식물의 효율과 기능, 그리고 궁합이 맞는 음식에 대한 기초 상식조차 아는 사람이 많지 않다. 단지 막연한 경험과 근거 없는 속설에 의존해 온 것이 우리의 식생활이다.

건강에 대해 기울이는 관심은 매우 지나칠 정도이면서, 건강 유지의 가장 근본이 되는 식생활을 비과학적으로 영위하는 것은 몹시 애석한 일이다.

매일 섭취하는 음식물의 열량과 기능은 건강한 생활을 위해서는 누구나 알아야 할 필수 상식인데, 우리는 이런 점에 너무 무관심하다.

독일, 미국, 일본 등에서는 일상의 음식뿐만 아니라 각종 브랜드별 식품, 레스토랑의 음식까지 칼로리와 영양을 세밀하게 분석한 책들이 매우 다양하게 출간되어, 누구나 집마다 한 권씩 비치하고 수시로 들춰 보며 자신들이 먹은 음식과 먹을 음식의 열량 및 영양소와 궁합을 챙겨 보는 식생활 습관이 일반화되어 있다. 그러나 우리나라에는 아직 일상 먹는 음식의 영양을 분석, 그리고 음식의 궁합을 일반인들이 쉽게 알 수 있는 책이 없다.

이 책은 식품학이나 영양학을 전공하지 않은 사람도 자신이 먹는 음식과 영양에 대해 좀 더 구체적으로 알 수 있게 꾸몄고, 과일 종류, 곡물 종류, 동·식물로 만든 음식 궁합, 어패 종류와 민물고기로 만든 음식 궁합, 고기 종류, 우유 제품, 채소 종류와 식물로 만든 음식 궁합, 함께 먹으면 좋지 않은 음식, 술과 안주류로 만든 음식 궁합 등 음식마다 그 특성과 효능, 그리고 각 음식의 궁합과 성분을 밝혔고, 만드는 방법을 제시하였기 때문에 누구나 쉽게 읽을 수 있고, 올바른 먹거리를 선택할 수 있을 것이다.

사람들은 육식과 초식 어느 경우나 적용되는 저작 기능과 소화 기능을 갖춘 훌륭한 몸을 가지고 있으면서도 현대인들은 너무나 많은 문제점을 안고 있다.

요즘 사람들은 음식물을 편식함으로써 몸이 허약해지고 온갖 성인병에 시달리게 되었다. 그 밖에도 인스턴트 식품을 자주 먹기 때문에 씹는 힘이 약해져 타액선을 퇴화시킴으로써 소화력이 매우 저하되고 식품이 가진 고유한 맛을 느끼지 못하는 식생활로 바뀌어 가고 있어 문제가 매우 심각하다.

음식을 잘 씹어 먹는 것은 인간성을 회복하는 일이고, 건강 유지에 반드시 필요한 일임을 반드시 깨달아야 한다.

이 책은 올바른 식생활을 관리하는 데 많은 도움이 될 것이며 가족들의 건강을 지키는 데 도움이 되어 건강한 삶을 영위하기를 바란다.

엮은이

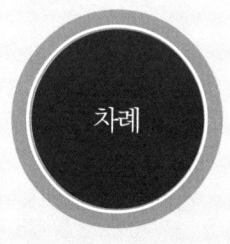

차례

Part 2 동 · 식물로 만든 음식 궁합

Part 6 채소 종류와 식물로 만든 음식 궁합

Part 7 술과 안주류로 만든 음식 궁합

Part 8 함께 먹으면 좋지 않은 음식

Part 1

과일 종류와 곡물로

만든 음식 궁합

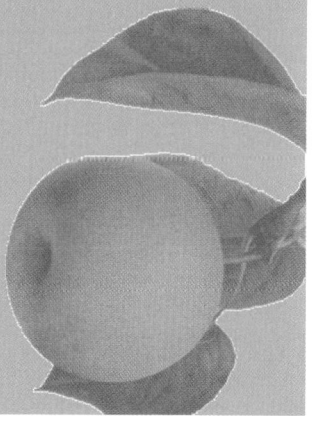

01
가지 · 기름

가지는 영양분이 적은 식품이라고 하지만 기름을 잘 흡수하는 성질이 있어 튀김용 재료로 매우 좋은 식품이다. 가지에 참기름을 섞는 것은 맛뿐 아니라 열량의 공급을 쉽게 하고 기름의 소화 흡수율이 향상되는 이점을 얻기 위함이다. 가지 요리와 기름은 궁합이 잘 맞는다.

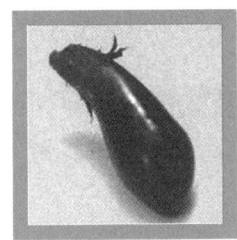

가지의 특성

가지는 매우 고운 보라색을 가지고 있어 요리의 악센트 역할도 하고, 안토시안계의 나스닌(자주색)과 히아신(적갈색)이 주성분을 이룬다. 그런데 이 나스닌이 성인병을 예방하는 효과가 있다는 것이 알려졌는데, 콜레스테롤치를 낮추고 동맥경화 등 순환기 계통의 질병을 예방하는 효과가 있다. 그래서 옛날부터 중국에서는 가지를 고혈압에 효과가 뛰어난 식품으로 이용해 왔다. 가지에는 모세 혈관을 보호 강화시키는 비타민 P가 들어 있음이 밝혀졌다.

식품의 빛깔은 시각을 통해 중추신경을 자극해서 침이 많이 나게 하며 식욕을 돋우는 역할을 한다. 음식을 만들 때 식품의 색깔을 살리고 조화를 꾀하는 이유가 여기에 있다. 그러나 가지라고 모양과 색깔이 다 같지는 않다. 황색, 주황색, 푸른색, 검은 자주색 등 이 있고 둥근 것, 긴 것, 달걀형 등 매우 다양하다.

원산지 인도에서 유럽에 처음 소개된 것이 달걀 모양의 백색 가지였기 때문에 영어로 가지를 'egg plant(달걀나무)'라고 부르게 되었다. 학명은 솔라눔으로 라틴어 솔라맨, 즉 진정이란 말이 어원이다.

가지과 식물에는 진통약으로 쓰이는 게 많았기 때문이었다. 그만큼 가지는 진정 효과가 빼어난 식품이다. 가지는 빛깔이 선명하고 윤이 나며 가지 꼭지의 흰 부분이 많은 것이 좋은 것이다. 그런데 가지의 고운 빛깔은 가열 조리하면 변색되므로 그 빛깔을 자연 그대로 살리려면 0.3~0.4%가량의 명반을 물에 녹이거나 녹이 슨 못을 이용하면 빛깔이 변하는 것을 예방할 수 있다.

명반 성분의 알루미늄이나 못의 철분이 가지의 안토시안 색소와 강하게 결합해서 가지의 빛깔을 변하지 않게 한다.

가지는 영양분이 적은 식품이라고 하지만 기름을 잘 흡수하는 성질이 있어 튀김용 재료로 매우 좋은 식품이다. 가지에 참기름을 섞는 것은 맛뿐 아니라 열량의 공급을 쉽게 하고 기름의 소화 흡수율이 향상되는 이점을 얻기 위함이다. 가지 요리와 기름은 궁합이 잘 맞는다.

주요 효능

또 최근의 한 연구에 의하면 가지에는 항암 효과를 나타내는 성분도 있다고 한다. 예부터 가지는 약용으로도 쓰였는데 잎은 마취제로, 씨앗은 자극제로 이용했다는 기록이 전해져 온다.

특히 흥미로운 것은 동남아시아에선 아기를 낳은 뒤 40일 동안 산모에게 가지를 먹이면 절대로 안 되는 금기 식품이었다. 그 이유는 산모가 우울증이나 혼란 상태에 빠지게 한다는 아랍의 미신에서 유래한 것으로 보여진다.

그런가 하면 천식이나 기침을 하는 사람이 먹으면 기침이 더 나며, 목소리를 많이 쓰는 사람이 먹으면 목을 거칠게 하고 고운 목소리가 안 나온다고 전해 오고 있다.

한편, 가지가 들어간 음식은 부패 · 변질로 인한 식중독을 중화한다고 하는데, 아직 그에 대한 뚜렷한 근거는 없다.

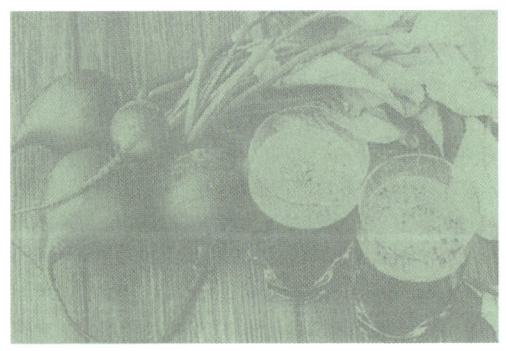

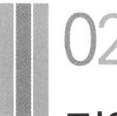

02
감잎차 · 유자

감잎차에 궁합이 맞는 식품은 유자로 우려낸 감잎차에 유자청을 한 쪽 띄우면 감잎차에 유자의 새콤달콤한 맛이 첨가되어 맛이 매우 좋아지게 된다. 그래서 감잎차와 유자는 궁합이 잘 맞는 식품이다.

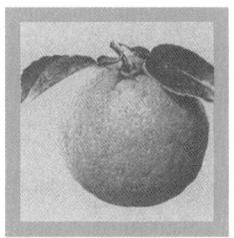

감잎차의 특성

감잎은 마치 약동하는 우리들의 생명의 모습과 같다. 우리 조상들은 감이 갖는 여섯 가지 장점을 다음과 같이 말했다.

첫째, 감나무는 수명이 길고, 둘째, 잎이 무성해 여름철에 그늘이 좋고, 셋째, 감나무에 까마귀가 집을 짓는 일이 없고, 넷째, 감나무에 벌레가 먹지 않고, 다섯째, 과일이 매우 맛이 있으며, 여섯째, 낙엽이 된 후에 열매가 크게 자라 보기가 좋다.

　감잎에는 섬유질 · 단백질 · 엽록소 · 비타민 · 무기질이 많아, 비타민 C와 폴리페놀 · 엽록소 등이 들어 있어 성인병의 예방에 효과가 큰 것이 장점이다. 비타민 C는 아스코르빈산이라고도 하는데, 인체에 미치는 영향이 중요하다. 비타민 C는 세포와 세포를 잇는 결합조직의 형성에 반드시 필요한 물질로, 비타민 C는 피부나 그 밖 조직의 탄력성과 젊음을 유지하는 데에 필요한 결합조직을 위해 충분히 공급되어야 한다. 비타민 C가 부족하면 부신피질호르몬의 분비가 제대로 되지 않을 뿐 아니라 여성호르몬과 갑상선호르몬 등 내분비선의 균형이 불완전하고 피부는 쉽게 노화된다.

　피부의 색깔은 멜라민이라는 색소가 많으면 검어지는데, 이 멜라닌 색소는 디하이드로옥시페닐알라닌이라는 물질이 체내에서 산화되어 만들어진다.

　이 산화과정을 비타민 C가 억제하여 이미 만들어진 멜라닌을 환원해서 표백하는 작용도 한다. 모든 세포의 활력과 젊음을 유지하는 데 필수적이기 때문에, 이것이 부족하면 사람은 빨리 늙게 된다. 또한 비타민 C는 체내에서 콜라겐을 합성하는 데 반드시 필요하다. 콜라겐은 세포와 세포를 결합시키는, 이를테면 시멘트와 같은 역할을 한다.

　콜라겐이 체내에 충분하면 혈관의 벽이 매우 튼튼해져 고혈압의 개선이나 뇌졸중 예방 효과도 있다.

주요성분

감잎 100g에는 500mg의 비타민 C가 들어 있는데, 이것은 레몬의 수십 배나 된다. 감나무의 새잎이 돋아날 때 1회에 2~3장을 과일이나 채소즙을 만들 때 섞으면 좋다. 그러나 1년 내내 먹으려면 감잎차를 만들어 마시는 것이 이상적이다.

만드는 방법

감잎차를 만드는 방법은 다음과 같다. 될 수 있는 한 어리고 연한 감잎을 따 잎을 떼어 내고 펄펄 끓는 물 속에 10초가량 담갔다 꺼내거나 시루에서 잠시 찐다. 오랫동안 찌면 비타민 C가 많이 파괴되므로 좋지 않다. 이렇게 고열로 처리하면 잎 속의 산화효소가 불활성화되므로 비타민 C가 산화, 파괴되지 않는다.

물에서 건져 낸 감잎은 물기를 닦고 잘게 썰어 그늘에서 말려 밀폐된 용기에 넣어 차갑고 어두운 곳에 보관한다.

감잎차를 마시는 방법은 녹차와 같다. 감잎차의 비타민 C는 열에 견디는 힘이 있어 상당히 많은 양이 물에 녹아 나온다. 감잎차는 성인병 · 순환기계 질환 외에도 위궤양 · 십이지장궤양 · 당뇨병 등의 만성질환에도 효과가 뛰어난 자연식품이다. 이렇게 감잎차가 좋은 점이 많으나 맛이 없는 것이 단점이다. 영양 성분은 많지만, 맛이 없는 식품이라면 그 식품의 영양 성분을 파괴하지 않고 맛을 더해 주는 식품을 찾아야 한다. 감잎차에 궁합이 맞는 식품은 유자로 우려낸 감잎차에 유자청 한 쪽을 띄우면 감잎차에 유자의 새콤달콤한 맛이 첨가되어 맛이 매우 좋아지게 된다. 그래서 감잎차와 유자는 궁합이 잘 맞는 식품이다. 유자청 대신 매실주를 한두 방울 떨어뜨리는 것도 매우 좋다.

도움말 · **마음의 병이 몸의 병이다**

마음의 병은 몸에 나타나기 마련이다. 심적 충격을 받으면, 우리 몸은 따라서 변화가 온다. 마음과 몸은 서로 영향을 주고받기 때문에 마음이 즐거워도, 마음이 무거워도, 그것이 몸에 나타난다. 또한 몸에 병이 있어도, 몸에 병이 없어도 마음에 나타나고, 몸에 나타난 병을 고치면 마음이 낫고, 마음이 편하면 몸이 편해진다.

우리가 자신의 건강을 위해서 노력하고 기억할 것은, 뭔가 걱정거리가 있더라도 가슴을 펴고 허리를 세워 심호흡하여 몸을 펴면 걱정도 사라지고 시원해진다는 사실이다.

03

곶감 · 호두 · 잣

호두에는 콜레스테롤치를 낮추는 불포화 지방산이 60% 이상 들어 있어 곶감이 가지고 있는 변비 걱정을 없애는 효과가 있기 때문에 곶감과 호두는 잘 어울리는 궁합이다.

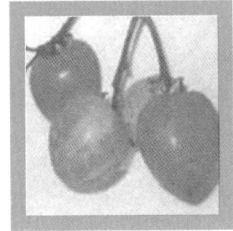

주요 효능

감에는 떫은맛 성분인 타닌이 들어 있다. 이 성분은 피부를 오므라들게 하는 수렴 작용이 있어 설사를 멎게 하는 데도 매우 효과가 있다. 그러나 감을 너무 많이 먹으면 변비에 걸리는 일이 있으므로 조심해야 한다. 그래서 만들어진 음식이 전통 식품인 곶감쌈이다.

만드는 방법

곶감쌈을 만들려면 재료로 곶감 5개와 호두 5개를 준비한다. 먼저 곳감은 꼭지를 떼어 내고 한 쪽을 세로로 자른다. 곳감 속에 씨가 있으면 발라내고 그 속에 호두를 집어넣고 아물린 다음 꼭꼭 눌러 준다. 호두알이 박힌 곳감을 0.6cm 간격으로 썰면 예쁜 모양의 곳감쌈이 만들어진다.

호두에는 콜레스테롤치를 낮추는 불포화 지방산이 60% 이상 들어 있어 곳감이 가지고 있는 변비 걱정을 없애는 효과가 있기 때문에 곳감과 호두는 잘 어울리는 궁합이다. 그러나 열량이 매우 높기 때문에 비만한 사람이나 당뇨 환자는 많이 먹지 않는 것이 좋다.

도움말 · 물 잘 먹는 법
① 식간, 공복에 충분히 마신다.
② 식사 중에는 먹지 않는다.
③ 식전 30분, 식후 2시간 후가 적절하다.
④ 체온에 맞는 온도의 물을 마신다.
⑤ 천천히 마신다.
⑥ 하루에 2~3리터의 물을 마신다.

04

사과식초 · 꿀

식초를 먹으면 쉽게 피로해지지 않고 활동적인 몸이 된다. 식욕이 떨어지는 여름에 초가 든 음식을 먹으면 식욕을 되찾게 되는데 이것은 초의 향기로 대뇌의 식욕 중추를 자극하는 것이 그 원인이다.

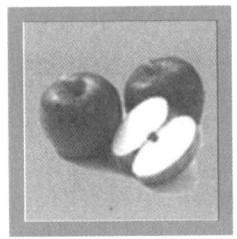

주요 효능

사과식초에는 초산 · 사과산 · 호박산 · 구연산 등 유기산과 아미노산 · 미네랄 등을 함유하고 있다. 유기산과 아미노산, 미네랄 성분인 칼륨 등이 특별한 생리적 기능이 인체에 미치게 된다. 사과식초에 함유되는 효소에는 단백질의 소화를 돕는 것도 있다.

사람이 먹는 식품 중의 당질이나 지방은 체내에 흡수되어 포도당으로 변하고 구연산 사이클이라는 과정을 거쳐 분해된다. 과격한 운동을 하면 구연산 사이클이 에너지 발생을 미처 따라가지 못해 포도당에서 피로 물질인 유산이 근육 내에 만들어져 근육 피로 · 어깨 결림 · 근육통이 일어난다. 구연산 등 유기산이 구연산 사이클에 합류하여 유산의 생성을 억제하므로 식초를 먹으면 쉽게 피로해지지 않고 활동적인 몸이 된다. 식욕이 떨어지는 여름에 초가 든 음식을 먹으면 식욕을 되찾게 되는데, 이것은 초의 향기로 대뇌의 식욕 중추를 자극하는 것이 그 원인이다. 그리고 타액과 위액분비도 촉진한다. 요리에 식초를 쓰면 식염의 사용량을 줄일 수가 있다. 식초는 살균 작용도 있다.

그러나 식초로 초산의 함량이 높은 것을 먹으면 소화기 점막에 궤양을 일으킬 염려가 있고 위액의 분비를 높이므로 위산 과다나 위궤양 환자는 조심해야 한다.

미국의 버몬트주 사람들은 육류를 매우 많이 섭취하는데 통풍과 비만 등이 다른 지역보다 훨씬 적다고 한다. 그것이 바로 버몬트 음료 덕분이라고 생각한다.

만드는 방법

버몬트 음료는 다음과 같이 만든다. 사과식초 2큰술, 꿀 2큰술, 물 1컵 반을 준비한다. 먼저 사과식초와 꿀을 잘 혼합하고 거기에 물을 넣고 섞는다. 꿀은 자극적인 신맛을 중화시키고 맛을 매우 좋게 해준다. 이때 얼음을 띄우면 청량감이 더욱 좋아진다. 겨울에는 뜨거운 물을 섞어 마신다.

05
수정과 · 잣

잣에는 다른 견과류인 호두나 땅콩보다도 철분의 함량이 매우 많다. 수정과에 잣을 띄우는 것은 빈혈을 막는 효과도 있다. 수정과는 담이 많고 기침이 나올 때, 만성기관지염 등에 좋은 식품이다.

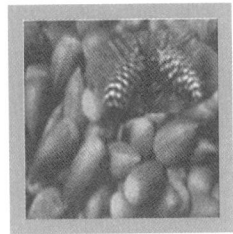

만드는 방법

전날 과음해서 악취나 숙취에 몹시 시달릴 때 시원한 수정과를 먹고 효과를 본 사람이 많을 것이다. 수정과는 과음으로 몸 안에 축적된 알코올 성분을 빨리 산화 배설하는 데 필요한 과당과 비타민, 그리고 수분을 골고루 갖추고 있기 때문에 수정과가 예부터 술꾼들의 사랑을 받아 온 것이다. 1800년대 출간된 『시의전서(是議숙書)』에는 수정과를 다음과 같이 소개하였다.

'좋은 건시를 냉수에 담그되 물을 넉넉히 부어 누었다가 흠씬 불려 생강을 진하게 달여 붓고 화청하여 실백을 흩어 쓰라.'

그 뒤에 계피나 통후추를 첨가하는 신식 수정과가 나왔으나 수정과의 주원료는 곶감과 생강즙·꿀·잣이다. 생강이나 꿀은 맛을 조절하는 작용을 하고, 잣은 맛뿐 아니라 영양의 균형과 곶감의 수렴 작용을 완화하는 효과가 있었다. 감은 우리나라에서 가장 많이 나는 과일로 영양이 매우 풍부하다. 6세기에 저술된 중국의 농업에 관한 서적인 『제민요술(濟民要術)』에는 곶감 만드는 방법과 떫은맛을 제거하는 방법까지 자세하게 소개하였다. 우리나라에서는 고려 명종(1138년) 때 고욤(감나무와 비슷한데 과실이 적다)에 대한 기록이 가장 오래된 것으로 감 재배는 고려 때부터 시작된 것으로 추측된다.

주요 효능

감의 당분은 포도당과 과당인데 15~20%나 들어 있다. 곶감에는 당분이 45% 정도 들어 있어 고열량 식품이다. 또 비타민 A의 모체인 베타카로틴이 풍부하다. 이 베타카로틴이 항암 작용이 있다고 해서 최근 화젯거리가 되고 있는데, 비타민 A는 질병에 대한 저항력을 높이고 피부를 탄력 있고 강하게 만드는 빼어난 영양소다. 비타민 C도 30mg 들어 있다. 그러나 보통 과일과는 달리 신맛을 내는 유기산이 적어 0.3mg에 지나지 않는다.

그리고 감은 떫은맛이 있다. 이 성분은 폴리페놀 화합물인데 흔히 타닌이라고 한다. 이 화합물이 수용성이면 떫게 느껴지고, 불용성으로 바뀌면 떫지 않게 된다. 우린 감이나 단감 또는 곶감 등은 타닌산이 물에 녹지 않으므로 이것이 변해서 단맛을 나타낸다. 같은 품종이라도 추운 지방에서 자란 것이 타닌의 함량이 매우 높다. 예로부터 감은 설사를 멎게 하고 배탈을 낫게 해 주는 것으로 알려져 있는데, 이것은 타닌산의 수렴 작용 때문이다.

수렴 작용이란 점막이나 피부를 수축하는 것으로, 떫은 감을 한입 베어 물면 입안이 가득 찬 것처럼 느껴지는 이유가 바로 이 작용 때문이다. 타닌산과 같은 수렴제는 점막 표면의 조직을 수축시키므로 설사를 멎게 해 준다. 그러므로 변비 증세가 있는 사람은 감은 먹지 않아야 한다. 반대로 위궤양 증세가 있는 사람에게는 감은 좋은 식품이다. 감은 또 지혈 작용도 함으로 피를 토하거나 뇌일혈 증세가 있는 사람에게는 좋은 과실이다. 지혈뿐만 아니라, 타닌은 모세 혈관을 튼튼하게 하는 작용도 있어 순환기계 질환을 앓는 사람에게 매우 좋다.

따라서 고혈압인 사람에게는 훌륭한 간식거리가 된다. 단감은 껍질을 벗겨 보면 거뭇거뭇한 반점이 있는데 타닌 세포 중의 타닌이 중합되어 불용성으로 변했으므로 떫은맛이 없다. 감은 수분이 85%이어서 저장하기에 좋지 않은데, 그 약점을 보완하기 위해 가공한 것이 바로 곶감이다.

주요성분

곶감의 겉면에는 흰 가루가 생기는데 이것은 포도당·과당·만닛과 같은 당분이다. 저장성이 좋은 곶감은 기침·딸꾹질·숙취·각혈이나 하혈 등에 민간요법으로 예부터 우리 조상들이 이용해 오기도 했다. 곶감을 이용한 수정과는 정월에 만드는 화채인데, 말랑말랑한 곶감이 적당하다. 곶감의 수분은 42.9%가량이며, 당질이 45.2g으로 100g에서 265kcal의 고열량이 나온다. 그 밖에도 칼슘 등 무기질과 비타민 A · B · C를 가지고 있다. 이렇게 좋은 성분이 들어 있는 곶감이지만 타닌이 걱정되는 사람은 잣을 곁들여 먹으면 좋다.

잣은 기운이 없을 때나 입맛을 잃었을 때 먹으면 기운을 돋우고 식욕이 돋는 식품이다. 자양 강장제로 널리 알려진 잣은 맛이 매우 고소하고 100g에서 얻어지는 열량이 670kcal나 된다. 잣 100g 중의 대표적인 영양 성분은 다음과 같다. 단백질 18.6g, 지방 60.2g, 철분 4.9mg, 비타민 Bi 0.34mg. 등 각 성분에서 보는 바와 같이 지방이 주성분인데, 올레산 · 리놀레산 · 리놀렌산 등 불포화 지방산이 주체 성분이다. 이들 불포화 지방산은 피부를 매우 윤택하게 하고 혈압을 내리게 하며, 스테미나에 크게 도움을 주는 성분으로 알려져 있다. 수정과에 잣을 띄워 먹는 것은 잣의 지방이 곶감의 단점인 변비를 예방하기 위해서이다.

감이나 곶감을 많이 먹으면 몸이 차가워진다고 했는데, 그것은 감의 타닌이 다른 식품 중의 철분과 결합해서 체내 흡수를 방해하므로 생긴 말이다. 타닌은 철분과 결합하면 타닌산철이 되는데, 이것은 결합이 매우 단단하여 액체에 녹지 않으므로 그대로 배설된다. 식품 중의 철분 흡수가 방해되면 빈혈이 생기므로 몸이 냉해진다. 그런데 잣에는 다른 견과류인 호두나 땅콩보다도 철분의 함량이 매우 많다. 수정과에 잣을 띄우는 것은 빈혈을 막는 효과도 있다. 수정과는 담이 많고 기침이 나올 때, 만성기관지염 등에 좋은 식품이다.

06
모과차 • 유자

모과는 '주독을 풀고 가래를 제거한다. 속이 울렁거릴 때 이것을 먹으면 속이 가라앉고 구워 먹으면 설사에 잘 듣고 기름에 적셔 머리를 빗으면 백발을 고쳐 준다'라고 쓰여 있다.

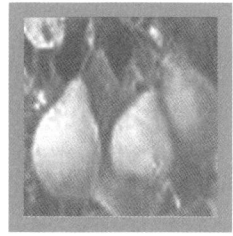

주요성분

　입덧이 매우 심한 여자는 음식 냄새만 맡아도 구토가 나서 몹시 고생하게 된다. 입덧의 원인으로는 소화기의 장애와 담과 위의 열을 꼽을 수 있는데, 그런 때에는 모과차가 잘 듣는다. 모과는 향기와 빛깔은 매우 좋으나 맛은 시고 떫어서 한입 베어 물면 얼굴을 몹시 찡그리게 된다. 모과에는 6%가량의 당분이 들어 있고 칼슘 · 칼륨 · 철분 등의 무기질이 매우 풍부한 알칼리성 식품이다. 모과의 신맛은 사과산을 비롯한 유기산으로 인체의 신진대사를 도와주며, 소화효소의 분비를 촉진해 주는 효과가 있다. 떫은맛은 타닌 성분으로 이 성분은 피부를 오그라들게 하는 작용이 있어 설사에도 매우 효과가 높다.

주요 효능

『본초강목』을 살펴보면 모과는 '주독을 풀고 가래를 제거한다. 속이 울렁거릴 때, 이것을 먹으면 속이 가라앉고 구워 먹으면 설사에 잘 듣고 기름에 적셔 머리를 빗으면 백발을 고쳐 준다'라고 쓰여 있다.

만드는 방법

모과의 향과 맛을 쉽게 맛볼 수 있는 것은 모과차와 모과술이다. 모과는 건위 식품으로 위를 비롯한 소화기가 튼튼해지면 입덧 치료가 잘 될 것이다. 모과를 강판에 갈아 즙만 받은 다음 물을 부어 달여 마셔도 되고 얇게 저민 모과를 설탕에 어느 정도 재워 두었다가 더운물에 우려 마신다.

모과차를 만드는 데 모과 1개와 설탕이 약간 있으면 된다. 먼저 잘 익은 모과를 골라 깨끗이 씻고 물기를 닦는다. 모과를 4등분 해서 속의 씨 부분을 도려내고 껍질째 얇게 저며 썬다. 유리병이나 항아리 같은 밀폐 용기에 저며 썬 모과와 설탕을 켜켜이 안쳐 1개월 정도 재워 둔다.

모과즙이 우러나면 건더기와 함께 떠서 뜨거운 물에 타서 마신다. 이 모과차는 향이 매우 좋으나 그 맛은 덤덤하기 때문에 마실 때 얇게 저민 유자나 유자청을 곁들이면 맛이 상큼해질 뿐만 아니라, 비타민 C가 보완되므로 궁합이 잘 어울리는 식품이다.

07
매실 · 차조기

차조기는 정신 불안을 해소하고 진정 · 발한 · 이뇨 효과가 있으며 위를 튼튼하게 하고, 게
· 생선 · 육류 등의 중독을 방지한다고 해서 건위 · 보건제로도 이용해 왔다.

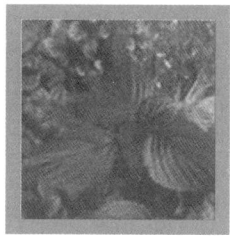

주요성분

차조기는 차조기과의 한해살이풀로 그 모양이 들깨와 매우 비슷하
게 생겼다. 잎은 자색이고 독특한 향이 있으며 모난 줄기는 성긴 털이
나고 높이는 30~100㎝이다. 잎은 마주나고 넓은 달걀꼴이며 잔 톱니
가 있다. 중국 · 버마가 원산지인데, 우리나라와 일본에서도 밭이나 정
원에서 재배한다. 잎은 약용, 어린잎과 종자는 식용과 향신료로 쓴다.
한자로는 계임 또는 자소라고 한다.

이 차조기 잎을 짠 불을 매실에 넣으면 곧 분홍색으로 색깔이 변하
는데, 이것이 진액이 붉어지는 원리이다. 차조기 잎에는 안토시안이라
는 성분이 들어 있어 사과산 · 구연산 · 주석산 등 신맛을 내는 산성

물질을 만나면 곧장 화학 반응을 일으켜 분홍색으로 색깔이 변하게 된다. 매실을 소금에 절이면 구연산 등이 차츰 스며 나와 차조기는 색깔이 바뀐다. 얼마 후에는 붉은 매초가 생겨 매실도 붉어지게 된다. 신맛이 셀수록 강하게 반응한다. 그래서 덜 익은 매실이 우메보시의 재료로 안성맞춤이다.

색깔은 산의 강도에 따라 크게 달라지는데, 학술적으로 말하면 수소이온농도(pH) 3.3pH 이하가 되어야 색깔이 나타난다. 매실의 품종이나 숙성도에 따라 붉어지지 않는 경우도 있다. 그런 때에는 구연산을 더 넣어 수소이온농도를 3.3~3.0으로 조절하면 곱게 물들게 된다.

우메보시에 차조기를 사용한 것은 일본의 에도(江戸) 시대 후반이라고 한다. 차조기는 붉은 종과 녹색 종의 두 가지로 분류되는데, 붉은 우메보시를 만들려면 반드시 붉은 종을 사용해야 한다.

차조기의 생명력은 매우 대단해서 손질할 필요가 없고 비료를 주지 않아도 잘 자란다. 하지만 잎의 수확 시기가 매실보다 늦은 6~7월이다. 줄기째 잘라서 그늘에 말리면 오래 두어도 잎이 떨어지지 않는다. 씻어서 잎을 딴 후 물기를 빼고 약 20% 정도의 소금을 뿌리고 주무른다. 이때 주물러 부드러워진 차조기잎에서 즙이 나오는데, 이것은 버린다. 이것을 매실과 섞으면 검은색이 도는 붉은색이 되고 맛도 좋지 않다. 우메보시용으로 쓰이는 차조기 분량은 매실의 6%가량이다. 차조기 씨앗을 따고 난 후의 잎은 매우 질기고 향도 없다. 이렇게 물들인 것은 타르질 인공색소와는 달리 공해가 없다.

차조기는 방부 효과가 빼어날 뿐 아니라 콜레스테롤 없애는 효과가 뛰어난 리놀산이 매우 풍부하다. 그 향미가 식욕을 한껏 돋우어 주므로 여름철 양념 재료로 많이 애용해 왔다.

차조기에 들어 있는 자소유는 향균성이 매우 높아 18ℓ의 간장에 20g만 넣어도 방부 효과가 있다. 자소유의 주성분인 체르라르틴은 설탕보다 뛰어난 감미가 있다.

차조기는 정신 불안을 해소하고 진정 · 발한 · 이뇨 효과가 있으며 위를 튼튼하게 하고, 게 · 생선 · 육류 등의 중독을 방지한다고 해서 건위 · 보건제로도 이용해 왔다. 차조기 잎 100g 중의 주요 영양 성분은 다음과 같다.

단백질 2.9g, 당질 4.8g, 섬유소 1.6g, 회분 1.9g, 칼슘 198㎎, 철 10.2㎎, 비타민 A 6,600IU, 비타민 B₁ 0.2㎎, B₂ 0.5㎎, 비타민 C 86㎎, 비타민 A와 C의 함량은 다른 채소보다 몹시 뛰어나다. 차조기잎은 착색 · 방부에 약효까지 있어 상승 작용이 나타나 귀중한 재료이다.

일본 전성시대의 막부 도쿠가와 이에야스의 독주를 막기 위해 벌어진 세키가하라의 전투에 서군의 시마즈 장군이 참전했다. 전투에 패배한 장군은 수백 명의 부하를 이끌고 후퇴하다 퇴로를 차단당했다고 한다. 처참한 전투를 벌여 돌파하고 나니 겨우 80명이 살아남았는데 먹을 것이 없었다.

그때 한 병사가 농가에서 우메보시를 말리는 것을 발견하였다고 한다. 이 우메보시 덕분으로 그들은 기운을 얻고 고향으로 되돌아갈 수 있었다.

일본의 매실 주생산지인 와카야마현은 오래전부터 우메보시를 제조해 왔다. 와카야마의 남부천 유역에는 일본 제일의 매실밭이 있다.

만드는 방법

이 유역에서는 해마다 1,300~1,400톤의 매실이 생산되는데, 이곳에서 만들어지는 우메보시는 다음과 같은 순서로 만든다.

열매가 충실한 청매를 따서 잘 씻는다. 지방에 따라서는 1~2일간 쌀뜨물에 담그기도 한다. 그리고 매실 중량의 20~25%의 소금으로 약 2주일간 절인다. 이때 나무통에 절이는데 매실 무게의 1.5~2배가 되는 돌을 얹어 놓는다. 담근 지 15~20시간이 지나면 물이 생기기 시작한다.

7월 하순(下旬) 소금에 절인 매실을 꺼내어 3일 동안 햇볕에 건조한다. 그러면 색깔이 고와지고 육질도 단단해진다. 처음 3일간은 낮에만 햇볕에 말리고 밤에는 매초(소금절이할 때 생기는 물)에 담근다.

그 후 3일간은 밤에만 말리고 낮에는 매초에 담그는 방법으로 삼일간 작업을 한다. 이렇게 말리는 것을 토용간이라고 하며 백간이라고 한다. 이것을 차조기 잎과 함께 담그면 색깔이 몹시 고운 우메보시가 된다. 차조기잎의 색깔은 안토시안 계통의 색소인 페리라닌인데 매초의 반응으로 곱게 염색된다.

차조기잎에는 페릴알데히드 · 리모넨 · 피넨이라는 정유 성분이 들어 있어 매실에 좋은 향기를 줄 뿐 아니라 부패 세균의 번식 방지에도 효과가 크다.

또 차조기 기름은 흥분 발한제 · 진해 · 진통 · 이뇨제 작용을 하므로 우메보시에 차조기잎을 사용하는 것은 매우 궁합이 잘 맞는다. 일본에서는 매년 약 6만 6천 톤의 매실이 생산되는데, 와카야마가 주산지로 약 40%를 차지하고 있다.

에도 시대에 우메보시는 섣달그믐이나 춘분 밤에 복차라고 해서 뜨거운 물을 부어 마시는 습관이 있었다고 한다. 이것은 온갖 병을 물리치고 복을 불러들이기 위한 관습이었는데 감기나 배탈에 이것이 효과가 있었기 때문이다.

에도 시대 후기부터 차조기잎으로 붉게 만들기 시작했고 우메보시 담그는 방법도 정립되었으며, 그리고 오래 묵은 것이 귀한 것으로 여겨지게 되었다. 일본 사람들은 우메보시를 담은 항아리를 집에 묻으면 불이 나지 않는 것으로 믿는다. 오래 묵은 우메보시는 소금의 결정 모양이 되고, 매우 깊은 맛이 있다.

08
바나나 • 파인애플

바나나와 잘 어울리는 궁합은 파인애플과 먹는 것이 이상적이다. 파인애플은 당질이 많고 바나나가 가지고 있지 않은 신맛 성분인 구연산을 비롯하여 사과산 · 주석산을 많이 가지고 있다.

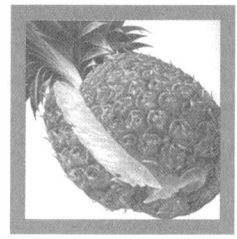

주요성분

바나나는 매우 독특한 향기가 있고 단맛이 많고 신맛이 적은 특징이 있다. 그리고 당질이 풍부해서 과일 중에서 에너지가 가장 많고 소화가 몹시 잘 되어 일부 지방에선 주식으로 먹기도 한다. 어떤 학자들은 바나나를 세계 최초의 과일로 추측하고 있다.

동남아시아 지역이 원산지로 알려졌는데, 지금은 전 세계로 퍼져 나갔다. 기원전 327년 알렉산더 대왕이 인도 원정길에서 처음 발견하여 유럽으로 전래되었다고 한다. 바나나의 학명은 무사 사피엔툼인데, 그 뜻은 '현자의 과일'이란 뜻이다.

주요 효능

어떤 영양학자들은 바나나가 사람의 정신력 향상에 도움이 되는 특징이 있다고 주장했다. 보통 바나나는 100g당 86㎈의 열량을 갖는 저열량 식품으로 지방이 거의 없고 나트륨이 매우 적다. 칼륨이 매우 풍부하고 비타민 B_6와 C 등이 들어 있기 때문에 바나나는 고혈압이나 스트레스 해소, 위장병에 매우 좋은 식품으로 알려졌고 뇌일혈이나 심장병의 위험도를 낮춘다고 한다. 전분과 단백질이 감자에 견줄 만큼 많이 들어 있고 카로틴과 식이성 섬유인 펙틴이 많다.

바나나가 완전히 익으면 과당과 포도당이므로 소화 흡수가 매우 쉬워 환자나 어린이, 운동을 하는 사람에게 매우 좋은 식품이다. 바나나는 심장박동 조절이나 신체 이온 균형의 유지를 도와주기도 한다.

변비에 효과가 있는 펙틴이 장의 기능을 원활하게 하고 비타민 A의 상승 작용으로 변비나 거친 피부, 부스럼에도 큰 효과가 있다. 바나나는 다른 식품과 잘 어울리기 때문에 각종 주스나 우유와 곁들여 먹어도 좋다. 바나나와 잘 어울리는 궁합은 파인애플과 먹는 것이 이상적이다. 파인애플은 당질이 많고 바나나가 가지고 있지 않은 신맛 성분인 구연산을 비롯하여 사과산·주석산을 많이 가지고 있다.

또 비타민 B_1·B_2·C, 식이성 섬유를 가지고 있다. 또 부로멜린이라는 단백질 분해효소도 들어 있다. 대개 신맛이 나는 식품은 식욕 증진 효과가 있는데 파인애플에 많이 들어 있는 구연산은 그러한 성질이 높다. 신진대사를 높이는 비타민 B_1도 함유하고 있기 때문에 바나나의 당질 대사를 돕고 원기 회복에도 매우 효과적이다.

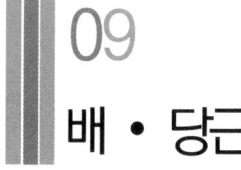

09
배 · 당근

배는 갈증이 몹시 심하거나 술 마시고 난 다음의 조갈증에는 매우 좋은 식품이다. 그렇지만 변비 · 이뇨 · 기침 등에 좋다고 너무 많이 먹으면 속이 냉해진다. 그렇기 때문에 소화력이 약한 사람은 배를 먹으면 설사를 일으키기 쉽다.

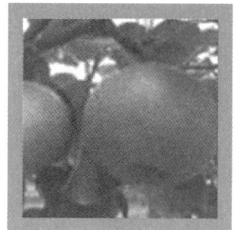

주요 효능

불고기를 잴 때 배를 썰어 넣으면 고기가 몹시 연해지는데, 우리 조상들은 옛날부터 이 방법을 활용해 왔다. 그 이유는 배가 가지고 있는 효소의 작용이 매우 높아 배에는 오돌토돌한 석세포가 있어 고기의 소화에도 도움이 되었다.

배는 예로부터 변비에 좋고 이뇨 작용이 있다고 알려져 왔는데, 변비에 매우 좋은 것은 소화가 안 되는 석세포 때문이다. 이 석세포는 리그닌 · 펜토산이라는 성분으로 된 세포막이 두꺼워진 후막세포이다. 이 석세포 때문에 배를 먹고 난 것으로 이를 닦으면 이가 청결해졌다.

담이 나오는 기침에는 배즙을 내서 생강즙과 꿀을 타 먹으면 효과가 높다. 심한 기침을 할 때에는 배 한 개를 썰어 양젖이나 우유를 섞어 달여 먹기도 한다. 담이 많고 숨이 차면 배즙과 무즙을 각각 반 홉가량 만들고 거기에 생강즙을 3~5순갈 타서 먹으면 매우 효과가 있다는 민간요법이 전해 온다.

또한 배는 갈증이 몹시 심하거나 술 마시고 난 다음의 조갈증에는 좋은 식품이다. 그렇지만 변비·이뇨·기침 등에 좋다고 너무 많이 먹으면 속이 냉해진다. 그렇기 때문에 소화력이 약한 사람은 배를 먹으면 설사를 일으키기 쉽다.

술의 종류로 생강과 배를 원료로 하는 이강주가 있고, 소주에 배즙·생강즙·꿀 등을 넣고 만든 이강고라는 술도 있다. 이들 술에서 목격하는 바와 같이 생강은 배의 향기로운 맛을 돋우어 주는 특별한 기능이 있어 배와 생강은 궁합이 매우 잘 맞는 것이다. 밋밋한 배 맛에 자극성인 역할을 하는 것이 생강이다.

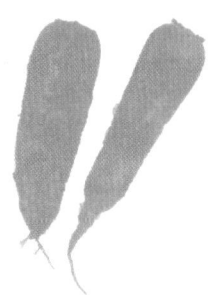

10
초콜릿 • 아몬드

아몬드의 지방에는 인지질인 레시틴이 많이 들어 있어 초콜릿의 테오브로민이 뇌와 중추신경에 주는 지나친 자극을 중화, 억제하는 효과가 있다. 고소한 아몬드 맛과 따뜻한 곳에 두어도 쉽게 녹지 않는 장점이 있어 초콜릿과 아몬드는 궁합이 매우 잘 맞는다.

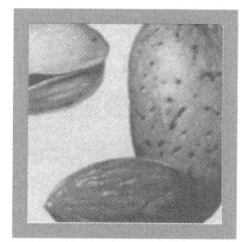

초콜릿의 특성

초콜릿의 원료인 카카오콩은 콜롬버스가 유럽에 퍼뜨린 작물이다. 남미의 잉카족, 멕시코의 아즈텍, 마야족들은 옛날부터 카카오나무를 재배했다고 한다.

왕족들은 백성들로부터 카카오콩을 거두어들였는데, 카카오콩이 마치 화폐와 같은 구실을 하였다. 카카오콩은 주로 그 콩을 볶아 껍질을 없애고 옥수수와 함께 돌절구에서 으깬 다음, 고춧가루를 쳐서 되직하게 끓여 먹거나, 때로는 꿀과 우유를 섞어 마시기도 했다. 이 음료를 초콜라톨이라고 했는데 이것이 초콜릿의 어원이다.

유럽의 왕족이나 귀족들은 각자 나름대로 고유한 비법이 있어 바닐라나 후추 등을 섞어 초콜라톨의 맛을 즐겼다고 한다. 이렇듯 카카오 콩을 귀하게 여긴 것은, 이것이 원기 회복에 매우 뛰어난 효력이 있기 때문이다.

16세기 초 스페인은 페르난도 콜레틀을 대장으로 하는 원정군을 멕시코에 파견했는데, 이때 아즈텍족이 예부터 이용해 오던 카키오콩의 용도와 가치를 알게 되어, 스페인에서도 카카오콩을 사용하게 되었다.

초콜라톨에 바닐라를 넣어 마시는 방법은 멕시코 수녀원의 비방이었다. 바닐라는 난초과에 속하는 덩굴풀로 과육이 많은 과실이 열린다. 이것을 발효시키면 강한 향기를 내므로 향료·약재로서 바닐린을 채취하는데 멕시코가 그 원산지이다.

남편을 따라 멕시코에 온 부인들이 수녀원에 드나들면서, 마침내 그 비방을 알게 되었고 귀국하여 상류층에 퍼뜨렸다.

1615년, 스페인의 공주 앤이 프랑스의 루이 13세와 결혼하면서 카카오 음료가 프랑스 왕실에 전래되었는데, 이때 바닐라와 설탕을 타서 마시는 것이 프랑스에서 매우 인기를 끌었다.

프랑스에서 성직자들이 초콜라톨을 애용하게 되자 "성직자들이 타락한 것은 초콜라톨 때문이다"라는 말이 생겼고, 마침내 이 말이 퍼지게 되자 날이 갈수록 이 음료의 애용자가 늘어났다.

1650년에는 리스본·제노바·마르세이유에 카카오콩을 으깨어 가공하는 전문 공장이 생겨났다. 그리고 영국에서는 카카오콩을 볶고 갈아서 예방약으로 이용하기도 하였다.

1760년 프랑스 왕실에서 쇼콜라 처방소를 운영하게 되었는데 약제사는 드보브였다. 그는 신경과민증인 사람에게는 오렌지 꽃을 넣은 쇼콜라를, 화를 잘 내는 사람에게는 아몬드를 밀크 모양으로 반죽해 넣은 쇼콜라를 먹게 하였다.

1828년 화란의 반호텐사가 마침내 카카오콩에 들어 있는 지방의 2/3를 추출하는 특허를 얻었는데, 지방질을 제거한 카카오콩을 분쇄한 것이 초콜릿 가루이다. 차츰 가공법이 발달하면서 1876년 스위스에서 다니엘 피터가 밀크초콜릿을 만들었는데, 소비자들이 그쪽으로 모두 쏠리게 되었다.

주요성분

초콜릿의 원료인 코코아의 성분은 단백질 4.4g, 지방 31.9g, 당질 61.5g, 회분 1.1g과 비타민 A · B₁ · B₂, 나이아신 등으로 구성되어 있다. 그런데 이러한 일반적인 성분보다 알칼로이드(alkaloid : 식물염기)인 테오브로민이 1.8%나 들어 있어, 이는 특별한 생리 작용을 하기 때문에 원기 회복에 매우 좋은 효과를 나타낸다.

초콜릿의 원료인 코코아에는 당질과 지방이 많이 들어 있어서 여기에 우유와 설탕을 넣어 밀크초콜릿을 만들면 맛이 너무 짙고 찐득거려 먹는데 매우 부담스럽다.

더구나 초콜릿은 조금만 온도가 높아져도 눅눅해지고 제 모양을 갖추기가 매우 어렵기 때문에 아몬드를 넣었다. 아몬드는 장미과에 속하는 나무의 과일로 모양은 크고 평평한데 익으면 과일의 살이 말라 터져 핵이 드러난다. 이 핵 속에 들어 있는 인을 먹는 것이다.

아몬드 100g 중에는 단백질 20g, 지방 53.9g, 당질 14.4g, 회분 2g, 칼슘, 철, 비타민 A · B₁ · B₂ · C 등이 들어 있다. 아몬드의 지방에는 인지질인 레시틴이 많이 들어 있어 초콜릿의 테오브로민이 뇌와 중추신경에 주는 지나친 자극을 중화, 억제하는 효과가 있다. 고소한 아몬드 맛과 따뜻한 곳에 두어도 쉽게 녹지 않는 장점이 있어 초콜릿과 아몬드는 궁합이 매우 잘 맞는다.

도움말 · 건강하게 살려면 스트레스를 다스려야 한다.

스트레스는 만병의 근원이라는 극단적인 표현을 하는 학자도 있다. 모든 병의 근원이 스트레스만은 아니겠지만 대부분의 질병이 스트레스 때문에 생기거나 최소한 질병에 영향을 미치고 있는 것이 사실이다. 스트레스는 주로 심리적인 것이어서 환경에 적응하지 못하게 되던지 생활 규범에 혼란을 가져와 노이로제, 고혈압, 위궤양, 두통, 당뇨, 천식, 설사, 변비 등 병적 증세가 나타나게 된다. 특히 동양의학에서는 칠정 즉, 희(喜, 기뻐하는 것) · 노(怒, 성내는 것) · 우(憂, 우울해하는 것) · 사(思, 근심하는 것) · 비(悲, 슬퍼하는 것) · 경(驚, 놀라는 것) · 공(恐, 겁내는 것) 등의 칠정이 지나치면 장부 기혈에 영향을 주어서 병을 일으킬 수 있다. 내장 장기에 먼저 병이 생겨서 정서 활동에 영향을 주는 경우도 있다.

11
커피 · 치커리

커피를 매일 여러 잔 마시는 카페인 중독자가 갑자기 커피를 안 마시게 되면 이때 금단 증상이 나타난다. 왠지 불안하고 초조해지다가도 커피 한 잔을 마시면 신기하게 안정을 되찾는다. 그러한 사람이 카페인 중독을 치료하기 위해서는 커피에 치커리를 섞어서 마시는 것이 좋다.

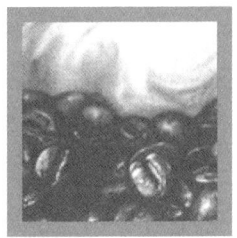

주요 효능

커피는 기원전 6세기경 이디오피아의 고원에서 자라던 커피 열매를 산양이 먹고 몹시 흥분하는 것을 바그다드의 의사 다레스가 목격하고 약용으로 사용하였다고 한다.

1세기 후 아랍의 의학자 아비센나가 세계 최초로 커피를 기호 음료라고 기록하였다. 그 후 커피가 유럽에 전래된 것은 약 300년 전이며, 우리나라에는 19세기 말 고종 황제가 처음 마신 것으로 기록되어 있다. 그 뒤 8 · 15 해방과 6 · 25 한국전쟁을 통해 널리 보급되었다. 고기와 기름진 음식을 먹은 다음 커피를 마시면 개운하고 산뜻한 맛을 준다.

커피를 많이 마시게 되면 커피가 마치 마약처럼 중독이 되고 심장병 · 위장병 · 암 등을 유발할 수 있다고 한다. 중독이 되는 이유는 카페인이라는 특수한 성분 때문인데 원두에는 카페인이 1.4%, 인스턴트커피에는 0.9%, 커피 추출액에는 0.05% 정도 함유하고 있다.

하루에 커피를 석 잔 이상 마시는 사람은 다음의 12가지 증상 중 5가지 이상의 증상이 있으면 카페인 중독으로 볼 수 있다.

① 매우 불안하다 ② 신경이 매우 예민하다 ③ 몹시 흥분된다 ④ 잠이 잘 안 온다 ⑤ 얼굴이 화끈거린다 ⑥ 소변이 자주 마렵다 ⑦ 소화가 잘 안되거나 설사를 한다 ⑧ 근육이 떨린다 ⑨ 정신 집중이 안 되고 생각과 말이 산만하다 ⑩ 심장이 빨리 뛰고 부정맥이 있다 ⑪ 지칠 줄 모르며 활기찬 힘이 생긴다 ⑫ 안절부절못한다.

커피를 매일 여러 잔 마시는 카페인 중독자가 갑자기 커피를 안 마시게 되면, 이때 금단 증상이 나타난다. 왠지 불안하고 초조해지다가도 커피 한 잔을 마시면 신기할 정도로 안정을 되찾는다. 그러한 사람이 카페인 중독을 치료하기 위해서는 커피에 치커리를 섞어서 마시는 것이 좋다.

치커리는 흔히 꽃상추라고 하는데, 한대성 고산 식물에 속하는 국화과 다년생이다. 헝가리 · 벨기에 · 독일 등이 주산지로, 19세기 초반에 커피 대용품으로, 사람들로부터 몹시 각광을 받았다. 치커리에는 카페인이 들어 있지 않고 인체에 매우 유익한 성분을 가지고 있어 습관성이 없는 건강식품이다.

최근에는 샐러드바에 올라가는 건강 채소이기도 하다. 커피 대용품으로는 치커리의 뿌리 말린 것을 볶아서 사용한다.

처음엔 치커리 뿌리로 만든 성분 70%에 커피 30%를 혼합하여 마시면 커피의 맛과 향, 색깔이 구별되지 않기 때문에 커피에 중독된 사람들이 마셔도 별로 불편을 느끼지 않는다.

이렇게 한동안 마시다가 치커리의 양을 점차 늘리고 커피의 양을 더 줄이면 효과적으로 카페인 중독을 치료할 수 있다. 그래서 커피와 치커리는 궁합이 매우 잘 맞는다.

도움말 · 스트레스를 해소할 수 있는 출구 찾기
- 신체적 · 정신적 긴장을 배출한다.
- 부적절한 자기 파괴적인 행동들을 순응적이고 자기 보호적인 행동들로 전환한다.
- 긴장을 배출하는 방법으로 선택할 수 있는 안전한 활동에는 유산소 운동, 사격, 정원 가꾸기, 바느질, 집안일하기, 산책 등과 같은 육체적인 활동이 포함된다. 이와 같이 긴장을 완화할 수 있는 활동을 통해 스트레스 해소에 도움을 받을 수 있다.

12
토마토 · 튀김

기름에 튀긴 음식은 먹고 나면 위에 부담을 주는 일이 있는데 튀김을 먹을 때에 토마토를 함께 먹으면 좋다. 고기나 생선 등 기름기가 있는 요리를 먹을 때 토마토를 먹으면 소화를 촉진하고 위의 부담을 가볍게 해준다.

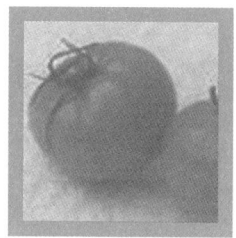

주요 효능

   1820년 9월 26일 미국 뉴저지주 셀럼 재판소 앞에 군중이 모였다. 육군 대령 로버트 존슨이 토마토를 먹겠다고 예고한 날이다.

   당시 토마토는 독초로 여겨졌다. 마을 의사는 근심스레 말했다.

   "대령은 금세 열이 나서 죽고 말 거야!"

   존슨이 토마토를 덥석 문 순간, 비명 속에 실신하는 여성이 속출했다. 잠시 후, 비명은 탄성으로 바뀌었다.

   셀럼의 일화는 근거가 불분명한데도 인구에 회자된다. 그만큼 토마토의 역사는 다이나믹하다.

   신대륙 발견 이후 유럽에 전파된 토마토는 100여 년간 관상용 식물로 취급됐다. 열매 색깔이 예쁘다 하여 인테리어 소품으로 쓰거나, 냄새로 벌레를 쫓는 방충 식물로 사용하기도 했다. 그러다가 존슨 대령 같은 용기 있는 사람들이 음식으로 사용하면서 채소의 지위를 확보했고, 지금은 가히 과일의 경지를 넘보고 있다.

토마토는 원래 작은 버찌 모양이었으나 개량을 거듭해 지금의 풍만한 모습을 갖췄다. 여름철, 찬 우물물에 띄워 둔 토마토를 한입 베어 물었을 때, 입안 가득 퍼지는 향기가 자못 환희롭다.

토마토의 원산지는 남미의 잉카 제국으로 알려져 있다. 토마토만큼 세계 각국에서 사랑을 받는 식품도 드물다. 토마토는 오래전부터 비만 · 고혈압 · 당뇨병 등의 식이 요법에 이용해 왔다.

성분을 살펴보면 다른 채소와 마찬가지로 수분이 90%가 넘는 비타민의 보고라고 할 만큼 비타민 A의 모체인 베타카로틴과 B · C · 루틴 등을 골고루 포함하고 있다. 최근에 건강 부문에서 토마토가 관심을 모으고 있는 것은, 성인병에 아주 탁월한 효과가 있다는 것이 밝혀졌기 때문이다.

그 하나의 이유가 혈압을 낮추고 고혈압을 개선하는 작용이다. 토마토에는 비타민 C가 100g 중 21mg 이상이 함유되어 있다. 더욱이 토마토에 함유된 비타민 C는 오래 두어도 쉽게 파괴되지 않는 장점이 있다.

토마토가 혈압을 낮추는 데 효과가 있는 것은 비타민 C와 루틴이다. 비타민 C는 인체에 여러 가지 생리 작용이 있는데 그중에서도 모세 혈관을 튼튼하게 하는 기능을 가지고 있다. 동물 실험에서 루틴을 투여한 결과 단시간에 혈압이 내려가고 간장과 혈청의 콜레스테롤 수치가 저하된다는 사실이 밝혀졌다.

독일이나 중국에서는 만성적인 고혈압증으로 고민하는 사람의 자연요법으로 토마토가 많이 이용되고 있다. 루틴의 다른 이름이 비타민 P인데, 이것은 인체의 삼투압을 조절하고 모세 혈관을 강하게 하는 작용을 하기 때문이다. 그래서 안저출혈이나 코피, 잇몸에서 출혈 증상의 치료에 이용되기도 한다. 그리고 염증을 억제하고 부종을 가라앉히는 효과가 크다는 것도 알려졌다.

특히 토마토에는 당질 대사나 지방 대사를 도와주는 작용이 있어 비만인한 사람에게는 토마토만큼 효과적인 식품도 없을 것이다. 그래서 당뇨병의 치료에도 효과가 기대되고 있다.

토마토는 여러 가지 효능을 가지고 있는데 효과를 더욱 높이려면 먹는 방법도 매우 중요하다. 매일 공복에 신선한 토마토 1~2개를 먹으면 고혈압과 안저출혈의 예방에 큰 효험이 있다. 토마토 주스와 수박 주스를 1:1의 비율로 섞어 마시면 갈증을 심하게 느낄 때, 매우 효과가 크다.

기름에 튀긴 음식은 먹고 나면 위에 부담을 주는 일이 있는데 튀김을 먹을 때에 토마토를 함께 먹으면 좋다. 고기나 생선 등 기름기가 있는 요리를 먹을 때 토마토를 먹으면 소화를 촉진하고 위의 부담을 가볍게 해 준다. 소화를 도와주는 성분은 효소, 비타민 B 등인데, 토마토에 풍부한 펙틴이라는 식물 섬유는 장의 활동을 원활하게 도와주는 효과가 매우 높다. 토마토는 튀김을 먹을 때 함께 먹는 것이 매우 합리적인 식습관이다.

13
홍차 • 레몬

홍차에 없는 비타민 C를 보충시켜 주는 가장 좋은 재료가 레몬이며 홍차의 고유한 맛을 높여 주는 것도 레몬이므로 홍차와 레몬은 궁합이 매우 잘 맞는다.

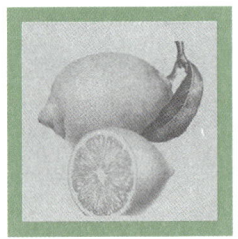

주요성분

옛날부터 바다를 항해하는 선원들에게 가장 큰 걱정거리는 괴혈병인데, 이 병에 걸리지 않으려면 레몬을 가지고 다니면서 매일 먹는 수밖에 없었다.

마르코 폴로나 바스코 다 가마가 긴 항해 중 절반 이상의 선원들이 괴혈병으로 목숨을 잃었기 때문에 이 병을 몹시 두려워하였다. 이 병은 혈구가 파괴되고 잇몸이나 피부에 출혈을 일으키는 병인데, 옛날에는 그 발병 이유를 알지 못했었다.

그 후 이 병 치료와 예방에는 레몬밖에 없다는 것이 알려졌고, 마침내 기요르기라는 학자에 의해 유효 성분이 비타민 C임이 밝혀졌다.

레몬은 귤과 같은 운향과에 속하는 상록교목이다. 하얀 오판화가 향기를 뿜으며 1년 내내 핀다.

원산지는 인도지만 지중해 연안, 이탈리아, 미국의 캘리포니아 등에서 많이 재배되고 있다. 과실은 독특한 정사각뿔 형이며, 처음에는 겉껍질이 짙은 초록색이었다가 익으면 노란빛이 되는데 향기가 매우 좋다. 과즙은 향기가 몹시 뛰어나며 구연산과 비타민 C가 풍부하다.

구연산이란 레몬의 새큼한 맛의 주성분인데 이것은 따뜻한 맛을 가지고 있어 자주 식초 대용품으로 쓰인다. 그래서 레몬을 한자로는 구연이라고 하며, 그 안에 들어 있는 유기산을 구연산이라고 한다.

프랑스인이 몹시 즐기는 생굴도 레몬 과즙을 곁들여야만 제맛이 나며, 생선에 레몬을 곁들이는 것은 비린내를 없애고 향기로운 맛을 내기 위한 것이다. 여러 가지 음식에 향기를 돋우는 데 널리 쓰인다.

홍차에는 반드시 레몬을 얇게 저민 것을 얹어야 좋은 풍요한 맛이 돋우어진다. 이때 짙은 색깔로 우러나온 뜨거운 홍차에 얇게 저민 레몬 쪽을 넣으면 그 빛깔이 차츰 엷어진다.

그 이유는 홍차의 색깔·성분·타닌과 폴리페놀체가 산성이 되면 퇴색한다. 홍차는 비타민 C가 많은 녹차잎을 발효시켜 만든 차로 풋내가 없으나 좋은 색깔이 유감스럽게도 비타민 C로 모두 파괴되는 것이 결점이다.

홍차에 없는 비타민 C를 보충시켜 주는 가장 좋은 재료가 레몬이며, 홍차의 고유한 맛을 높여 주는 것도 레몬이므로 홍차와 레몬은 궁합이 매우 잘 맞는다.

14

냉면 • 식초

냉면과 식초는 궁합이 매우 잘 맞는다. 공업용 빙초산은 해가 있으므로 반드시 질이 좋은 양조용 식초를 먹어야 한다.

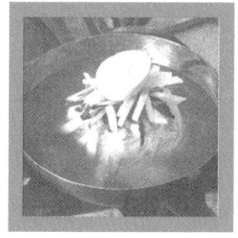

주요성분

메밀과 녹말을 섞어 뽑은 냉면에 시원한 육수를 부은 다음 수육이나 삶은 계란 등을 얹고 식초와 겨자를 곁들여 먹으면 특별한 맛을 느낄 수 있다. 사리의 주원료인 메밀은 옛날 가뭄이 심해 논에 벼를 심지 못할 경우 많이 심었다.

메밀을 빻아 체에 치고 난 뒤에 남은 메밀가루의 찌꺼기를 메밀나깨라고 한다. 메밀가루는 처음으로 낸 가루가 메밀나깨가 적게 섞여 빛깔이 매우 곱지만, 영양가는 좋지 않다. 그 이유는 전분이 몹시 많고 영양분이 고르지 않기 때문이다. 그러나 거뭇거뭇한 메밀껍질이 섞인 듯한 것이 메밀 고유의 맛이 있고 영양가도 높다.

메밀가루는 당질이 75%나 들어 있고 단백질은 10% 정도 함유되어 있다. 메밀은 아미노산이 매우 풍부하며 특히 필수아미노산인 트립토판이나 트레오닌과 라이신 등이 다른 곡물류보다 매우 많다. 단백질의 질이 우수하고 비타민 B_1과 B_2는 쌀의 3배나 되며 비타민 D와 인산 등도 많이 들어 있다.

주요 효능

메밀은 소화가 매우 잘 되므로 주식류 중에서도 매우 우수한 식품이다. 메밀의 단백질에는 끈기를 내는 프로라민이 많지 않기 때문에 면으로 만들려면 밀가루나 녹말가루를 섞어야 한다.

메밀은 변비와 고혈압에 매우 좋은 식품으로 알려져 있는데, 모세혈관을 튼튼하게 하는 비타민 P의 한 가지인 루틴이 7㎎ 들어 있으며, 이 루틴은 고혈압과 동맥 경화증 · 궤양성 질환 · 동상 · 치질 · 감기 치료 등에 매우 효과가 높다.

만드는 방법

냉면 대접에 국수를 담고 편육과 오이무침, 삶은 계란 등과 배를 얹고 육수를 부어 얼음을 띄워 먹는 음식이 냉면이다. 냉면 육수는 무를 얄팍하게 저며 썬 동치미국과 양지머리를 삶고, 기름기를 걷어 낸 육수를 반반씩 섞어 소금과 설탕으로 간을 맞춘다. 이렇게 만든 냉면을 먹을 때는 향신료인 겨자와 식초를 곁들여 먹는다. 냉면을 먹을 때 식초가 없으면 상큼한 맛이 없다.

냉면과 식초는 미각적인 조화와 영양, 그리고 위생 등을 충족시키는 데 매우 잘 어울리는 음식이다. 심한 노동을 하거나 운동을 해서 땀을 많이 흘린 다음 새콤한 음식을 먹으면 원기가 회복된다. 또 식욕이 없을 때 식초를 친 음식을 먹으면 식욕이 돋는다.

독특한 신맛을 가진 식초는 조미료이면서 원기 회복제로써의 효능도 매우 높다. 녹말이나 육류 등을 먹으면 대사 과정에서 유산이 생기게 되는데, 이것이 쌓이면 피로가 가중되므로 유산을 빨리 분해 처리하기 위해서는 식초 등 유기산을 먹어야 한다.

식초는 매우 뛰어난 원기 회복제이며 인체에서 소화 흡수된 영양분을 에너지로 바꾸는 데 크게 공헌한다. 임산부가 새콤한 것을 먹고 싶어하는 것도 두 사람분의 영양을 섭취하기 위해서다.

여름에 냉면을 먹고 식중독이 자주 일어나는데, 이것은 비위생적으로 만들어진 것을 먹었기 때문이다. 냉면 사리를 삶은 물이나 육수에 대장균을 비롯해 유해 세균이 많이 들어 있으면 식중독을 일으키게 된다. 겨울에는 세균의 번식은 거의 일어나지 않는데 여름에는 놀라울 정도로 증식한다.

대장균은 높은 온도에서 20분이면 그 수가 배로 늘어난다. 처음에는 몇 마리밖에 없었던 육수라도 몇 시간이 지나면 기하급수적으로 늘어난다. 한 마리의 대장균이 5시간 후에는 만여 마리가 된다. 대장균이 많은 음식을 먹으면 반드시 식중독을 일으킨다.

세균성 식중독 증세의 가장 대표적인 것은 급성 위장염으로, 심한 설사가 특징이다. 그리고 이러한 식중독균은 식품이나 육수가 중성일 때 번식이 매우 잘 되고 새콤한 맛의 산성 상태가 되면 번식이 잘 안된다. 그 이유는 식초가 살균력이 있기 때문이다.

그러므로 냉면에 식초를 타서 먹는 것은 고유한 맛과 위생, 영양의 세 가지를 잘 조정해 준다.

냉면과 식초는 궁합이 매우 잘 맞는다. 공업용 빙초산은 해가 있으므로 반드시 질이 좋은 양조용 식초를 먹어야 한다.

도움말 · 올바른 목욕 순서

① 물 한 컵을 마셔 수분량을 채운다.

② 탕에 들어가기 전에 전신을 씻는다.

③ 탕 속에서 10분 정도 휴식을 취한다.

④ 때를 밀 때는 심장에서 가장 먼 곳부터 당겨준다.

⑤ 충분한 거품을 내어 씻어준다.

⑥ 오일 마사지로 피부를 촉촉하게 해준다.

⑦ 마지막 샤워는 찬물로 한다.

⑧ 수분을 보충하기 위해 다시 물 한 컵을 마신다.

15
묵 · 미나리 · 김

묵은 예부터 우리 고유 음식으로 서민들이 매우 즐긴 음식이며 밥찬으로 많이 애용되었다. 묵은 손가락으로 누르면 눌린 자리가 탄력 있게 나오는 것이 매우 좋은 것이다.

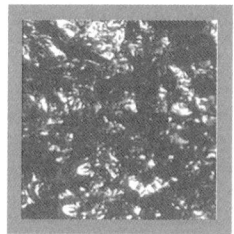

녹두의 특성

녹두 녹말로 묵을 쑤어 가늘게 채 썰고 고기볶음 · 미나리 · 김 등을 섞어 초에 무친 식품은 봄에 우리들의 입맛을 돋우는 식품이다. 이 음식에 탕평채라는 이름이 붙은 것은 조선왕조 제21대 임금인 영조 때 당파 싸움이 몹시 심했을 때, 여러 당파가 서로 잘 협력해서 지내자는 탕평책을 펴는 자리에 나온 음식이어서 그 이름이 붙여졌다고 한다.

녹두묵에 고기와 채소 등을 넣어서 영양 면으로 보나, 모양으로 보나 매우 좋다는 식품이다. 『경도잡지』(유득공 저)에는 이 녹두묵 무침을 다음과 같이 말하였다. '묵과 돼지고기, 미나리를 섞어 초장으로 무친 것으로, 매우 시원하며 봄에 먹는 빼어난 식품이다.'

만드는 방법

탕평채에는 그 어떤 재료보다도 미나리가 많이 들어가야 한다. 미나리는 데치고 숙주도 머리와 꼬리를 따고 데쳐 낸다. 쇠고기는 채썰어 양념하여 먹는다. 그리고 이것들을 섞어 초간장으로 무치면 탕평채가 된다. 볼품 있게 하려면 묵을 소금과 참기름으로 무쳐 맨 밑에 깔고 그 위에 고기·숙주·미나리·고추·지단·김을 올려놓는다.

묵무침을 보면 나중에 간이 싱거워지는데, 묵에 간을 하지 않고 나중에 초장으로만 간을 맞추기 때문이다. 묵에는 미리 밑간을 해 두는 것이 매우 중요하다.

이가 좋지 않은 노인들은 묵을 몹시 좋아하는데 묵은 수분이 대부분이고 그 성분이 전분질이어서 영양적인 면에 단점이 많다. 그러한 묵을 먹을 때 탕평채와 지단과 고기로 단백질을 보충하고 김과 미나리와 숙주로 비타민과 무기질을 보완하게 되므로 균형식을 섭취할 수 있다.

그뿐만 아니라 황색, 백색(달걀을 부친 지단에서 유래), 녹색과 검은색이 매우 잘 어우러져 시각적으로도 좋고 식욕을 한껏 증진해 주는 음식이 된다. 묵은 곡식이나 나무 열매의 앙금을 쑤어 만든 음식이다.

재료로는 녹두·도토리·메밀을 주로 쓰는데, 강원도에서는 올챙이 묵이라 하여 옥수수로 만든 것도 있다. 녹두묵은 봄에, 도토리묵은 여름과 가을에, 메밀묵은 겨울에 제맛이 나는 것으로 잘 알려져 있다.

묵은 예부터 우리 고유 음식으로 서민들이 매우 즐긴 음식이며 밤참으로 많이 애용되었다. 묵은 손가락으로 누르면 눌린 자리가 탄력 있게 나오는 것이 좋은 것이다.

16

두부 • 깨소금

두부는 소화가 매우 잘 되는 식품이며 깨소금도 장을 편안하게 해 준다. 경련성 변비에는 음식을 제때 먹고 생활을 규칙적으로 하고 숙면하도록 해야 한다. 변비는 정신적 스트레스에 의해 일어나는 일이 많으므로 반드시 스트레스를 해소하는 것이 중요하다.

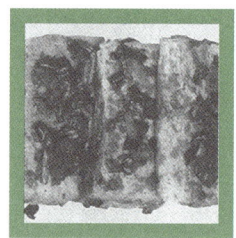

주요 효능

예부터 섬유질의 식품을 많이 먹는 한국인들은 내장의 질병이 매우 적었다. 그런데 최근에 식생활의 문화가 바뀌어 변비도 늘어나고 대장에 관한 질병이 날이 갈수록 증가하고 있다.

변비 예방을 위해서 우엉 · 당근 · 연근 · 고구마와 같은 섬유질이 많은 채소를 많이 먹으면 변비 예방에 도움이 되는 것으로 알려져 있는데, 사실은 그렇지 않은 경우도 있다.

변비에는 3가지 유형이 있는데 습관성 변비, 이완성 변비, 경련성 변비 등이 있다. 습관성 변비는 변의 배설을 참기 때문에 그것이 습관이 되어 일어나는 것이고, 이완성 변비는 노인이나 여성에게서 자주 나타날 수 있는 것으로, 복부 근력이 약해서 배변을 할 수 없는 경우인데, 이것은 반드시 의사의 치료가 필요한 것이다. 경련성 변비는 대장이 과민한 상태에 있어 경련을 일으키기 때문에 배변이 몹시 어려운 현상이다. 아무리 힘을 써도 토끼똥 같은 배변이 조금 나오는 정도이다. 그런가 하면 갑자기 설사가 나기도 하고 변비와 설사가 되풀이되는 매우 골치 아픈 증상이다. 이것을 과민성대장증후군이라 한다.

최근에 이러한 경련성 변비가 증가하고 있는데, 이는 스트레스가 크게 관계되는 문명병으로 알려져 있다. 이 경련성 변비는 다른 변비와 달리 섬유질을 섭취하면 더욱 악화된다. 대장이 몹시 과민해져 경련을 일으키기 때문에 대장을 자극하는 섬유질이 들어가면 대장은 자극을 받아 더 심한 복통을 일으키게 된다.

변이 토끼똥과 같은 경우라면 일단 경련성 변비인가 살펴보아야 한다. 그런 때에는 반드시 소화가 잘되고 찌꺼기가 적은 식품을 먹어야 한다. 채소는 가열해서 부드럽게 한 것을 먹어야 하고 맥주나 아이스크림 등 찬 음식과 매운 음식은 먹지 말아야 한다.

이때 좋은 음식으로는 반숙란, 당근(다져서 익힌 것)이나 두부와 깨소금 또는 요구르트와 찐 호박 등이 좋다. 반숙란은 소화 흡수가 잘되고 당근은 섬유질 중에 완충 작용을 해 주는 펙틴이 많이 있어 장을 잘 보호해 준다. 두부는 소화가 매우 잘 되는 식품이며 깨소금도 장을 편안하게 해 준다. 경련성 변비에는 음식을 제때 먹고 생활을 규칙적으로 하고 숙면하도록 해야 한다. 변비는 정신적 스트레스에 의해 일어나는 일이 많으므로 반드시 스트레스를 해소하는 것이 중요하다.

17
두부 · 미역

최근의 한 연구에 의하면 해조류는 피를 맑게 하고 암의 발생을 억제하는 효능이 있다고 한다.
일찍이 미역을 두부와 함께 이용해 온 것이 사찰 음식이다. 두부에 해조류를 곁들여 먹는 것이
야말로 궁합이 가장 잘 맞는다.

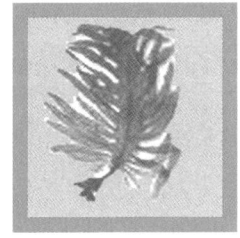

주요성분

'밭에서 나는 고기'라고 할 만큼 영양가가 매우 풍부한 콩으로 만든
식품이 두부이다. 날콩은 비린내가 날 뿐만 아니라 특수 성분으로 혈
구 응집 작용을 일으키는 헤모글루티닌과 단백질 소화 효소인 트립신
의 작용을 방해하는 저해 인자가 들어 있다. 그러나 이 해로운 성분은
열에 약해서 가공식품이 발달하게 되었다.

두부는 소화율이 95% 이상이나 되며, 어떤 조미료와도 매우 잘 어
울리고 다른 식품과 조화가 잘 되므로 요리를 만드는 데 간편하다.

두부를 만들 때 거품이 많이 나는 것은 콩에 있는 사포닌 성분 때문
이다. 콩에는 5종의 사포닌이 들어 있는데, 이것은 인체에서 여러 가

지 생리 작용을 한다. 콩의 사포닌은 장점도 있으나 많이 섭취하면 몸 안의 요오드가 많이 빠져나간다.

요오드는 갑상선에 반드시 필요한 중요한 성분으로 요오드가 부족하면 갑상선호르몬인 티록신이 잘 만들어지지 않는다. 그러면 바세도우씨병과 같은 병에 걸리게 된다. 콩이 영양식품은 틀림없으나 콩 제품을 먹을 때에는 요오드를 보충하는 식품을 곁들여 먹어야 한다.

요오드를 가장 풍부하게 가지고 있는 식품은 미역, 김과 같은 해조류이다. 산후조리와 생일날이 면 으레 미역국을 연상할 만큼 우리와 매우 친숙한 식품이다.

해조류는 뿌리 · 줄기 · 잎의 구별이 확실하지 않고, 잎과 뿌리 부분으로만 나누어진다. 미역은 갈조류 곤포과에 속하는데, 뿌리는 섬유상이고 줄기는 한 개가 편원형이며, 그리고 뒤에 10cm가량 뻗어 잎의 중맥을 형성한다. 잎은 폭이 넓고 길이 1~2cm의 난형에 깃털 모양으로 째지고, 빛은 흑갈색 또는 황갈색이다. 표면에 점상의 점액세포가 있다. 마른 미 역 100g에 들어 있는 일반 성분은 아래와 같다.

수분 15.0%, 단백질 20.4g, 지방 1.5g, 당질 34.6g, 섬유 4.1g, 회분 27.0g, 칼슘 720mg, 비타민 A 7,700IU, 비타민 B_1 0.05mg, B_2 0.38mg, 나이아신 1.3mg, 비타민 C 6mg 등이 들어 있다.

주요 효능

미역의 회분은 칼슘의 함량이 매우 뛰어나서 분유와 맞먹을 정도이다. 칼슘은 골격과 치아 형성에 반드시 필요하며, 아기를 낳은 뒤에 자궁 수축과 지혈의 역할을 하기도 한다. 미역에는 요오드가 100mg 이 들어 있는데 이것은 갑상선호르몬을 만드는 데 필요한 성분이다. 갑상선호르몬인 티록신은 심장과 혈관의 활동, 체온과 땀의 조절, 인체의 신진대사를 증진하는 작용을 한다.

그러므로 신진대사가 왕성한 임산부에게는 평소보다 많은 요오드가 필요하다. 요오드의 공급이 부족하면 신진대사가 느려져서 비만의 원인이 되기도 한다. 아기를 낳은 뒤에 갑자기 뚱뚱해지는 산모들이 있는데, 이러한 증상은 아기를 낳은 뒤에 필요한 요오드를 충분히 섭취하지 못한 것이 원인이 된다.

미역은 알칼리성 식품이다. 쌀 140g의 산도를 중화시키는 데, 2.2g 의 미역이면 충분하다. 고기나 생선 또는 달걀 등의 산성 식품을 먹을 때 산도를 중화시키는 데, 가장 효과적인 식품이라고 할 수 있다.

미역의 소화율을 살펴보면 단백질 65%, 지방 62%, 당질 93%, 섬유 39%이다. 미역은 피하지방을 분해해 날씬해지게 하는 호르몬과 근육 운동을 원활하게 하는 작용도 한다. 해조류에 들어 있는 라미나린이라는 성분은 혈압을 낮추는 효능이 있다. 미역을 자주 먹는 사람 중에 혈압이 높은 사람이 적다.

미역에는 끈끈한 성분인 알긴산과 복합다당류가 많은데, 사람들은 이것을 소화시키지 못한다. 그러나 이것이 건강 유지에 매우 소중한 것이라는 사실이 밝혀졌다. 이들은 소화기관인 장의 점막을 자극해서 소화 운동을 높여 주는 정장 작용을 한다.

배설물이 배설되지 않고 숙변이 장 안에 오래 머물러 있게 되면 인체에 해로운 성분이 많이 만들어져, 그것 때문에 당뇨병 · 신경통 · 고혈압 · 암 등 여러 성인병이 생기게 된다. 그래서 예로부터 변비를 만병의 근원이라고 전해 왔다.

산후에 미역국을 끓여 먹는 습관은 칼슘과 요오드를 공급하는 효과만 있는 것이 아니라, 산후에 변비에 걸리기 쉬운 것을 예방해 주는 특징이 있다.

미역에 들어 있는 점질물과 다당류의 양은 건조물 40~60%나 되는데, 이것은 콜레스테롤이나 공해 성분인 중금속과 농약의 피해를 경감하는 효과가 있다.

이들은 콜레스테롤의 체내 흡수를 방해하며, 농약 등으로 오염된 식품 중의 중금속을 흡착 배설하는 효과가 크다는 사실이 밝혀졌다.

칼로리가 낮은 식품을 먹어야 하는 비만인에게는 해조류가 만복감을 주면서도 칼로리가 적어 식이 요법에 매우 좋은 재료가 된다.

현재 일본에서는 된장국에 미역을 조금 넣어 먹는 전통적 식사 습관에서 벗어나 미역으로 샐러드를 만들어 먹는 등 미역의 다량 섭취를 위한 노력을 기울이고 있다.

최근의 한 연구에 의하면 해조류는 피를 맑게 하고 암의 발생을 억제하는 효능이 있다고 한다.

일찍이 미역을 두부와 함께 이용해 온 것이 사찰 음식이다. 두부에 해조류를 곁들여 먹는 것이야말로 궁합이 가장 잘 맞는다.

18
된장 · 부추

음식물에 체해 설사할 때 부추를 된장국에 넣어 끓여 먹으면 효과가 있다는 민간요법도 전해지고 있다. 그리고 부추는 장을 매우 튼튼하게 하므로 몸이 찬 사람에게 몹시 좋은 식품이다.

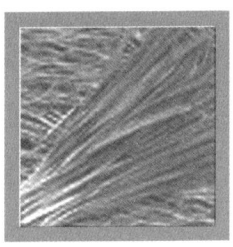

주요성분

기름진 음식을 먹고 속이 몹시 좋지 않을 때 된장찌개를 먹으면 속이 가라앉고 편안해진다. '밭에서 나는 고기'로 알려질 정도로 콩은 고단백과 고지방의 특성을 갖는 영양식품이다.

하지만 콩은 그 성분이 매우 복잡해서 어느 경우에는 소화를 억제하는 성분이 들어 있고, 또한 인체에 매우 유해한 물질도 들어 있다. 그런데 공교롭게도 콩에는 이 두 가지, 소화를 방해하는 성분과 몸에 부담을 주는 물질을 모두 가지고 있다.

날콩은 비린내가 날 뿐만 아니라 혈구 응집 작용이 있는 인자와 소화 효소 트립신 저해 인자가 각기 들어 있다. 또한 콩은 조직이 매우 단단해서 소화가 잘 안되며 익혀 먹어도 65% 정도밖에는 소화가 되지 않는다.

그러나 콩을 삶아서 발효시켜 만든 된장은 소화 흡수가 매우 잘 된다. 가열과 발효를 통해 고유한 비린내도 가시고 유해 물질도 모두 없어지며, 또한 단백질이 분해되어 아미노산으로 변한다.

콩을 발효시킨 된장은 눈으로 확인할 수 없는 곰팡이와 세균, 효모의 협동 작용으로 만든 식품이다.

우리들은 밥을 먹을 때 국이나 된장국을 먼저 먹게 된다. 중국식이나 양식도 맨 먼저 수프가 식탁에 오른다. 이렇게 섭취하기 쉬운 단백질을 입에 넣으면 단백질 분해효소가 잘 분비되어 영양의 효율이 매우 높아진다.

당질을 먼저 먹으면 혈당치가 올라가기 때문에 이때 췌장에서 많은 양의 인슐린이 분비된다. 정상인은 혈당치가 적당히 높은 포도당이 뇌나 신경계에 공급되면 각성 수준이 매우 높아 기분이 상쾌해진다. 이와 같이 인슐린의 분비가 억제되는 식사가 정상인에겐 바람직하다.

맑은장국이나 된장국을 먼저 먹어 단백질을 섭취하는 것이 매우 좋다. 그리고 된장국에는 물에 녹는 단백질과 아미노산이 많이 들어 있기 때문에 필수아미노산인 라이신이 부족한 쌀밥의 단점을 보완하는 효과가 있다.

된장국은 식욕 증진의 효과와 우수한 단백질을 공급하는 효과가 있으나 두 가지 문제점을 가지고 있다. 하나는 나트륨의 과잉 섭취이고 다른 하나는 비타민 A와 C의 부족이다.

이러한 약점을 보완해 주는 좋은 식품이 부추이다. 너무 짜게 먹으면 나트륨의 영향으로 혈압이 올라갈 우려가 있다. 그래서 음식은 싱겁게 먹을수록 좋으나 된장국이 너무 싱거우면 맛이 없다.

이런 경우 부추와 된장을 함께 끓이면 부추에 많이 들어 있는 칼륨이 나트륨의 피해를 덜어 준다. 이것은 길항작용으로 칼륨이 체외로 배설될 때 나트륨을 함께 끌고 나가기 때문이다.

또 된장은 콩을 원료로 만들어졌기 때문에 비타민 A와 C가 들어 있지 않다. 이러한 된장에 부추를 곁들이면 그 문제가 쉽게 해결된다. 부추 100g 중에 비타민 A는 2,000IU, 비타민 C는 400㎎이 함유되어 있다.

된장의 항암 효과에 관한 연구가 최근 많이 발표되고 있는데, 비타민 A의 항암 효과가 크다는 사실을 비추어 볼 때 된장국에 부추는 금상첨화 격이 아닐 수 없다.

부추는 달래과에 속하는 다년생 초본인데, 영양가가 매우 높고 독특한 향기로운 맛이 있으며 소화 작용을 돕는 채소이다. 부추에는 품질이 높은 식이성 섬유가 매우 풍부하며, 고유한 풍요로운 맛을 가지고 있기 때문에 된장에 매우 잘 어울린다. 부추의 냄새는 비타민 B_1과 유황이 결합한 알리신이 주요성분이다.

알리신은 마늘에 있는 성분과 같은 것으로 비타민 B_1의 흡수를 크게 돕고 체내에 오래 머물게 하는 생리 작용을 한다. 그래서 활성 지속성 비타민 B_1이라고 부른다. 부추가 강장 채소로 알려진 까닭은 이런 데 있다. 음식물에 체해 설사할 때 부추를 된장국에 넣어 끓여 먹으면 효과가 있다는 민간요법도 전해지고 있다. 그리고 부추는 장을 매우 튼튼하게 하므로 몸이 찬 사람에게 좋은 식품이다.

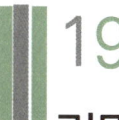

19 라면 · 녹색 채소

라면은 기름으로 튀겼기 때문에 열량이 꽤 높으나 단백질이 부족하므로 라면을 끓일 때 달걀을 넣는 것도 좋은 방법이 된다. 단백질은 나트륨을 요 중으로 배출하는 작용도 하고 혈관을 튼튼하게 하므로 좋은 것이다.

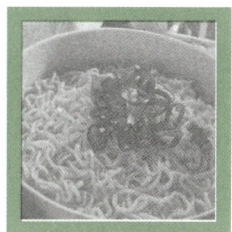

라면의 역사

라면은 1958년에 일본에서 세계 최초로 만들어졌다. 라면이 만들어진 설은 두 가지가 있다.

하나는 중 · 일 전쟁 당시 중국에 들어간 일본인들이 중국인들이 즐겨 먹는 건면을 먹어 보고 전쟁이 끝난 후 일본에 돌아와 건면을 기름에 튀겨 보관하기 쉽도록 포장하고, 여기에 조미료인 수프를 넣어 만들었다는 설이고, 둘째는 일본이 제2차 세계대전에서 패배하고 모든 생산시설이 파괴되어 심각한 식량난에 시달릴 때, 미군이 무상 원조한 밀가루로 음식을 만들어 먹는 과정에서 만들어졌다는 것이다.

우리나라의 라면은 삼양라면이 효시인데, 전중윤 삼양 회장이 남대

문 시장에서 5원짜리 꿀꿀이죽을 사 먹기 위해 장사진을 이루고 있는 사람들을 목격하고 일본의 라면을 떠올리게 되었다고 한다.

그는 조리 방법이 매우 간편하고 값이 싸며 식량 문제를 해결하는 데에 라면 이상 가는 것이 없다는 생각으로 일본 명성식품의 사장을 설득하여 기계와 기술을 도입하였다.

1968년 한국 최초의 라면이 탄생했는데 가격은 10원이었다. 오랫동안 쌀밥 위주의 식생활에 습관된 사람들이 분식으로 한 끼 식사를 때우는 일은 매우 어려운 일이었는데, 현재 라면은 제2의 식량으로 자리 잡기에 이르렀다.

라면의 모습이 꼬불꼬불한 이유는 한정된 부피를 가진 많은 양을 작은 포장지 안에 넣기 위한 방법이었고 튀김 공정에서 단시간에 기름을 흡수시켜 튀겨서 수분의 증발을 잘 시키기 위한 것이다.

꼬불꼬불한 것이 시각과 미각적 효과도 있으며 라면의 빛깔이 누런 것은 밀가루에 있는 플라보노이드의 색과 기름 때문이다.

한국인의 기호에 맞게 얼큰한 맛과 김치 등을 곁들인 제품 등 다양한 제품이 출시되고 있다. 그러나 라면은 지방과 소금이 많은 것이 문제이다.

주요성분

다음과 같은 동물 실험도 보고되었다.

최고 혈압 190㎜Hg인 고혈압의 쥐를 두 그룹으로 나누어 한 그룹에는 인스턴트 라면을, 다른 조에는 인스턴트 라면과 채소를 먹인 후 2주일간 혈압을 측정하였는데, 전자는 226㎜Hg로 혈압이 올라갔는데, 후자는 182㎜Hg로 조금 떨어졌다.

이러한 것으로 보아 소금이 많이 있는 짭짤한 라면이 혈압 상승과 관계가 있다는 것을 알 수가 있다.

이때 채소를 곁들이면 여러 가지 성분도 보완되지만, 소금의 나트륨 작용을 상쇄시키는 칼륨을 많이 가지고 있어 이 길항작용을 쉽게 알 수 있다.

라면 한 봉지를 먹으면 소금이 3g 이상 섭취된다. 라면을 먹으면서 단무지나 장아찌 등을 먹으면 혈압을 올리는 데 촉진제 역할을 하는 것을 알아야 한다. 칼륨이 많이 있는 녹황색 채소와 과일을 많이 먹지 않는 식생활은 문제가 매우 심각한 것이다.

그러므로 라면은 국물까지 맛있다고 다 먹으면 최소한 5~7g 정도의 소금을 먹게 된다. 고혈압의 가능성이 있는 사람은 라면을 먹을 때 신경을 써야 한다.

라면은 기름으로 튀겼기 때문에 열량이 꽤 높으나 단백질이 부족하므로 라면을 끓일 때 달걀을 넣는 것도 좋은 방법이 된다. 단백질은 나트륨을 소변으로 배출하는 작용도 하고 혈관을 튼튼하게 하므로 좋은 것이다.

단백질 섭취가 부족하면 노화가 빨리 찾아오고 뇌졸중에도 잘 걸린다는 사실이 밝혀 있다. 기름에 튀긴 제품은 공기와 햇볕을 받게 되면 쉽게 맛과 색깔이 변화되어 냄새가 나거나 과산화지질이 만들어지므로 반드시 라면을 구입할 때 제조 일자를 확인해야 한다.

20
메밀국수 · 무

메밀가루는 루틴의 성분이 있어 모세 혈관을 튼튼하게 하고, 변비에 효과가 높다. 옛날부터 전해 내려오는 민간요법으로는, 배변이 너무 잦아 고생하는 사람은 메밀국수를 3~4회 계속해서 먹으면 신기하게 낫는다.

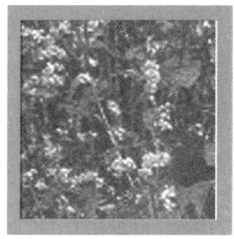

주요성분

메밀은 구황작물이었다. 메밀의 원산지는 몽골 · 시베리아 · 인도의 고산 지대 등이다. 우리나라에서 메밀로 만드는 음식으로는 메밀묵 · 메밀국수 · 냉면 · 빙떡 등이 있다.

메밀국수로는 우리나라의 막국수, 일본 사람들이 즐겨 먹는 메밀국수가 있다. 메밀가루로 만드는 음식이지만 냉면 사리와 막국수나 메밀국수 사리는 그 성질이 각기 다르다.

냉면 사리는 끈기를 있게 하기 위해 전분을 많이 섞어서 만드는데 막국수나 메밀국수는 전분의 배합을 적게 하므로 끈기가 없다. 메밀가루가 밀가루와 달리 끈기가 없는 것은 단백질 중 끈기가 있는 성분인 프로라민이 적기 때문이다. 그렇기 때문에 메밀국수를 만들 때는 달걀을 반죽에 섞기도 한다. 메밀가루는 겉껍질이 일부 섞여 빛깔이 거뭇거뭇한 것이 독특한 메밀의 맛을 갖는다.

그러나 껍질 부분에는 살리실아민과 벤질아민이라는 성분이 각기 들어 있어 사람에게 매우 해로운 것으로 알려져 있다. 그래서 옛날 활을 잘 쏘는 우리나라 사람을 없애기 위한 수단으로 몸에 해로운 메밀 먹기를 권장했다는 말이 생기기도 했다. 그러나 그 사실은 입증할 수가 없다.

메밀의 이런 성분을 제독시켜 주는 가장 좋은 식품이 무이다. 무에는 섬유질과 비타민 C와 효소가 매우 풍부하므로 제독력이 높다. 막국수에 무를 넣어서 먹을 때나 일본 메밀국수를 먹을 때 무 간 것을 양념 간장에 넣어서 먹는 것은 매우 잘 어울리는 궁합이다.

메밀가루는 배아가 있는 채로 가루를 내기 때문에 효소가 살아 있어 변질되기 쉽다. 따라서 면을 만들 때는 새 가루를 쓰는 것이 좋다.

주요 효능

메밀가루는 루틴의 성분이 있어 모세 혈관을 튼튼하게 하고, 변비에 효과가 높다. 옛날부터 전해 내려오는 민간요법으로는, 배변이 너무 잦아 고생하는 사람은 메밀국수를 3~4회 계속해서 먹으면 신기하게 낫는다. 고혈압에 좋은 루틴, 즉 비타민 P는 물에 잘 녹으므로 메밀국수 삶은 물을 마시는 것도 좋다.

21
밥 · 무말랭이

무말랭이는 칼슘을 매우 풍부하게 가지고 있는 식품이다. 칼슘은 어린이나 임산부에게만 중요한 것이 아니고 우리들이 나이를 먹어도 충분히 섭취해야 하는 성분이다.

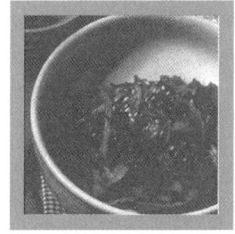

주요성분

무말랭이는 칼슘을 매우 풍부하게 가지고 있는 식품이다. 칼슘은 어린이나 임산부에게만 중요한 것이 아니라, 우리들이 나이를 먹어도 충분히 섭취해야 하는 성분이다.

사람의 뼈는 성인이 되어도 매일 새롭게 교체되기 때문에 칼슘이 부족하면 요통이나 골절이 일어나기 쉽다.

골다공증은 여성에게 특히 많은데 뼈의 칼슘 성분이 적어져 마치 바람 든 무처럼 되는 질병이다. 이 골다공증은 폐경기 후의 여성에게 많고 히스테리 증상이나 혈액의 응고를 방지해 주는 칼슘은 체액을 정상으로 유지해 주기 때문에 노화 현상의 방지 효과도 높다.

그러므로 나이가 들수록 체내에서의 칼슘 흡수가 나빠지므로 섭취하는 데 매우 신경을 써야 한다.

생무에는 수분이 90% 이상이나 되어 칼슘 함량이 40mg에 지나지 않는데, 이것을 말린 무말랭이는 470mg이나 된다. 무말랭이의 수분은 16~18% 정도이다. 칼슘만 증가한 것이 아니고 단백질도 0.8g이던 것이 9.5g으로 늘어나게 된다. 철분의 함량도 0.4mg이던 것이 9.5mg으로, 칼륨은 240mg이던 것이 2,500mg으로 늘어난다. 비타민 B_1은 0.04mg에서 0.33mg으로, B_2는 0.03mg에서 0.3mg으로, 나이아신은 0.4mg에서 4.5mg으로, 비타민 C는 15mg에서 20mg으로 농축되어 있다.

이러한 성분으로 볼 때 전분질이 주성분인 밥을 먹으면서 밥반찬으로 무말랭이를 먹는 것은 영양적 균형을 바로잡는 데 크게 보탬이 되는 것을 알 수 있다.

무말랭이는 길이 4~5cm, 두께는 얇게 썰어 채반에 펼치거나 실에 꿰어 바람이 잘 통하고 햇볕이 잘 드는 곳에서 말려야 한다. 대표적인 반찬으로 무말랭이무침이 있는데 무침을 만드는 요령은 다음과 같다.

만드는 방법

말린 무말랭이를 물에 담가 불렸다가 씻어 물기를 꼭 짠다. 따로 진간장에 물엿, 다진 마늘을 넣고 한소끔 끓인 다음 무말랭이를 넣고 무친다. 간이 고루 배면 고춧가루·참깨·참기름을 넣어 골고루 무친다. 무칠 때 물엿을 넣으면 오래 보관해도 윤이 나고 잘 마르지 않는다.

22
빵 · 효모

효모는 당을 발효시켜 탄산가스와 알코올로 바꾸고 빵 반죽을 부풀리고 향기로운 물질을 배출하며 빵 맛을 매우 좋게 한다. 그뿐만 아니라 비타민 복합제와 필수아미노산 그리고 무기질 등이 들어 있고 여러 가지 소화효소가 많기 때문에 소화도 잘되기 때문에 빵과 효모는 매우 잘 어울리는 궁합이다.

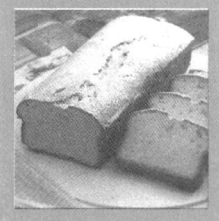

만드는 방법

고고학자들의 연구에 의하면, 인류는 1만 년 전에 빵을 만들어 먹었다고 한다. 그러나 지금 우리가 먹고 있는 빵과는 달리 전혀 맛이 없었다. 빵이 발효가 되지 않아 매우 단단했고 보릿가루나 밀가루를 물로 반죽하고 얇게 펴서 뜨거운 돌 위에 얹어 구웠다. 밀가루를 물로 개고 굽는다는 점에서는 지금의 방법과 똑같다.

이러한 발효되지 않은 빵을 지금도 북아프리카나 아랍에서는 이와 비슷한 방법으로 굽고 있다. 또 인도 · 파키스탄 · 아프가니스탄 등지에는 밀을 가루로 만들어 물로 개고 얇게 펴서 구운 '차파티'라는 것이 있다.

효모균(이스트)으로 부풀린 흰 빵은 약 5천 년 전에 이집트 사람이 만들었다. 밀가루를 따뜻한 물에 풀어 자연적으로 발효시켜 반죽이 부푸는 것을 기다렸다가 다시 밀가루를 넣고 진흙으로 만든 화덕에서 빵을 구웠다. 물론 그때의 이집트 사람들은 효모라는 것을 알지 못했지만, 이때 자기들이 만들어 마시던 맥주나 포도주를 반죽하는 물에 섞어 발효시켜 맛있는 발효 빵을 만들었다고 한다.

발효 빵은 이어서 지중해 연안에서 유럽으로 퍼져 나갔다. 그러나 그때는 좋은 빵을 만들기에 알맞은 고단백의 밀이 적어 발효 빵은 주로 귀족이나 지배 계급의 사람이나 먹을 수 있었고 서민들이 먹은 것은 밀가루에 보리나 귀리 가루를 섞어 만든 빵이었다.

맛있는 발효 빵을 만들어 먹기 위해 잘 부푼 빵 반죽을 일부 남겨 두었다가 다음날 반죽을 만들 때 썼는데, 그것을 빵씨라고 했다. 좋은 씨를 가지고 있는 집은 언제나 향이 좋고 맛있는 빵을 만들 수 있었다.

그래서 유럽의 신부들은 시집갈 때 반드시 빵씨를 가지고 가는 풍습이 전래되기도 하였다. 그러나 지금은 누구나 효모를 만들어 쓸 수 있게 되었기 때문에 빵의 대량 생산이 가능해져서 빵 만드는 것을 가정에서 공장으로 옮겨 놓았다.

효모는 당을 발효시켜 탄산가스와 알코올로 바꾸고 빵 반죽을 부풀리고 향기로운 물질을 배출하며 빵 맛을 매우 좋게 한다. 그뿐만 아니라 비타민 복합체와 필수아미노산 그리고 무기질 등이 들어 있고 여러 가지 소화 효소가 많기 때문에 소화도 잘되기 때문에 빵과 효모는 매우 잘 어울리는 궁합이다.

23
스파게티 · 올리브유

올리브유는 혈액에도 매우 좋고 혈액의 응고를 막아 준다. 인체에 유익한 HDL 콜레스테롤의 비율을 높여, 콜레스테롤이 혈관에 눌어붙는 것을 예방한다. 그리고 심장 발작과 뇌졸중을 예방하기 위해 올리브유를 권장하는 의사가 많다.

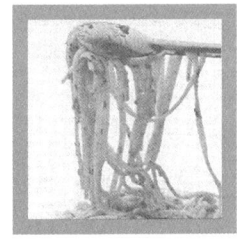

스파게티의 역사

이탈리아의 스파게티와 피자는 그 종류만도 100여 가지가 넘는다. 이 음식을 통틀어 파스타라고 한다. 파스타의 종류는 여러 가지 있는데 첫째, 기계를 사용하여 진공 상태로 가닥을 뽑고 물기를 거의 없앤 건조 파스타로 스파게티 · 마카로니 · 파미셀 · 파스타 등이다.

두 번째로 우리나라의 칼국수처럼 손으로 직접 썰고 말려 물기가 어느 정도 남아 있는 페트치네 · 라자니아 · 라비올라 같은 생파스타, 세 번째가 감자와 밀가루를 섞어 반죽해서 만든 수제비 모양의 녹기라는 것이 있다. 네 번째가 옥수숫가루로 만든 포레탄이나 토리치네라다. 이탈리아 음식에서 파스타는 본 요리가 나오기 전에 먹는 음식이다.

격식을 차리지 않는 손님 접대에서는 파스타부터 요리가 시작되는데 주로 스파게티가 나온다. 이탈리아 파스타는 수프 대신에 먹는 일이 많다.

만드는 방법

스파게티는 밀가루가 강력분이고 압축해서 만들기 때문에 보통 국수 삶듯이 하면 딱딱해서 먹을 수 없다. 스파게티 국수를 삶는 냄비는 속이 깊고 큰 것이어야 한다. 보통 국수의 10배 정도의 물을 붓고 끓이다가 소금을 조금 넣고 끓인다. 뚜껑은 덮지 않고 젓가락으로 계속 휘저으면서 삶는다. 물이 끓어오르더라도 물을 더 붓지 말고 올리브유를 두어 방울 떨어뜨려 가라앉힌다.

끓이는 시간은 10분쯤 지났을 때 한 가닥 건져서 씹어 보든가 잘라서 단면에 바늘침만 한 심이 남아 있으면 다 완성된 것이다. 소쿠리에 쏟고 물기를 빼는데, 이때 국수는 절대로 물에 씻지 않아야 한다.

스파게티를 맛있게 먹으려면 소스가 가장 중요하다. 스파게티 소스는 토마토소스가 기본이다. 토마토소스에 여러 가지 재료를 넣어 여러 가지 스파게티 요리를 만든다.

토마토를 삶아 껍질을 벗긴 것 80g과 토마토 1/4컵, 양파 1개, 당근 반 개, 샐러리 반 줄기, 마늘 1쪽, 월계수 잎 1장, 버터 4큰술과 올리브유 4큰술, 소금·후추 등의 재료로 쓰인다.

먼저 양파와 당근·샐러리를 잘게 다지고 마늘을 기름에 볶은 것에 다진 재료를 넣어 볶는다. 그리고 토마토 페이스트를 넣고 약한 불로 1시간 남짓 끓이다가 버터와 소금·후추를 넣고 간을 하면 된다.

이 소스로 재료에 변화를 주면 되는데, 쇠고기나 닭고기·오징어·새우·조개·꼴뚜기·홍합·참치 같은 해산물과 버섯과 채소를 넣어 만든다. 파스타를 집에서 만들려면 강력분 200g에 달걀 2개와 올리브유 2작은술과 소금 1작은술을 넣어 오랫동안 반죽하여 밀어서 자신이 원하는 모양을 만들면 된다.

이와 같이 스파게티를 요리할 때 올리브유를 쓰면 국수 가락을 삶아서 먹을 때 밀가루 조직을 부드럽게 하므로 혀에 느끼는 촉감을 좋게 한다. 그뿐만 아니라 밀가루에서 부족한 지방분을 보급해 주는 영양적 의의도 있다. 한편, 식용유 중에 가장 건강에 좋은 것이 올리브유이다.

미네소타 대학은 올리브유 섭취량과 심장 질환에 의한 사망률은 반비례 관계에 있음을 밝혔다. 인체에 유익한 HDL 콜레스테롤의 비율을 높여, 콜레스테롤이 혈관에 눌어붙는 것을 예방한다. 그리고 심장 발작과 뇌졸중을 예방하기 위해 올리브유를 권장하는 의사가 많다. 그리고 혈액의 끈끈함을 낮춰 줌으로써, 혈액 순환을 원활하게 하며 혈전의 위험도를 낮춘다. 올리브유가 세포 안으로 들어가면 세포막이 건강해지고 프리라디칼에 의한 파괴도 방지한다.

심장 질환에 가장 바람직한 종류의 올리브유는 '엑스트라버진 올리브유(extra virgin olive oil)'이다. 이는 최상급의 올리브를 부순 뒤 압축하여 추출한 기름으로 자연 상태의 올리브와 흡사할수록 높은 약효가 있으며, 정제하면 약효가 떨어진다. 최근에는 몸에 좋다고 빵 먹을 때 버터 대신 엑스트라 버진 올리브유를 찍어 먹는 것이 유행이다.

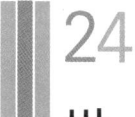

24

쌀 • 솔잎

생솔잎에는 테르펜 계통의 독특한 방향 물질이 있고 엽록소 · 베타카로틴 · 비타민 B 복합체 · 비타민 C 등이 들어 있어 사람들의 신경을 안정시키는 기능을 하기 때문이다. 솔잎을 생식하면 뇌의 기능이 매우 좋아지고 심장이 튼튼해지며 고혈압을 방지하고 동맥 경화에 효과가 매우 높다.

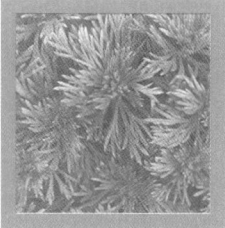

주요 효능

　우리나라 사람들에게 가장 친숙한 것이 솔잎이다. 솔잎 가루를 약한 불에 끓여서 추출한 용액에 꿀을 적당히 섞어서 먹으면 강장 효과가 매우 뛰어난 것으로 알려져 있다.

　또 시루떡을 찔 때 솔잎을 까는 것은 방부 살균 효과와 더불어 독특한 솔 향기를 돋우기 위한 것이다. 솔잎을 씹으면 원기가 회복되고 젊음을 유지하는 데 큰 보탬이 된다. 그 이유는 솔잎이 체내의 노폐물을 체외로 배출시키기 때문이다.

　신경쇠약증 · 불면증을 해소하기 위해서 솔잎과 박하잎을 썰어서 9:1의 비율로 섞어 베개를 만들어 베고 자면 효과가 매우 큰 것으로

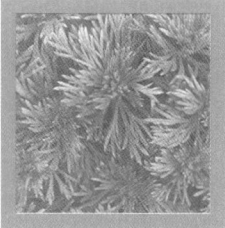

전해진다. 생솔잎을 씹으면 입냄새가 신기할 정도로 사라진다. 그 이유는 생솔잎에는 테르펜 계통의 독특한 방향 물질이 있고 엽록소 · 베타카로틴 · 비타민 B 복합체 · 비타민 C 등이 들어 있어 사람들의 신경을 안정시키는 기능을 하기 때문이다. 솔잎을 생식하면 뇌의 기능이 매우 좋아지고 심장이 튼튼해지며 고혈압을 방지하고 동맥경화에 효과가 매우 높다.

약리적으로는 수렴성 소염 작용과 혈액 응고 작용, 살충 작용 등이 있고 괴혈병, 동맥경화와 고혈압의 예방 및 치료에 활용되어 그 효과를 체험한 사람들이 많다. 또한 솔잎에는 철분의 함량이 매우 높아 철분 부족으로 생기는 빈혈 증세에 효과가 매우 높다.

적송의 잎에는 아미노산이 19종류가 들어 있는데, 아미노산이 가장 많이 함유되는 시기는 2~5월이다.

솔잎이 가지고 있는 여러 성분은 고혈압 · 뇌졸중 · 심장병 · 심근경색 · 중풍 · 당뇨병 치료에 빼어난 효과를 나타내기도 한다.

또한 솔잎 녹즙은 사람들 몸을 따뜻하게 해 주고 감기를 이겨 내고 냉증으로 인한 빈뇨증 치료에도 큰 효과가 있다. 그런데 솔잎은 독특한 향기로운 맛으로 먹기가 어려운 것이 단점인데, 솔잎 떡을 만들어 먹는 것도 좋은 방법이다.

만드는 방법

솔잎 500g, 멥쌀 한 되, 검은콩 한 컵, 소금 약간을 재료로 준비한다. 연한 색을 띠는 솔잎을 따서 잘 씻은 뒤 찜통에 베 보자기를 깔고 쪄서 채반에 펼쳐 잘 말린다. 솔잎이 말라서 빳빳해지면 분말기나 믹서에 넣고 갈아 곱게 가루를 낸다.

쌀을 깨끗하게 씻어서 불려 가루 낸 다음 솔잎 가루와 섞고 잘 불린 검은콩을 골고루 섞는다. 찜통에 안친 다음 베 보자기를 깔고 떡 재료를 앉혀서 김이 새어 나가지 않도록 찐다. 찌는 동안 떡이 마르지 않게 물을 뿌려 준다.

이때 어린아이들의 식성에 맞추려면, 설탕이나 꿀, 올리고당을 조금 섞으면 좋다.

도움말 · 건강 10훈
① 고기를 적게 먹고 채소를 많이 먹는다.
② 소금을 적게 먹고 초를 많이 먹는다.
③ 설탕을 줄이고 과일을 많이 먹는다.
④ 음식을 적게 먹고 많이 씹는다.
⑤ 근심을 적게 하고 잠을 많이 잔다.
⑥ 화를 적게 내고 웃음을 많이 한다.
⑦ 의복을 적게 입고 목욕을 자주 한다.
⑧ 말을 적게 하고 행동을 많이 한다.
⑨ 욕심을 적게 내고 많은 봉사를 한다.
⑩ 차를 적게 타고 많이 걷는다.

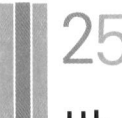

25
쌀 · 쑥

쑥은 쌀에 부족한 영양 성분을 보충하며 인체의 항체 능력을 높여 주고 소화도 크게 도우므로,
쌀과 쑥은 잘 어울리는 궁합이다.

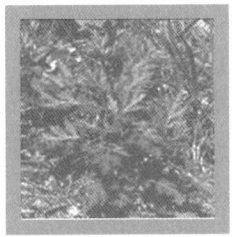

쌀의 특성

우리들 인류가 먹고 있는 주식은 쌀과 밀이다. 쌀은 본디 동양에서,
밀은 서양에서 주로 먹었다. 전 세계적으로 해마다 쌀은 10억 톤 이
상, 밀은 4억 톤 이상 생산되고 있다.

벼의 원산지는 인도와 중국 남부로 알려져 있는데, 고온 다습한 기
후가 재배하기에 알맞다.

요즈음 우리나라에서는 쌀이 남아도는 바람에 푸대접을 받는 듯한
경향이 있으나 쌀만큼 이 세상에서 훌륭한 곡류는 찾아보기 어렵다.

쌀로 밥을 지으면 그 부피가 3배로 불어나서 여러 사람들이 먹을
수 있고, 특별한 저장법을 필요로 하지 않는다. 쌀은 난알이 많이 줄거

나 영양가 손실도 크지 않고 뒤주에 넣으면 오래 보관할 수도 있다. 밥은 맛이 좋고 계속 먹어도 물리지 않으며 소화성도 매우 뛰어나다.

주요성분

쌀의 주성분은 녹말인데, 그 성분이 79%가량이나 되어 인체가 필요로 하는 에너지를 공급할 수 있다. 그뿐만 아니라 녹말의 품질이 뛰어나 소화 흡수율이 거의 100%에 가깝다. 그리고 7% 이상의 단백질이 있으며, 그 영양가가 식물성 식품 중에서는 가장 우수하기 때문에 쌀밥을 주식으로 하는 아시아인은 쌀에서 열량의 대부분과 단백질·무기질·비타민의 일부를 섭취한다.

쌀의 단백질은 밀이나 보리 등에 비해 함량은 조금 떨어지나 품질은 훨씬 우수하다. 그래서 육류나 채소를 많이 먹지 않아도 건강 유지가 가능했다. 나트륨과 지방이 적고 콜레스테롤이 들어 있지 않기 때문에 비만을 걱정하는 사람이나 알레르기 체질인 사람에게는 축복받은 선물이다.

최근에 여러 영양학자들이 복합 탄수화물을 높이 평가하고 있는데, 설탕은 혈당량을 갑자기 상승시키지만, 쌀은 혈당량을 서서히 올리고 서서히 내리기 때문에 매우 좋다고 평가했다.

쌀의 영양 성분 중 부족한 것은 지방(0.9g)·섬유소(0.5g)·칼슘(5mg)·철(3.5mg)·비타민 A와 C(0)·B_1(0.2mg) 등이다.

쑥은 이러한 단점을 보완해 주는 훌륭한 식품이다. 쑥은 국화과에 속하는 여러해살이풀로 줄기는 약용, 어린잎은 식용과 뜸 쑥으로 사용한다.

쑥의 특징은 칼슘(93㎎)·섬유(3.7g)·비타민 A(2,000IU)·비타민 B₁(0.4㎎)·비타민 C(20㎎)와 다량의 엽록소를 가지고 있다. 비타민 A 효과가 있는 베타카로틴이 쑥잎에는 매우 풍부한데, 이것이 부족하면 인체에 세균이나 바이러스가 침입했을 때 저항력을 잃는다.

베타카로틴은 항암 효과가 인정되고, 쑥에는 또 항암 효과가 있는 복합 다당체로 보고되었다. 감기의 치료와 예방에 효과가 큰 비타민 C도 많다. 쌀에 적은 칼슘이 많아 영양의 균형을 이루며, 세포의 재생 부활력이 강한 엽록소가 풍부하므로 쌀의 부족한 성분을 보충해 주는 대표적인 건강식품이라고 할 수 있다.

만드는 방법

쌀은 대개 밥을 지어 먹어 왔는데 제사나 잔치용으로는 가루나 밥을 짓찧어 떡을 만들기도 했다.

이를테면 쑥개피떡·쑥송편·쑥절편·쑥버무리·쑥단자 등이다. 떡 말고도 쑥을 삶아 다져서 고기 다진 것과 섞어 양념하여 둥글게 빚어서 고깃국에 넣어 먹는 애탕艾湯, 된장국에 넣어 끓이는 쑥국 등은 냄새가 물씬 풍기는 봄철 식품이다.

또 기름에 튀기거나 나물로 무쳐 먹기도 하고 향기가 매우 좋기 때문에 밥에 얹어 쑥밥을 해 먹기도 했다. 쑥을 튀김으로 할 때는 기름의 온도를 낮게 하고 천천히 튀기는 것이 좋다.

쑥에는 약간 독한 맛이 있기 때문에 식품으로 사용할 때는 쑥을 물에 넣고 삶아서 하룻밤 물에 우려서 사용해야 한다. 쑥을 말리거나 삶은 것을 냉동해 두고 먹으면 1년 내내 두고 먹을 수가 있다.

쑥에는 치네올이라는 기름이 들어 있어 향이 매우 독특하고 인체에서 소화액의 분비를 왕성하게 촉진하므로 소화력 향상의 효과가 매우 높다.

쑥은 쌀에 부족한 영양 성분을 보충하며 인체의 항체 능력을 높여주고 소화도 크게 도우므로, 쌀과 쑥은 잘 어울리는 궁합이다.

도움말 · 올바른 식사법

질병을 치료하고 건강한 삶을 원한다면 국물 음식보다는 건조식이 좋다. 건조식이란 글자 그대로 물기가 없는 식사이다. 바싹 말려 구운 빵이나 누룽지, 크래커, 건빵, 볶은 곡식 등이다. 건조식은 수분이 적어, 먹는양은 최소이고 흡수량은 최대이다. 음식은 입안에서 침과 섞여 소화가 시작된다. 소화기 질환뿐만 아니라 정신 질환, 비만, 심혈관 질환, 알레르기, 간, 신장 질환 등 각종 난치성 질환의 예방과 치료에도 효과적이다.

① 영양의 균형을 맞추어 필요량만 먹는다.

② 단순한 음식을 먹되 30번 이상 잘 씹어 먹는다.

③ 식사 한 시간 전후에 물을 충분히 마신다.

④ 규칙적인 식사 습관을 갖는다.

⑤ 간식, 과식, 야식, 폭식, 속식을 금하고, 위장을 휴식하게 한다.

26
약식 • 대추

약식은 영양의 균형을 이룬 뛰어난 가공식품으로 평가할 수 있다. 쌀은 나트륨과 지방질이 적은 데다가 콜레스테롤이 들어 있지 않아 비만한 사람이나 알레르기를 일으키는 사람에게는 최고의 식품인 것이다.

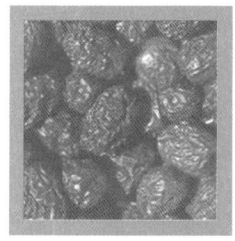

약식의 특성

약식 또는 약밥은 예부터 정초에 먹는 우리의 전통 식품이고, 특히 회갑연 등 잔치에는 반드시 있어야 하는 귀한 음식이다.

우리가 늘 먹는 밥을 색다르게 만든 것이 약식으로 보통 밥은 쌀에 물만 붓고 짓는데 약식은 찹쌀과 대추 · 잣 · 계핏가루 · 참기름 · 밤 · 곶감 · 간장 · 후춧가루 등이 재료로 쓰인다.

약식은 병을 고친다는 의미로 쓰인 것이 아니라, '귀한 밥'이라는 뜻에서 붙여진 것이다. 물에 불린 찹쌀을 시루에 찐 뒤 꿀이나 설탕 · 참기름 · 대추 등을 섞고, 다시 간장 · 밤 · 대추 · 계피 · 곶감 · 잣 등을 넣고 시루에 찐 것이 약식이다.

약식은 영양의 균형을 이룬 뛰어난 가공식품으로 평가할 수 있다. 쌀은 나트륨과 지방질이 적은 데다가 콜레스테롤이 들어 있지 않아 비만이나 알레르기를 일으키는 사람에게는 최고의 식품이다.

주요성분

쌀에는 찹쌀과 멥쌀이 있는데, 찹쌀이 칼로리가 매우 높고 소화가 잘되므로 찰밥이나 떡 · 미숫가루 등으로 이용된다. 비타민 B_1, B_2가 많으며 익혔을 때, 씹히는 맛이 몹시 좋아 약식에 알맞다. 쌀에는 지방이 적으며 칼슘과 철분, 섬유의 함량이 적은 것이 단점이다.

그러한 쌀의 단점을 보완해 주는 식품이 대추와 참기름과 잣이다. 마른 대추 100g에는 단백질 2.7g, 당질 70.8g, 섬유 2.8g, 지방 2.2g, 회분 1.5g, 칼슘 52㎎, 철분 3.4㎎ 등이 들어 있다. 대추는 쌀에 부족한 철분과 칼슘 · 섬유를 보충하는 장점이 있다.

대추는 수천 년 동안 한방에서 사용되었으며, 노화를 방지하는 효과가 뛰어난 신비로운 식품으로 취급해 왔는데 이것은 전혀 근거 없는 말은 아니다.

우리나라 대추의 명산지인 충북의 보은에서는 '복伏날에 비가 오면 시집갈 색시가 운다'라는 말이 전해 온다. 이것은 마침 비가 오면 꽃이 떨어져 대추 농사가 흉년이 되므로 시집가기가 어려웠던 데서 생긴 말이다.

대추는 완화 강장제로 이용되는데, 잘 익은 대추를 쪄서 말렸다가 달여 먹으면 열을 내리게 하고 변을 묽게 하여 변비를 없애며 기침도 멎게 하는 등의 빼어난 효과가 있다. 그리고 강장, 정장의 효과가 있고 쇠약한 내장을 회복시키며 이뇨 효과도 높다.

대추를 달여 먹으면 부부 화합이 되는 묘약이라고 주장하는 사람도 있다. 대추는 여러 가지 성분을 잘 어울리게 하고 제독 효과도 있어 탕약을 달일 때는 대추 몇 개를 생강 몇 쪽과 함께 쓴다.

대추는 식품 성분의 조화를 이룰 뿐 아니라, 단맛과 고운 색깔을 가지고 있는 것이 특징이다.

찹쌀의 부족한 성분인 철분과 칼슘·섬유질을 보충하는 효과 외에 고운 색깔이 갖는 감각의 향상에 크게 도움을 주고 있다.

대추의 붉은색은 시각적인 효과, 그리고 식욕 증진에도 기여하고 있다. 영양적인 면에서 약식과 대추는 잘 어울리는 궁합임을 알 수 있다.

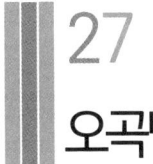

27
오곡밥

쌀 단백질은 품질이 매우 좋은 식물성이지만 라이신 등 필수아미노산이 부족하고 전체의 함량
도 6.5% 정도에 불과하다. 그런데 오곡밥을 지으면 비타민 B와 단백질이 보완되며 월등히
수치가 올라간다. 이러한 현상을 영양가의 상승효과라고 한다.

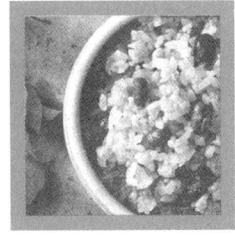

오곡밥의 특성

오곡밥은 다섯 가지 곡식을 섞어 지은 밥으로 지방에 따라 약간 다
르나, 그 지방에서 예부터 심어 가꾸어 오면서 곡식 중에서 큰 비중을
차지하는 주식으로 많이 쓰여 온 다섯 가지 곡식을 말한다.

이를테면 벼 · 보리 · 조 · 수수 · 팥, 또는 벼 · 보리 · 수수 · 기장
· 팥 등이다.

오곡이 지방에 따라 다른 것처럼 오곡밥도 지방에 따라 다르다.

우리나라에서는 음력 정월 보름날에 오곡밥을 지어 먹는 풍습이 전
해 내려오고 있다. 음력 정월 14일에는 세 집 이상의 밥을 먹어야 그
해의 운수가 좋다고 했다. 그래서 저녁을 늦게 지으면 저녁 먹을 사람

을 모두 이웃에 빼앗기기 때문에, 오후 2시경부터 저녁을 먹으러 오라고 청하기도 하였고, 이웃집으로 돌아다니면서 오곡밥을 먹는다.

보름날 아침에 아이들이 조리나 소쿠리를 들고 이웃집을 돌아다니며 걸식하여 오곡밥을 한 숟갈씩 얻는다.

『동국세시기』에는 '살갗이 검어지고 야위어 마르는 아이는 대보름날 백 집의 밥을 얻어다가 절구를 타고 개와 마주 앉아서 개에게 한 숟갈씩 먹이고 자기도 한 숟갈 먹으면, 다시는 그런 병을 앓지 않는다.'라고 쓰여 있다.

또 하루 동안에 여러 차례 나누어 먹기도 하였으며, 그리고 '백가반(百家飯)'이라고도 하였다.

주요성분과 만드는 방법

오곡밥은 여러 가지 곡식이 적당히 들어가 쌀밥보다 영양의 균형이 좋고 맛도 또한 좋다.

대표적인 재료는 다음과 같다. 찹쌀 · 쌀 · 차조 · 찰수수쌀 · 붉은팥(각각 200g), 소금 10g, 찹쌀과 쌀은 깨끗이 씻어서 물에 두 시간 이상 불렸다가 소쿠리에 건져 차조는 따뜻한 물에 씻어서 소쿠리에 건져 찰수수쌀은 으깨어 가면서 깨끗이 씻어 소쿠리에 건진다.

그 위에 끓는 물을 끼얹어 텁텁한 수숫물을 빼고 솥에 붉은팥을 안치고 물을 부어 삶다가 팥 껍질이 터질 무렵이 되면 퍼낸다. 팥을 찹쌀 · 쌀 · 찰수수쌀 · 차조에 섞는데, 차조에 붉은 팥을 나누어 놓고 소금물을 약간씩 뿌려서 따로 찐다. 한참 김을 올리다가 소금물을 조금씩 끼얹고 한김 더 올린 다음 뜸을 푹 들인다. 푹 쪄지면 한데 섞어서 담거나 모두 섞지 않고 한 그릇에 각기 담는다.

백미의 주성분은 당질이며 74~76%가 전분이고 비타민 B가 매우 낮다. 보통 이 밥을 지으면 비타민 B_1과 B_2는 약 절반이 파괴된다. 비타민 B_1은 당질 대사에서 매우 중요한 요소이며 부족하면 식욕 부진 · 부종 · 다발성 신경염 등이 나타난다.

성인의 1일 필요량은 1.2mg이다. 쌀 단백질은 품질이 매우 좋은 식물성단백질이지만, 라이신 등 필수아미노산이 부족하고 전체의 함량도 6.5% 정도에 불과하다. 그런데 오곡밥을 지으면 비타민 B와 단백질이 보완되며 월등히 수치가 올라간다. 이러한 현상을 영양가의 상승효과라고 한다.

도움말 · 위장이 하는 일

① 음식물을 분해하고 세균을 죽이고 섬유질을 부드럽게 한다.
② 점액을 분비해 위벽을 보호한다.
③ 평생 84톤의 음식물을 처리한다.
④ 매끼 3시간 정도의 소화 작업을 한다.
⑤ 정신적 긴장이나 스트레스에 민감하다.
⑥ 힘든 작업이므로 충분한 휴식이 필요하다.
⑦ 위염, 위궤양, 위암, 유문 협착 등의 질병이 올 수도 있다.

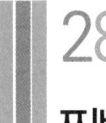

28
찐빵 · 팥소

팥에는 비타민 A와 B₂, 나이아신 · 칼슘 · 인 · 철 · 식이성 섬유 등을 많이 가지고 있어 영양의 균형을 맞추는 데도 한몫하게 된다. 비타민 B₁은 각기병뿐 아니라 원기 회복에도 효과가 있다.

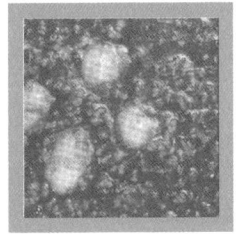

찐빵의 역사

인류의 문화는 밀과 함께 발달했다고 할 정도로 현재 구미의 각국을 비롯 여러 나라에서 여러 가지 음식 재료로 애용되고 있다.

밀의 원산지는 서아시아 지방으로 기독교가 유럽으로 전파되면서 세계적으로 확대되었다.

밀가루는 100g당 약 350cal의 열량을 낸다(쌀은 100g당 330cal이다). 단백질은 쌀의 2배에 해당하는 12% 정도 들어 있다.

밀가루는 반죽하면 끈기 있게 결합하는 글루텐의 성분을 가지고 있다. 이 글루텐은 다른 곡물류에는 없는데, 이 물질 때문에 반죽이 잘 되고 다른 곡물류와 다른 성질이 있다. 글루텐을 형성하는 단백질이 많은 강력분은 빵을 만들 때 이용하고 중력분은 국수류로, 그리고 박력분은 과자·만두·카스테라·튀김 등에 이용된다.

서양에서는 빵은 굽고, 중국에서는 쪄서 만든 찐빵이 발전되었다. 찐빵이나 구워 만든 빵은, 모두 효모에 의해 발효가 된 반죽을 이용한다. 찐빵의 발효에는 알코올 농도가 매우 낮은 술을 섞어 반죽해서 발효시키는 방법을 썼다. 지금은 효모 즉, 이스트가 있으므로 이스트를 넣고 반죽하면 쉽게 부풀게 되어 있다.

그러나 지금도 집에서 찐빵을 만들 때 막걸리를 사용하여 잘 만들 수 있다. 반죽을 치대어 부드러운 촉감이면 발효가 잘된 것으로 본다. 이렇게 반죽이 된 것을 찐빵을 만들 때는 안에 팥소를 넣고 둥글게 모양을 마무리해서 찐다.

밀가루에는 전분질이 75%가량 들어 있는데, 이것은 당질의 소화와 분해를 하는 데 필요한 것이 비타민 B_1이다. 찐빵이나 찹쌀떡에 팥소를 넣거나 시루떡에 팥을 넣는 이유가 바로 이 점에 있다.

찐빵과 팥소의 궁합이 잘 맞는 것을 이런 면에서 찾을 수 있다. 팥에는 비타민 A와 B_2, 나이아신·칼슘·인·철·식이성 섬유 등을 많이 가지고 있어 영양의 균형을 맞추는 데도 한몫하게 된다.

비타민 B_1은 각기병뿐 아니라 원기 회복에도 효과가 있다. 비타민 B_1이 인체에서 당질을 에너지로 바꾸는 작용을 하는데, 당질이 근육 속에서 피로를 일으키는 유산의 생성을 방지하기 때문이다.

이 성분은 근육통이나 어깨 결림, 나른함, 그리고 봄이나 여름을 타는 데에도 매우 효과가 있다.

만드는 방법

팥은 다른 콩류와 달리 물에 담가 불릴 필요가 없다. 흡수성이 매우 높기 때문에 물에 담그면 껍질이 터지고 팥이 갈라진다.

물에 씻은 다음 팥이 잠길 만큼 물을 부어 삶아 끓어오르면 찬물을 반쯤 붓는다. 이렇게 하면 고르게 천천히 열이 빠져나가기 때문에 껍질이 터지거나 팥이 갈라지지 않고 깨끗이 삶아진다.

다시 끓어오르면 불을 끄고 거품을 떠내는데, 이때 삶은 물이 흘러 나오지 않도록 주의해야 한다. 그리고 다시 물을 부어 약한 불에 삶아 내서 조리하면 된다.

도움말 · 체질에 따라 쉽게 걸리는 질병

태양체질 : 간장 질환, 소화 불량, 식도협착, 불임, 안질, 치매 등
태음체질 : 급성폐렴, 기관지천식, 심장병, 중풍, 대장염, 치질 등
소양체질 : 신장염, 방광염, 요도염, 조루증, 불임, 협심증 등
소음체질 : 소화 불량, 각종 위장병, 우울증, 신경성 질병, 수족냉증 등

29
청국장 • 신김치

청국장은 감칠맛이 있기 때문에 청국장을 끓일 때 유기산이 많은 신김치를 첨가함으로써 상큼한 맛을 줄 수도 있고 배추의 식이성 섬유가 첨가되어 정장의 효과를 더욱 높일 수도 있기 때문에 매우 좋은 궁합이 되는 것이다.

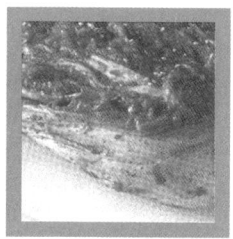

청국장의 역사

청국장은 한때 '전국장(戰國醬)'이라고 했었다. 조선 제16대 인조 때 일어난 병자호란 때, 청나라 군인들이 군량으로 쓰던 된장이라 붙여진 이름이라고도 한다.

전쟁 시에는 장을 만들어 먹기가 매우 어려우므로 빨리 만들어 먹는 방법이 필요했다.

우리나라의 문헌상으로는 홍만선이 지은 『산림경제』(1715)에 처음 소개되었고, 『규합총서』(1869)에는 '청육상'으로, 『부녀필지』(1800년대)에도 기록되어 있다.

콩을 물에 불려 삶는데, 스스로 으깨질 만큼 푹 삶는다. 다 삶아지면 소쿠리나 시루에 담아서 발효를 시키는데, 이때 밑에 짚을 깔아 둔다. 짚을 깐 위에 뜨거운 콩을 쏟고 젖은 보자기와 두꺼운 이불을 덮어 따뜻하게 보온시킨다.

온도를 40℃ 정도로 보온시켜 2~3일이 지나면 콩에 하얀 막이 덮이면서 끈끈한 실이 생겨난다. 이 끈끈이는 점점 늘어나 콩을 들어 보면 실처럼 붙어 나온다.

3~4일이 지나면 꺼내서 으깬 다음, 마늘·생강·굵은 고춧가루를 넣고 절구에서 콩이 드문드문 남아 있을 정도로 빻는다.

볏짚에는 고초균이라는 세균이 있어 청국장을 뜨게 만드는 것이다. 이렇게 만들어진 청국장은 콩의 단백질이 분해되어 펩타이드와 아미노산이 많이 만들어졌고 효소를 많이 가지고 있어 소화가 매우 잘 되는 식품이다.

청국장이 잘 띄워지면 찌개를 끓이는데, 이때 먼저 청국장을 한 사람에 한 숟갈씩 식구 수대로 떠서 물에 풀고 고기를 썰어 넣으면 맛이 매우 좋아진다.

거기에 신김치를 썰어 넣고 한소끔 끓인다. 찌개가 끓어오르면 두부를 넣고 불을 줄여 한참 더 끓인 다음 파를 어슷어슷 썰어 넣는다.

청국장은 뚝배기에 끓여야 제맛이 난다. 청국장은 발효도 빨리 되지만 효소를 많이 가지고 있기 때문에 변질도 잘 된다. 시간이 지나면 분해가 진행되어 암모니아가 많이 만들어져서 청국장의 제맛이 나지 않는다.

　일본에 이와 비슷한 콩을 발효한 식품이 있는데, 그들은 콩을 삶아 발효시킨 것, 즉 '낫도[納頭]'라고 한다. 이것을 뜨거운 밥에 비벼 먹는다. 우리나라의 사람들은 개운하지 않은 맛을 싫어하기 때문에 그런 식으로는 먹지 않는다. 청국장은 단백질 등 영양 성분만 많은 것이 아니라 나토키나아제를 비롯한 생리적 기능 성분을 여러 가지 가지고 있어 여러 학자들이 연구 중에 있다.

　청국장 균인 납두균은 다음과 같은 효능이 밝혀졌다.

　① 부패균의 증식을 억제하고 유해 물질의 생성을 감소시켜 발암 촉진 물질을 흡착 배설한다

　② 발효 물질인 유기산이 장을 자극하여 연동 운동을 활발하게 촉진하여 변통을 좋게 한다.

　③ 암모니아나 아민 등의 부패 산물의 생성을 감소시키므로 간장의 부담을 덜어 주고 유해 물질 흡착 배설을 촉진하고 뇌나 피부 등 체조직의 노화 방지와 여러 질병의 원인을 제거한다.

　④ 나토키나아제에 의해 혈전을 용해하므로 심장병과 뇌졸중을 예방한다.

　⑤ 장 안에 발암 촉진 물질을 배설하여 면역력을 향상하므로 암의 예방에도 매우 효과가 높다.

　청국장은 감칠맛이 있기 때문에 청국장을 끓일 때 유기산이 많은 신 김치를 첨가함으로써 상큼한 맛을 줄 수도 있고, 배추의 식이성 섬유가 첨가되어 정장의 효과를 더욱 높일 수도 있기 때문에 매우 좋은 궁합이 되는 것이다.

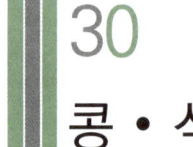

30
콩 · 식초

초콩을 밀폐 용기에 넣고 냉장고에 보관하여 먹으면 된다. 반찬이나 간식 삼아 먹는데 1회에
15~20알 정도를 먹는데 약효를 높이기 위해서는 식전에 먹는 것이 매우 좋다.

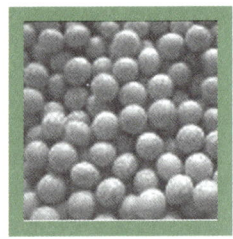

콩의 특성

콩은 고단백식품이다. 그뿐만 아니라 동물성 지방과는 다른 불포화
지방과 비타민과 무기질 등을 풍부하게 가지고 있으나, 다른 곡물과는
달리 콩은 날것을 먹지 못한다. 콩은 비린내가 나며 특수 성분으로 혈
구 응집 작용이 있고 소화 효소 트립신의 작용을 방해하는 트립신 저
해 인자를 가지고 있다. 이들 해로운 물질은 열에 매우 약하기 때문에
두유나 두부로 가공해서 먹어 왔다. 콩은 동물성 지방의 과잉 섭취에
서 오는 콜레스테롤을 없애는 역할을 하는 불포화 지방산과 레시틴과
토코페롤 등이 들어 있어 심장병 · 동맥경화 · 고혈압 등을 일으키지
않는 식품으로, 미국을 비롯한 선진국 등에서도 그 이용이 급증하고

있다. 우리는 예부터 콩을 가열하지 않고 날것으로 먹는 독특한 방법이 전래되어 오고 있는데, 초콩이 바로 그것이다.

만드는 방법

초콩을 만드는 방법은 다음과 같다.

잘 씻은 콩을 물기를 빼고 유리병에 1/3가량 담는다. 그다음으로 식초(양조)를 유리병의 2/3 높이가 되게 붓고 잘 봉해 둔다. 그리고 1~2일 동안 서늘한 곳에 둔다. 콩이 표면에 노출되면 콩 위에 1㎝ 정도 되게 식초를 넣어 1~2일이 지나 식초가 거의 흡착되었으면, 다시 식초를 더 넣는다. 식초가 더 이상 흡수되지 않을 때까지 반복해서, 포화 상태가 되면 밀폐하여 7~10여 일간 두면 초콩이 완성된다. 그런 후 초콩을 조리나 소쿠리에 담아 초를 빠지게 한다. 다시 이 초콩을 밀폐 용기에 넣고 냉장고에 보관하여 먹으면 된다. 반찬이나 간식 삼아 1회에 15~20알 정도를 먹는데, 약효를 높이기 위해서는 식전에 먹는 것이 매우 좋다. 이러한 초콩의 효능은 식초와 콩이 가지고 있는 특성에서 비롯된다.

식초의 특성

양조 식초의 특성은 다음과 같다.

① 식욕을 돋우고 소학 흡수를 돕고 위액의 분비를 원활하게 하고, 특히 단백질 소화에 효과가 높다. ② 원기 회복에 효과가 높다. 그것은 식초의 유기산이 피로 물질을 분해해 대사를 촉진하기 때문이다. ③ 다른 조미료가 없어도 먹을 수 있다. 간장·설탕으로 조미하지 않아도 먹기 쉽다. 비만·고혈압·당뇨병을 앓고 있는 사람에게 부담을 주지 않는다. ④ 몸에 해로운 과산화지질을 감소시킨다. 주근깨·기미 등을 막고 피부를 곱게 하는 효과가 높다. ⑤살균력이 있다. 체내의 해로운 균을 억제하고 정장 효과도 높다. ⑥ 인체에서 지방의 합성을 방지하고 분해를 촉진한다. 그래서 비만 방지 효과가 높다. ⑦ 혈액 중의 콜레스테롤치를 크게 떨어뜨리고 혈압의 상승을 억제한다.

주요 효능

초콩의 효능은 다음과 같다.

첫째, 양질의 단백질이 풍부하여 혈관을 강화하는 데 효과가 높다.

둘째, 콜레스테롤 감소 효과가 있는 리놀산과 리놀렌산이 매우 풍부해 성인병 예방에 효과가 높다.

셋째, 비타민 B군과 E, 칼슘을 많이 가지고 있다.

넷째, 식이성 섬유가 풍부해 변비 해소와 대장암 예방이 가능하다.

다섯째, 사포닌과 레시틴이 들어 있어 과산화지질을 방지하고 노인성 치매 예방에 매우 효과가 높다.

31
콩국 • 국수

땀을 많이 흘리고 식욕이 떨어지는 여름철에 콩국은 힘을 한껏 돋우는 식품이다. 시원한 콩국
에 국수를 말아 먹는 콩국수는 그 궁합이 잘 맞는 우리 민족의 고유 식품이다.

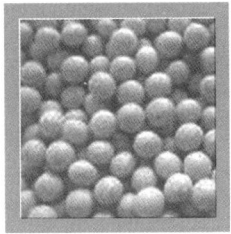

국수의 특성

밀가루로 국수를 만들어 먹은 민족은 중국 사람이었고, 마침내 이것
이 이탈리아인에게 전해져 세계적인 식품이 되었다고 한다. 국수는 밥
이나 빵과는 아주 다른 식품으로, 매끄럽게 목을 넘어간다.

우리나라에서 국수는 밥 다음가는 식품인데, 밀가루에 소금을 섞어
물로 반죽하여 길고 가늘게 만든 것이 국수로, 한자 표기는 '麵면'이
다. 옛날부터 으레 우리의 잔칫상에 국수가 올랐다.

집에서는 밀가루를 반죽하여 밀방망이 등으로 밀어, 칼로 가늘게 썬
칼국수를 주로 만들어 먹었다. 칼싹두기는 그래서 생긴 말이다. 이렇
게 만든 국수는 삶아 국물에 말거나 비벼 먹는다.

제물국수는 삶은 국물을 국수 가닥과 함께 먹는 것이고, 건진국수는 삶아 낸 국수를 따로 국물을 만들어 먹는 것이며, 여러 가지 양념에 삶은 국수를 비벼 먹는 것은 비빔국수이다.

계절에 따라 애용되는 국수도 다른데, 여름철에는 콩국수가 별미다. 예부터 입맛이 떨어지는 여름에 콩국에 칼국수를 곁들여 소금으로 간을 해서 먹는다. 해안 지방에서는 우뭇가사리로 만든 묵을 국수 모양으로 잘게 썰어 넣어 먹기도 한다.

만드는 방법

콩국은 흰콩을 씻어 5~7시간 정도 물에 담갔다가 건져 삶아서 맷돌로 곱게 갈아 체로 걸러서 비지를 없앤 국물로 맷돌로 갈 때 볶은 깨를 넣어 고소하게 만들기도 한다. 콩국을 만들 때 콩을 물에 불리는 시간과 물의 온도와 삶는 시간은 콩국의 맛, 냄새와 매우 밀접한 관계가 있다. 날콩에는 비린내가 몹시 나고 소화를 방해하는 트립신 저해 인자가 들어 있기 때문에 그냥 먹을 수가 없다. 비린내와 소화 방해 인자를 제거하는 방법으로는 반드시 가열해야 한다.

주요성분

콩의 지방은 약 50%가 리놀산이고 리놀렌산이 6%나 들어 있다. 이러란 불포화 지방산은 동물성 지방의 과잉 섭취에서 오는 콜레스테롤을 씻어 내는 역할을 하는 것으로 알려졌다. 또 콩기름 중에는 비타민 E가 10.5㎎이나 들어 있어 미용과 노화의 방지 효과도 있다.

심장병 · 동맥 경화 · 고혈압 등을 일으키지 않는 식품으로 미국 등 선진국에서는 콩을 많이 이용한다. 콩에는 거품 성분인 사포닌이 들어 있다. 이 물질은 물과 기름에 잘 녹는데 인체 내에서 과산화지질의 생성을 억제하는 작용을 한다.

주요 효능

콩은 뇌의 활동을 돕고 신경을 안정시키며 피를 맑게 하는 식품으로 알려져 왔다. 사람의 뇌에는 약 30%의 레시틴이 들어 있는데 콩에는 이 레시틴이 매우 풍부하다. 이 레시틴은 혈관에 부착된 콜레스테롤을 제거하며 지방 대사를 촉진하고 특히 간장에 지방이 축적되는 것을 억제하므로 학생이나 정신 노동자에게 반드시 필요한 식품이다. 그래서 콩을 건뇌 식품이라고도 부른다.

식품은 종류에 따라 성분과 특성이 모두 다르므로 그 장단점을 보완하기 위해 배합해서 먹을 필요가 있다.

밀가루가 주원료이 삶은 국수 100g에는 수분이 76%이며 칼로리는 115㎉에 불과하다. 수분을 빼고 나면 전분이 대부분이고, 3g 정도의 단백질과 지방은 0.9g이 들어 있다. 3대 영양소 중 위에 가장 오래 머무는 것이 지방이고 그다음이 단백질이다. 전분을 비롯한 당질이 머무는 시간이 제일 짧다. 그리고 밀가루의 단백질을 구성하는 필수아미노산은 리신 · 메티오닌 · 트레오닌 · 트립토판 등의 함량이 매우 적다.

그런데 콩에는 이들 필수아미노산이 3~5배나 더 들어 있다. 다른 종류의 단백질을 섞어 먹으면 매우 상승효과가 높으므로 영양학에서는 '아미노산의 상승효과'라는 용어를 사용한다. 또 콩에는 밀에 매우 적은 비타민 B_1, B_2 등 B군이 특히 많고 A와 D도 들어 있다.

땀을 많이 흘리고 식욕이 떨어지는 여름철에 콩국은 힘을 한껏 돋우는 식품이다. 시원한 콩국에 국수를 말아 먹는 콩국수는 그 궁합이 잘 맞는 우리 민족의 고유 식품이다.

도움말 · 자연 요법

자연 요법이란 화학 약품인 양약을 쓰지 않고 공기, 광선, 물, 열, 마사지 등 자연의 힘으로 병을 치유하는 요법을 말한다.

인체 스스로 치유하는 항상성 에너지, 즉 치유력을 자연의 힘으로 활성화시키는 것이다. 서양 의학의 선각자 히포크라테스도 자연 요법을 사용했는데 기초적인 생약, 신선한 공기, 햇빛, 운동 등이다.

자연 요법에 성공하려면 참을성, 꾸준한 노력, 강한 의지력이 필요하다. 자연 요법은 인류의 가장 오래된 치료법이며 앞으로도 가장 기대가 되는 치료법이다.

이 땅에서 가장 좋은 의사는 나 자신이다. 명심할 일이다.

32

팥죽 • 새알심

팥은 이뇨와 변통 효과가 매우 뛰어나다. 껍질에 함유된 사포닌과 식이성 섬유에 의한 것으로 신장병 · 심장병 · 각기병 등에 의한 부종과 변비 해소 효과가 높다.

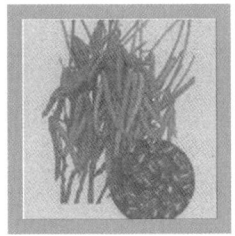

팥죽의 역사

예부터 우리 민족은 동짓날은 집집마다 팥죽을 쑤어 이웃과 나누어 먹었다. 우리 민족은 옛날부터 동지 팥죽을 쑤어 온갖 액을 막고 풍년을 기원하는 풍속이 있었다.

동지를 '아세亞歲'라고 하여 팥죽을 쑤어 먹으면서 설날에 떡국을 먹고 한 살 먹었다'라고 하는 식으로 동짓날 팥죽을 먹는 풍속이 자리 잡았다. 상고 시대 때 동지를 설로 삼았던 풍속이다.

『동국세시기』에서는 중국 『형초세시기』를 인용하여, 공공 씨라는 사람이 미련한 아들을 두었는데, 그 아들이 동짓날 죽어 역귀가 되었다고 하고, 그 아이가 살아 있을 때 팥을 몹시 두려워하였으므로 동짓날에 팥죽을 쑤어 역기를 물리치는 풍속을 따르는 것이라고 그 유래를 설명하였다.

옛날 사람들은 붉은색이 태양·불·피와 같은 원시 신앙의 중요한 대상물과 깊이 연관되어 있었기 때문에 동짓날 궁중에서는 비빈, 궁녀들이 노소와 신분의 고하를 막론하고 자주색 저고리를 입었다.

경상도 지방에서는 동지에 팥죽을 쑤어 솔가지에 적셔 집안 대문, 그리고 담벽과 마당에 뿌리고, 동구 앞에 있는 나무에도 금줄을 치고 팥죽을 뿌리는 풍속이 있었는데, 이것은 팥죽의 붉은색으로 삿된 기운을 물리치자는 의도였다.

그리고 이사를 하거나 새집을 지었을 때 팥죽을 끓여 집안 구석이나 장독대 등에 뿌렸다. 이것은 잡귀들을 쫓아 새집에서 무사히 지내려는 염원이었다. 유행병이 몹시 창궐할 때도 팥죽을 길에 뿌려 병마를 쫓아내는 풍속도 있었다.

만드는 방법

팥죽은 햇팥을 푹 고아 체에 거르고 찹쌀가루를 반죽하여 새알 모양의 단자를 만들어서 함께 끓인다. 이 새알심의 원료인 찹쌀은 전분이 주성분인 당질이 75%가량 들어 있는데 비타민 B_1은 0.5mg을 가지고 있다.

그런데 이 비타민 B_1은 물에 잘 녹으므로 쌀을 다섯 번 씻으면 35%나 유실된다. 당질 대사에는 이 비타민 B_1이 절대적인 역할을 하는데,

그것을 가장 많이 가지고 있는 것이 팥이므로 찹쌀과 팥은 매우 조화가 잘 되는 식품이다. 그리고 죽은 몹시 부드럽고 연하기 때문에 씹는 촉감이 거의 없다.

그러한 유동식을 먹을 때 매끈하고 촉감이 좋은 찹쌀 단자 새알심을 씹으면 팥죽 맛을 돋우는 효과도 있다. 끓인 죽은 사당에 올리고 각 방과 장독, 헛간 등 여러 곳에 담아 놓았다가 식은 후 식구들이 모여서 먹었다.

주요 효능

팥은 다른 콩 종류와는 달리 지방의 함량(2.3%)이 매우 적고, 주성분이 당질(59%)과 단백질(20.5%)이고, 비타민 B_1(0.46㎎)이 매우 풍부하다. 현미보다 함량이 몹시 높아 옛날부터 각기병에 좋은 것으로 알려졌다.

팥은 이뇨와 변통 효과가 매우 뛰어나다. 껍질에 함유된 사포닌과 식이성 섬유에 의한 것으로 신장병 · 심장병 · 각기병 등에 의한 부종과 변비 해소 효과가 높다.

모유가 부족한 산모들이 삶은 팥에 소금이나 벌꿀을 조금 넣어서 먹으면 효과가 높은 것으로 예로부터 전래되었다. 그리고 체내의 알코올을 빨리 분해해 숙취를 누그러뜨릴 수 있다. 그래서 술로 고생하는 사람은 팥죽이 매우 효과가 높다.

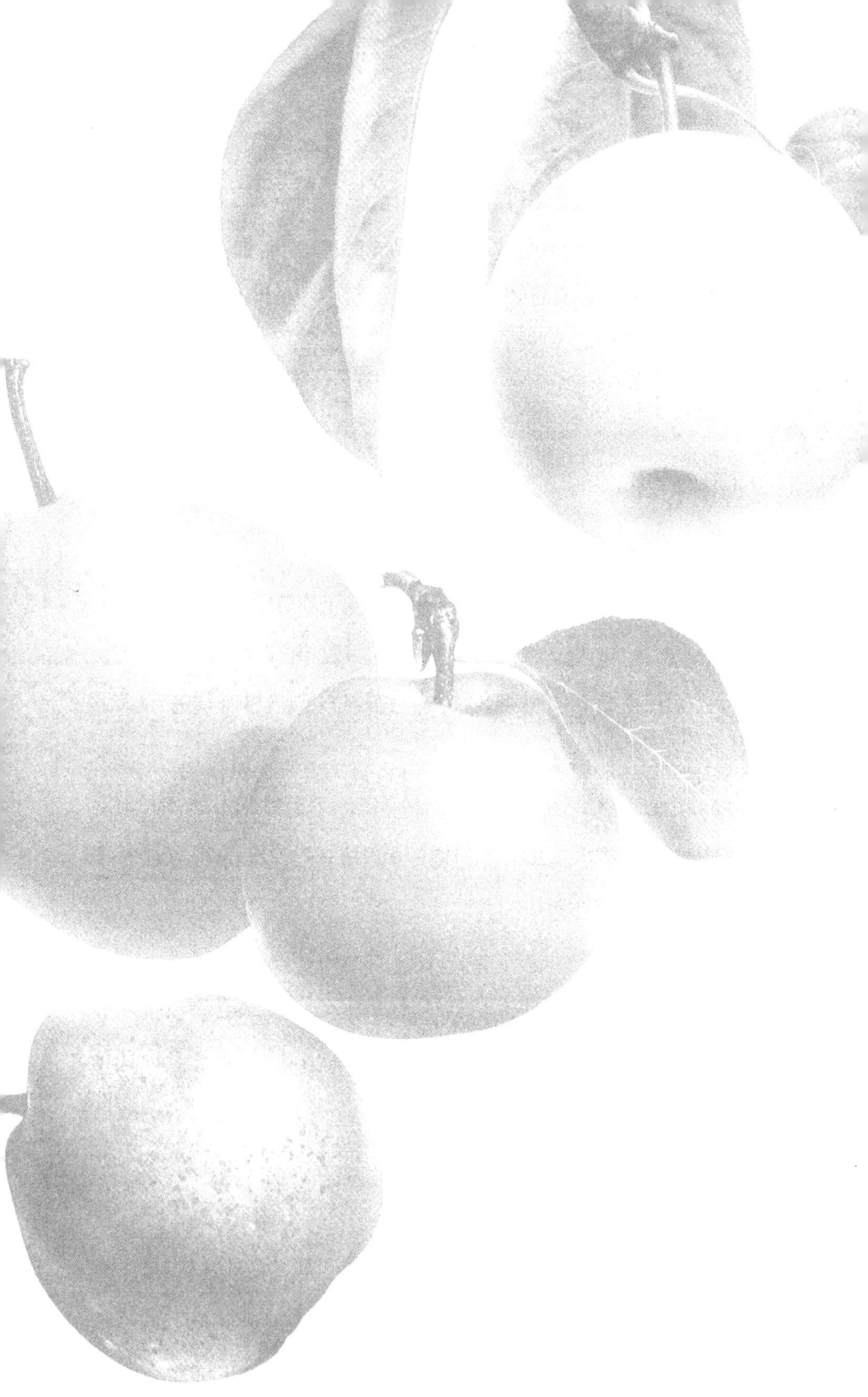

Part 2

동·식물로 만든

음식 궁합

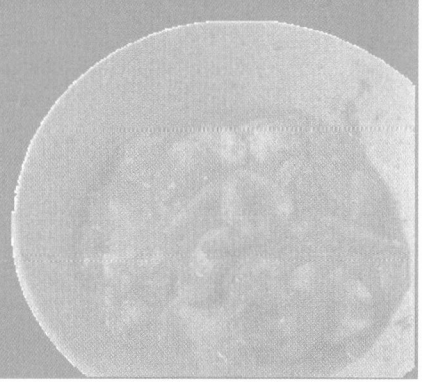

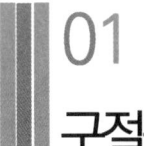

01
구절판

구절판은 맛이 담백하고 겨자장이나 초장을 찍어 먹기 때문에 입맛을 잃기 쉬운 계절에 입맛을 돋우는 효과가 있다.

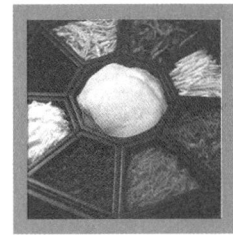

구절판의 특성

구절판은 구절포라고도 한다. 구절판은 아홉 칸으로 나누어진 그 릇의 이름으로 음식의 이름이 되었다.

밀전병·칼국수·수제비·밀쌈 등 밀가루 음식은 햇밀이 나오는 초여름에 많이 먹는 음식인데 구절판도 밀쌈의 일종으로 유두 때에 많이 만들어 먹는다.

구절판은 우리나라에만 있는 고유한 전통 음식이다. 원래는 나무로 만든 그릇의 이름이었는데, 세월이 흐르면서 요리 이름으로 바뀌었다.

이것은 가운데를 둥글게 하고 그 주위를 돌아가면서 8개로 칸막이 한 뚜껑을 가진 함 모양으로 되어 있다.

뚜껑과 그릇 안팎에 주칠과 옻칠을 곱게 단장하고 그림과 무늬를 놓은 것으로 모양이 몹시 예쁘다.

구절판은 철에 따라 음식감을 골라서 먹을 수 있고 물기 없이 볶아서 하는 것이 특징이다. 상에 올려놓고 먹는데, 이 음식은 들놀이 음식으로도 매우 좋은 것이다.

곱게 채 썰어 볶은 쇠고기·표고버섯·오이·당근·숙주·석이버섯과 달걀 흰자위와 노른자위를 부쳐 채 썬 것을 각기 색깔 맞추어 돌려 담는다. 먹을 때 밀전병에다 여러 음식을 놓고 겨자장이나 초장을 넣어 싸서 먹는다.

구절판은 맛이 담백하고 겨자장이나 초장을 찍어 먹기 때문에 입맛을 잃기 쉬운 계절에 입맛을 돋우는 효과가 있다.

황·적·흑·백 등 여러 가지 색깔의 재료로 만든 음식을 먹는 즐거움이 있을 뿐 아니라, 육류와 달걀 등 동물성 식품에 당근·오이·버섯·숙주 등 식물성 식품이 잘 어우러져 편식을 예방하는 매우 훌륭한 음식이다.

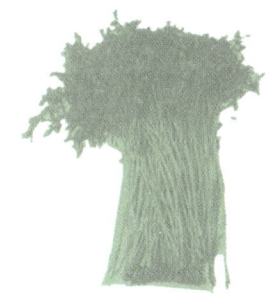

02
굴 냉국

잘 숙성된 동치미 국물은 맛이 상큼할 뿐 아니라 발효로 인해 만들어진 유산과 여러 가지 효소를 가지고 있다. 그러나 굴은 약간 비릿한 맛이 있고 미생물이 있어 식중독의 염려가 있는 것이 단점인데 동치미 국물에 굴 냉국을 해 먹으면 이러한 단점은 해결된다.

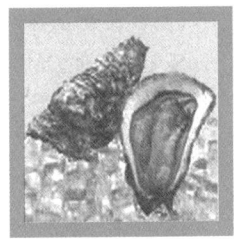

굴 냉국의 특성

예부터 겨울철에 감기가 들었을 때 생굴로 만든 굴 냉국을 먹으면 효과가 매우 큰 것으로 전해 온다.

굴 냉국은 충청도 지방에서 즐기는 음식이며 바닷가가 가까운 서산 지방에서도 즐겨 먹었다. 정월 대보름에 찰밥을 먹을 때 같이 먹으면 목이 메이지 않고 잘 먹을 수 있다.

냉국은 미역·김·우무 또는 오이에 찬물을 붓고 식초를 넣어 새콤하게 간을 맞추어 먹는 국이다.

굴 냉국은 굴회와 비슷하지만, 동치밋국에 말아 마시는 것이 특색이며, 그리고 여름철에 더위를 식히기 위해 먹는 냉국과는 다르다.

만드는 방법

굴 냉국의 재료와 만드는 방법은 다음과 같다.

생굴 2컵, 파 3큰술, 마늘 1큰술, 고춧가루 1큰술, 깨소금 1큰술, 식초 2작은술, 간장 1큰술, 동치미 국물 5컵. 바가지에 굴을 담고 소금을 휘휘 저으면서 껍질 없이 일어 조리에 건져 놓고 파와 마늘을 다듬어 채 썰어 놓는다.

생굴에 파·마늘·깨소금·간장·식초를 넣고 살살 버무린다. 대접에 굴을 담고 동치밋국을 부어서 내면 된다.

잘 숙성된 동치미 국물은 맛이 상큼할 뿐 아니라 발효로 인해 만들어진 유산과 여러 가지 효소를 가지고 있다. 그러나 굴은 약간 비릿한 맛이 있고 미생물이 있어 식중독의 염려가 있는 것이 단점인데, 동치미 국물에 굴 냉국을 해 먹으면 이러한 단점은 해결된다.

03
곰국

곰국은 산모의 몸을 보하고 젖을 잘 나오게 하는 음식으로 손꼽힌다. 단백질이 많은 고기 종류에 무를 많이 쓰기 때문에 무의 섬유질과 효소 등이 매우 잘 어우러져 소화 흡수가 잘된다.

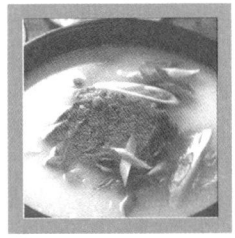

곰국의 특성

곰국은 소의 내장 가운데서도 매우 맛있는 곤자손이(소의 창자 끝에 달린 기름기가 많은 부위)와 소양, 맛있는 국물을 우려낼 수 있는 뼈, 아롱사태나 양지머리와 같은 고기를 넣고 오래 곤 국인데, 이것을 곰탕이라고도 한다.

곰탕은 칼로리가 매우 높으며 단백질이 많고 구수한 맛이 나는 것이 특징이다. 소 혀나 쇠꼬리 등도 곰국거리로 사용할 수 있다. 쇠꼬리는 0.6%의 식초에 재웠다가 사용하면 빨리 연해지고 맛도 좋아진다.

곰국은 국물의 맛을 누린내가 나지 않고 달게 하는 무를 통째로 넣고 끓인다. 곰국은 겨울철에 많이 끓여서 먹는데 식으면 기름이 끼고

묵처럼 엉긴다. 이것을 끓이면 다시 곰국 국물이 된다. 만드는 재료는 다음과 같다.

만드는 방법

　도가니(무릎뼈) 2㎏, 소양(소의 위) 500g, 아롱사태 300g, 곤자손이 500g, 곱창 300g, 무 300g, 파 200g, 마늘 50g, 소금 40g, 간장 100g, 깨소금 10g, 후춧가루 3g.

　곰국은 지방과 콜레스테롤의 함량이 매우 높기 때문에 이러한 것에 걱정이 되는 사람은 곰국 끓여서 식혀서 냉장고에 두어, 위에 굳어진 기름을 걷어 내고 먹으면 콜레스테롤이나 동물성 지방 걱정은 안 해도 된다.

　곰국은 산모의 몸을 보하고 젖을 잘 나오게 하는 음식으로 손꼽힌다. 단백질이 많은 고기 종류에 무를 많이 쓰기 때문에 무의 섬유질과 효소 등이 매우 잘 어우러져 소화 흡수가 잘 된다.

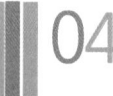

04
두부 · 굴

통풍을 앓는 사람이 두부를 먹을 때는 굴을 먹는 것이 매우 좋다. 두부에 부족한 필수아미노산인 메티오닌을 퓨린체가 매우 적은 굴을 먹으면 굴에 있는 메티오닌이 보충되어 단백질의 공급이 가능해지기 때문이다.

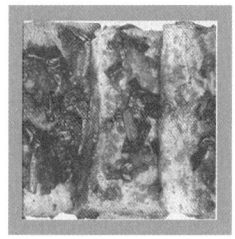

콩의 특성

우리는 영양이 매우 풍부한 콩을 어떻게 먹을 깃인가 하는 방법에 관심을 가져야 한다.

건강한 사람이라면 콩을 먹을 때 그 방법에 대해 별로 신경을 쓰지 않지만, 통풍을 앓고 있는 사람들은 반드시 신경을 써야 한다. 콩에 들어 있는 퓨린체가 통풍의 발작을 유발하는 원인이 되기 때문이다.

통풍은 퓨린체의 분해에 의해 생기는 요산이 혈액 중에 증가함으로써 일어나는 질환인데, 증가한 요산이 요산염이 되어 관절에 모아지면 마침내 통증을 일으키게 된다.

그런 때에는 의사의 치료를 받아야 하지만 동시에 식이 요법이 매우 중요하다. 그리고 퓨린체가 많은 식품을 되도록 적게 먹어야 한다. 퓨린체가 많은 식품으로는 콩가루 · 대두 · 간 · 쇠고기 · 참치 · 백합 · 전광어 등이다.

몇 가지 식품이 가진 퓨린의 함량을 살펴보면 다음과 같다.

콩가루 388(100g 중 ㎎ 수, 이하 동일), 돼지 간 136, 쇠간 90, 대두 67, 전광어 51, 된장 45, 돼지고기 40, 오징어 32, 청국장 28, 두부 15 등이다.

두부에 들어 있는 퓨린체의 양이 적기는 하나 통풍을 앓는 사람이 두부를 먹을 때는 굴을 먹는 것이 매우 좋다.

두부에 부족한 필수아미노산인 메티오닌을 퓨린체가 매우 적은 굴을 먹으면 굴에 있는 메티오닌이 보충되어 단백질의 공급이 가능해지기 때문이다.

도움말 · 입안 청소

우선 올바른 칫솔법을 알아야 한다. 일반적으로 칫솔질을 한다고 하면 이를 닦는 것으로 알고 있으나, 이를 닦는 것보다 더 중요한 것이 잇몸이다. 혀와 볼 안쪽, 그리고 입천장까지 깨끗이 닦아주어야 한다. 이곳에 세균과 기생충들이 서식하면서 배설물을 배출하기 때문에 냄새가 난다. 죽염으로 칫솔질한다면, 입속의 염증과 입냄새는 물론 이가 시린 증상, 피가 나는 증상도 쉽게 치료된다.

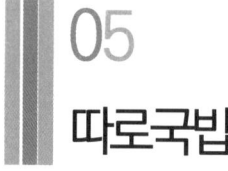

05
따로국밥

파를 잘게 썰어 생강을 섞어 뜨거운 물을 부어 마시면 몸이 후끈후끈해지고 곧장 땀이 나면서
열이 내린다. 가래가 끓거나 목이 몹시 아플 때는 파를 채 쳐서 청주와 물을 부어 10분쯤 끓여
마시면 효과가 빨리 나타난다.

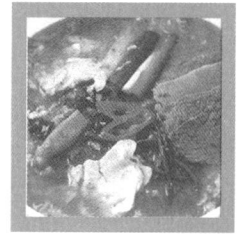

따로국밥의 특성

경상도 지방은 식생활이 다른 지방에 비해 비교적 검소한 편이라고
한다. 그래서 다른 지방 사람들이 경상도 음식에는 국밥밖에 먹을 것
이 없다고 말을 하기도 한다.

대구는 영남 지방의 중심지로 따로국밥의 본고장이기도 하다.

서민의 냄새가 물씬 풍기는 국밥은 쇠고기에 파를 숭숭 썰어 넣어
오래 끓인 국에 밥을 만 것이다. 따로국밥은 밥과 국을 섞되 밥을 따로
준다는 뜻에서 비롯되었다고 한다. 원래 이 따로국밥은 땔나무 장사를
하던 부부가 나무꾼들에게 끓여 준 데서 유래되었다고 한다.

그것이 6 · 25 한국전쟁 때 경산으로 피난 온 전국 각지의 피난민들

에게 국밥을 베풀게 되면서 전국적으로 유명해졌다.

만드는 방법

따로국밥은 약간 익힌 양지머리와 사태고기를 잘게 썰어 넣고 숭숭 썬 대파를 듬뿍 끓인 국물에 선지를 한 국자 퍼 담아낸다. 푹 고아 연해진 고기에 단맛이 나는 파와 선지가 잘 어우러져 얼큰하면서도 구수한 맛이 일품이다.

따로국밥의 독특한 맛은 고기가 근본이지만 대파를 많이 쓰는 것이 특징이다. 조리하는 방법은 매우 간단한 것이어서 오래 푹 고아서 파가 고기에 잘 어우러지도록 한 음식이다.

파의 원산지는 중국과 시베리아로 우리나라에는 삼국 시대 이전부터 재배해 왔다. 비타민 A와 C, 칼슘, 칼륨이 많다. 흰 뿌리에는 비타민 A가 별로 없다. 파의 독특한 냄새는 유황 화합물인 알린 때문인데 비타민 B_1의 흡수를 높이는 효과가 있다. B_1이 부족하면 지구력이 없어지거나 신경이 매우 날카로워지고 냉증 등 여러 증상이 나타난다.

주요 효능

이 유황 화합물 성분이 신경을 진정시키는 성질이 있다. 약효가 있는 것은 흰 부분이며 옛날부터 감기에 잘 듣는 것으로 전래되었다. 파는 식욕 증진도 하지만, 발한 · 해열 · 소염 작용도 하므로 감기 예방이나 설사에도 매우 좋은 식품이다.

몸이 허약해지는 여름이나 원기 회복을 위해서도 좋다. 파를 잘게 썰어 생강을 섞어 뜨거운 물을 부어 마시면 몸이 후끈후끈해지고 곧장 땀이 나면서 열이 내린다.

가래가 끓거나 목이 몹시 아플 때는 파를 채 쳐서 청주와 물을 부어 10분쯤 끓여 마시면 효과가 빨리 나타난다.

도움말 · 과식하면 배는 더 고프다.

위장에 음식물이 들어 있는데도 허기를 느끼는 현상을 '위복현상'이라고 한다. 위장에 이상이 있으면 위복현상이 일어나 강한 공복감을 느끼는 것이다. 저녁을 먹고도 밤에 허기를 느끼는 것은 좋은 증상이 아닌 병적인 현상이다.

그때마다 음식을 먹게 되면 위장은 더욱 망가지고 계속해서 공복감을 느끼게 되고 과식하게 된다. 과식과 간식과 야식은 위장을 더욱 배고프게 하고 혹사시켜 건강의 최대 적이며, 만병의 근원인 숙변을 더욱 쌓이게 하여 질병을 부른다.

06
마 • 달걀노른자

옛날부터 한방에서 산약이라 하였으며 비장을 튼튼하게 하고 기력을 증진해 주는 자양, 강장제로 사용해 왔다. 마에는 소화 작용을 돕는 효소가 많이 들어 있으며 특히 아밀라아제의 활성이 무보다 많으며 녹말의 소화를 촉진한다.

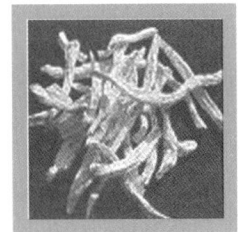

마의 특성

마는 『신농본초경』에 다음과 같이 그의 효능이 쓰여 있다.

"내장의 기능에 효과가 매우 크다. 몸이 몹시 쇠약한 사람에게 원기를 보충하고, 오한이 나고 열이 나는 질병이나 정신적 억압으로 생기는 질병에도 약효가 매우 높다. 오랫동안 먹으면 귀와 눈이 매우 좋아지고 몸의 움직임이 가벼워지고 장수한다."

마는 우리나라 사람들이 옛날부터 먹어 왔는데 한자로 '薯蕷서여'는 곧 마를 가리키는 것이다.

신라 선화 공주가 결혼하게 되는 계기로 잘 알려진 '서동요'의 주인공인 서동의 이름을 우리말로 풀면 마라는 뜻이 된다.

자연산도 있고 재배하기도 하는데 야생종은 길이가 60㎝가량으로 식용으로 하려면 3~4년이 걸린다. 수분은 약 60%, 당질은 약 25%로서 녹말, 그리고 펜토산과 만난 등이 있고 단백질은 약 3%로 감자류 중에서는 꽤 많은 편이다. 끈끈한 성분은 당단백으로, 단백질과 당질이 결합한 것이다.

옛날부터 한방에서 산약이라 하였으며 비장을 튼튼하게 하고 기력을 증진해 주는 자양, 강장제로 사용해 왔다. 마에는 소화 작용을 돕는 효소가 많이 들어 있으며, 특히 아밀라아제의 활성이 무보다 많으며 녹말의 소화를 촉진한다. 그렇기 때문에 보리밥과 먹으면 보리밥의 소화율이 좋아지고 생식해도 소화가 잘된다.

마가 가진 식이성 섬유인 뮤신은 단백질의 흡수를 향상하기 때문에 체력 보강 효과가 매우 높다. 마를 이용한 처방은 잔뇨·현기증·건망증·각기병·허약체질·안정 피로·이명 등 매우 광범위하다.

이 마를 날것으로 먹는 방법으로 일본 사람들이 만들어 낸 방법으로 도로로(강판에 간 마+달걀 노른자위)라는 것이 있다.

달걀 노른자위에는 양질의 단백질과 지방이 들어 있을 뿐만 아니라, 비타민 A·B 복합체·칼슘·칼륨·아연 등이 많이 함유되어 있다.

100g을 먹으면 363칼로리가 나오는 고열량 식품이다. 달걀 한 개 중 노른자위는 약 25g이므로 달걀 한 개분의 노른자위를 먹으면 329㎎의 콜레스테롤을 섭취하는 셈이다.

보통 1일 콜레스테롤 섭취 허용량은 300㎎이므로 식이성 섬유가 풍부한 마와 함께 먹는 것은 매우 합리적이다. 마의 식이성 섬유가 달걀의 단백질을 체내에서 쉽게 흡수하는 역할을 담당하는데 단백질의 소화 흡수가 좋아지면 곧 사람들이 힘을 쓰는 강정 효과가 나타난다.

감자는 날것으로 먹을 수가 없는데 마는 날것으로 먹어도 괜찮다. 날것을 먹을 수 있다는 것은 인체에 유해 성분이 없다는 것과 소화성이 매우 좋다는 것이다.

주요 효능

마에는 디아스타아제 즉 아밀라아제와 카탈라아제 등 여러 효소가 매우 풍부하므로 노른자위와 섞어서 먹으면 영양소의 흡수가 매우 높아진다. 그뿐만 아니라 노른자위의 콜레스테롤을 마의 식이성 섬유가 제거하는 효능도 있다.

그래서 도로로를 만들 때는 마를 되도록 곱게 분쇄하기 위해 강판에 가는 것이 좋다. 강판에 간 것은 뮤신 때문에 끈기가 있고 노른자위는 점액질이 있으므로 이 두 가지를 섞은 도로로는 먹는 감촉이 독특하다. 도로로를 먹을 때 간장을 조금 넣거나 해삼의 내장 젓으로 간을 맞추기도 한다.

07
버터·허브

이 허브 버터는 엽록소와 비타민 등이 잘 어울린 데다 독특한 향기와 맛이 있어 버터의 느끼한 맛을 감소하는 효과와 콜레스테롤치를 억제하는 효과도 있다.

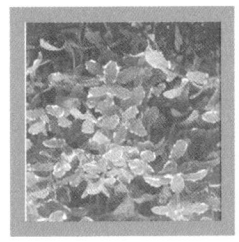

주요성분

버터는 식물성 기름을 가공하여 맛과 감촉을 내게 만든 것이다. 버터는 콜레스테롤이 없다고 하여 한때 크게 사람들에게 환영을 받았으나 식물성 기름을 굳힐 때 수소를 첨가하는데, 인체에 미치는 영향이 거론되자, 이제 그 열기는 식은 듯하다.

버터는 지방이 80%가 넘고 수분이 약 16%, 무지방 고형분 1%, 소금 2~5% 정도이다. 물론 무염버터도 있다. 100g을 먹으면 715cal의 열량을 내고 비타민 A와 D가 풍부하다.

사람이 먹는 식품 중에서 지방 성분으로는 소화가 가장 잘 되는 식품이다. 우유 100kg에서 크림 20kg이 나오고 거기에서 4.7kg가량의 버터가 나온다. 빵에 발라 먹는 버터는 1.6㎝ 크기로 네모나게 썰거나 칼로 둥글게 긁어 얼음물에 담갔다가 쓰는데, 이것을 테이블 버터라고 한다.

샌드위치를 만들 때도 버터가 반드시 들어간다. 수프를 만들 때도 버터에 밀가루를 넣고 타지 않게 볶다가 육수를 천천히 부으면 수프를 멍울지지 않고 만들 수 있다.

갓 구워 낸 스테이크나 무니에르에 버터를 올려놓으면 사르르 녹으면서 고기 맛이 매우 좋아진다. 보통 버터는 우유 중의 베타카로틴 때문에 누런 색깔을 띠는데 양식집에서는 이따금 녹색의 버터가 나와 사람들을 당혹스럽게 만들기도 한다.

그것이 바로 허브 버터이다. 이것은 파슬리 · 에스트라곤 · 에샤로트 등의 향초를 넣어 다져서 만든 버터이다. 거기에 마늘을 섞어서 만든 녹색 빛깔의 버터가 허브 버터이다.

이 허브 버터는 엽록소와 비타민 등이 잘 어울린 데다 독특한 향기와 맛이 있어 버터의 느끼한 맛을 감소하는 효과와 콜레스테롤치를 억제하는 효과도 있다.

08
보름나물

여러 가지 나물이 잘 어우러져 있기 때문에 칼슘 · 철 · 칼륨 등 인체에 반드시 필요한 무기질과 섬유질의 공급을 원활하게 할 수 있다. 가공식품을 많이 먹는 현대인에게 매우 좋다.

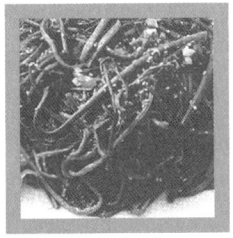

보름나물의 역사

보름날 우리들이 해 먹는 음식의 하나가 묵은 나물(상원채)이었다. 박나물 · 버섯 · 콩나물 · 순무 · 고사리 · 가지고지 · 시래기 등 여러 가지 나물을 갈무리해 두었다가 이날 나물로 무쳐 먹는데, 이것을 '묵나물'이라고 말한다.

우리나라에서는 옛날부터 보름나물을 먹으면 여름에 더위를 먹지 않고 건강하게 지낼 수 있다고 전해진다. 겨울에는 채소가 매우 부족하므로 체력 유지를 위해 비타민과 무기질이 부족하여 건강 유지가 몹시 어려웠다.

요즘 가정에서 해 먹는 보름나물은 이전 요리법과는 약간 다르게 해 먹기도 한다.

만드는 방법

생강즙과 다진 마늘을 기름에 볶다가 무채를 넣고 다시 볶아 물을 조금 넣고 끓여 참기름과 깨소금으로 간을 맞춘다.

도라지는 다진 마늘을 기름에 볶다가 도라지를 넣고 볶은 후 냉수를 조금 붓고 자작하게 끓여 부드러워지면, 소금·참기름·깨소금·실고추로 버무린다. 호박고지를 꼭 짜서 기름에 볶아 간장으로 간을 맞추어 참기름·깨소금·실고추로 버무린다. 가지고지와 고사리는 호박고지와 같은 방법으로 볶고, 모든 나물이 준비되면 큰 접시에 담아서 먹는다.

여러 가지 나물이 잘 어우러져 있기 때문에 칼슘·철·칼륨 등 인체에 반드시 필요한 무기질과 섬유질의 공급을 원활하게 할 수 있다. 가공식품을 많이 먹는 현대인에게 매우 좋다.

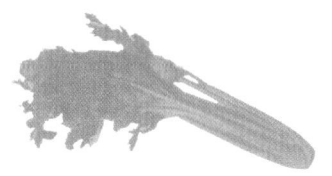

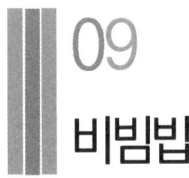

09
비빔밥

건강 유지를 위해 편식을 하지 않고 올바른 균형식을 섭취하자는 것이 가장 올바른 식생활인데 비빔밥처럼 여러 가지 영양소를 손쉽게 먹을 수 있는 식품도 드물다.

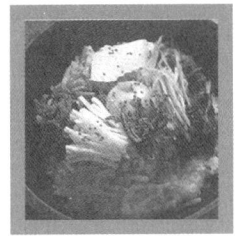

비빔밥의 역사

우리나라의 고유 음식 중에서 가장 서민적이며 대표적인 것이 비빔밥이다.

비빔밥의 유래에 대해서는 여러 가지 말이 있으나 제사음식에서 비롯되었다는 말이 전해진다.

제사를 지내고 제사상에 올린 여러 가지 반찬들을 함께 섞어 손쉽게 만든 비빔밥을 여러 식구들이 골고루 나누어 먹을 수 있기 때문이다.

만드는 방법

우리나라의 비빔밥과 비슷한 것으로, 중국에도 골동반이라는 식품이 있는데, 이것은 생선과 조개 등 여러 가지 재료를 미리 쌀과 섞어 넣어서 짓는다.

그러나 이 골동반은 한국의 비빔밥과는 매우 다르다. 이미 지어 놓은 밥에다 만들어진 여러 가지 반찬 · 채소류 · 버섯 · 밤 · 육류 등을 섞어 고추장 등 양념과 비비는 비빔밥과는 근본적으로 다르다.

산채비빔밥의 재료를 보면 다음과 같다. 취나물 100g, 참나물 100g, 원추리 100g, 고사리 100g, 도라지 100g, 두릅 100g, 더덕 100g, 양념(다진파 · 다진 마늘 · 깨소금 · 참기름 · 소금 · 간장), 달걀 1개, 고추장볶음(고추장 3큰술 · 다진 파 · 마늘 · 깨소금 · 참기름 · 물엿), 밥 3공기 등이다.

취나물 · 참나물 · 원추리 · 두릅 등은 끓는 물에 각각 살짝 데쳐 산채 고유의 성분을 없앤 후 물기를 꼭 짜서 다진 파 · 마늘 · 깨소금 · 참기름 · 소금으로 간을 해서 사용한다.

고사리와 도라지는 잘 다듬어 갖은양념을 해서 부드럽게 볶아 낸다. 더덕은 두들겨 조직을 부드럽게 한 다음 고추장 · 물엿 · 다진 파 · 마늘 · 깨소금으로 간을 한 양념을 고루 발라 가며 굽는다. 다 구웠으면 굵직하게 찢어서 넣는다.

밥은 고슬고슬하게 지어서 참기름으로 살짝 비벼 그릇에 담고 준비한 재료들을 보기 좋게 담아낸다. 달걀을 부쳐서 얹고 고추장볶음을 곁들여 상에 올린다.

이것은 산채를 위주로 한 비빔밥인데, 비빔밥은 특별한 방법이 있는 것이 아니고 있는 아무 재료나 사용할 수 있다는 특징을 가지고 있다.

최근에는 돌솥비빔밥이 있는데 돌솥에 여러 가지 재료들을 혼합하여 뜨거운 비빔밥을 먹는 방법도 생겼다. 돌솥비빔밥의 재료를 보면 다음과 같다.

밥 3공기, 밤 3개, 작은 새우 10마리, 은행 10알, 당근 50g, 표고버섯 3개, 닭고기 100g, 두릅 50g, 완두콩 10알, 참기름과 양념장(간장 2큰술 · 다진 실파 · 마늘 · 깨소금 · 참기름 · 고춧가루 약간).

우리나라의 대표적인 비빔밥으로는 전주비빔밥과 진주비빔밥을 손꼽을 수 있는데, 많은 사람들은 전주비빔밥만을 잘 알고 있다. 전주비빔밥은 육회를 곁들이는 방법을 쓰고 있다.

위에 소개한 비빔밥의 재료나 만드는 방법에서 보는 것과 같이 가장 손쉽게 균형식을 섭취할 수 있는 훌륭한 음식이 비빔밥이다. 건강 유지를 위해 편식을 하지 않고 올바른 균형식을 섭취하자는 것이 가장 올바른 식생활인데 비빔밥처럼 여러 가지 영양소를 손쉽게 먹을 수 있는 식품도 드물다.

쌀은 녹말이 매우 많고 그 성분이 복합다당류이기 때문에 체내에서의 당질 대사를 촉진하는 특성이 있다. 그러나 비타민 B 종류와 비타민 A, 비타민 C 등이 부족하거나 전혀 없고 무기질로 칼슘과 철이 부족한 것이 단점이다.

쌀의 영양 성분의 결함을 가장 효율적으로 보완해 준 음식이 바로 비빔밥이다.

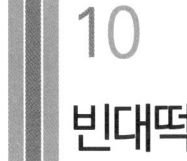

10
빈대떡

돼지고기에는 다른 육류보다 비타민 B₁이 많기 때문에 녹두지짐을 할 때 돼지고기와 돼지비계를 쓰는 것은 잘 어울리는 궁합이다.

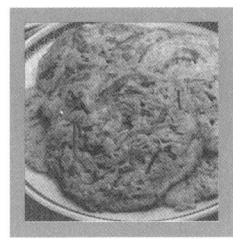

만드는 방법

예부터 우리 민족은 명절에는 여러 가지 지짐을 부쳐 먹는데 기본 재료로 녹두 · 밀 · 옥수수 · 수수 · 메밀 · 감자 · 완두콩 등이 쓰인다. 이때 배추김치 · 돼지고기 · 파 ; 마늘 · 고춧가루 등을 부재료로 쓴다.

녹두지짐은 맛이 매우 독특해서 미식가들이 즐겨 먹는다. 빛깔이 약간 연둣빛을 띠면서 곱고 노릇노릇하게 기름기가 감돌아 몹시 먹음직스럽다. 녹두의 배릿한 맛과 씹으면 약간 타박타박한 것 같으면서도 매우 구수한 맛이 나는데 돼지비계를 넣어 지진 녹두지짐이 제일 맛이 있다. 녹두지짐은 뜨거울 때 먹어야 제맛이 난다.

재료는 다음과 같다. 녹두 200g, 배추김치 100g, 돼지비계 40g, 파

30g, 마늘 기름 각 5g, 소금 2g, 고춧가루 0.5g. 녹두는 껍질을 벗기고 맷돌에 부드럽게 갈아 놓는다. 돼지고기를 잘게 다져 채 친 파와 마늘·간장·소금·고춧가루로 양념하여 약 20분 동안 재운다. 배추김치는 잘게 채 치고 파는 엇비슷하게 가늘게 채 치고 마늘은 다진다.

배추김치에 파와 마늘, 기름 6g 정도를 섞어서 무치고, 이것을 돼지고기 재운 데다 섞어서 소를 만든다. 갈아 놓은 녹두와 소를 한데 섞고 소금으로 간을 맞춘다. 불에 달군 지짐판에 기름을 두르고 녹두지짐 반죽을 한 국자씩(100g 정도) 떠 놓고 골고루 펴고 돼지비계를 지짐판 가장자리에 놓고 천천히 굴려 녹이면서 지진다.

한쪽이 익으면 곧장 뒤집어 놓고 손으로 꼭꼭 눌러 가면서 노르스름하게 지진다. 녹두지짐은 큰 접시에 두 개씩 담고 갖은 양념장을 같이 낸다.

주요성분

녹두는 우리나라에서 3천 년 전부터 재배되었다. 그 빛깔은 고운 초록색이며 알이 잘고 매우 귀한 곡물이다.

녹두의 주성분은 전분으로 약 56%, 단백질 22%, 지방 2% 정도로 팥과 비슷하다. 녹두 가루로 당면을 만들 수 있다. 숙주나물·떡고물·녹두묵·녹두죽·빈대떡 등 우리의 일상 식생활에서 별미 식품의 원료로 많이 이용된다.

녹두는 몸을 차게 하는 힘이 있기 때문에 해열·고혈압·숙취에는 매우 좋지만, 혈압이 낮은 사람과 냉증이 있는 사람은 좋지 않다.

돼지비계는 다른 동물성 지방보다 질이 매우 좋고 맛이 좋은 식용유이다. 지방은 칼로리가 많고 뇌의 활동에도 없어서는 안 될 매우 중요한 요소이다. 그것이 비타민 F라고 하는 필수지방산이다.

쇠기름에는 필수지방산인 리놀산이 4% 들어 있는데, 돼지기름에는 20% 이상이나 들어 있어, 그 차이가 매우 심하다.

우리의 뇌신경은 60%가 지방으로 구성되어 있고 그 일부는 리놀산으로 되어 있다. 돼지고기에는 다른 육류보다 비타민 B_1이 많기 때문에 녹두지짐을 할 때 돼지고기와 돼지비계를 쓰는 것은 잘 어울리는 궁합이다.

녹두지짐은 옛날에 가난한 사람이 해 먹은 음식이라 해서 빈자떡이라고도 하고, 귀한 손님 접대를 하는 데 쓰이는 음식이란 뜻에서 빈대떡이라고도 한다.

녹두의 부족한 메티오닌과 트립토판 성분을 돼지고기가 보충해 주므로 영양 성분이 매우 잘 보완되고 입맛이 없을 때 입맛을 돋우는 훌륭한 전통 식품이다.

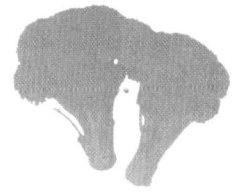

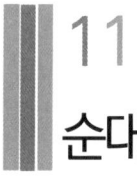

11
순대

순대는 고단백 고지방으로 열량이 매우 높아 강장 효과와 조혈 기능을 향상하는 보신 식품이다. 선지를 재료로 하는 경우 변비에 걸릴 염려가 있는데 순대는 돼지비계와 채소를 섞었기 때문에 변비 완화에도 효과도 높다.

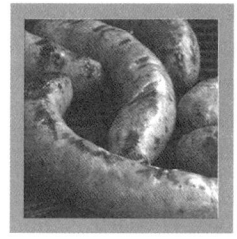

순대의 특성

순대는 돼지 창자에 돼지 피 · 돼지비게 · 고기 등과 배추와 찹쌀을 섞어 갖은양념을 하여 만든 소를 넣고 삶은 음식이다. 순대는 예로부터 우리나라 사람들이 즐겨 먹은 음식이었는데, 일설에 의하면 몽골 음식이 전래된 것이라고도 한다.

순대는 연하고 맛이 매우 좋으며 영양가도 높다. 순대소는 잘게 썰어 다져야 하며 돼지의 핏덩어리는 풀어지도록 조심스럽게 물에 잘 풀어야 한다.

순대소를 넣을 때 자주 저으면서 조심스럽게 퍼 넣어야 창자 속에 순대소가 골고루 들어갈 수 있다. 그래야 맛도 있고 모양도 곱게 만들어진다.

재료는 다음과 같다. 돼지 창자 700g, 돼지 피 700g, 돼지비계, 쌀, 배추 각각 500g, 두부 2모, 파 60g, 마늘 30g, 소금 40g, 간장 30g, 기름 40g, 깨소금 5g, 생강즙 20g, 고춧가루 5g, 후춧가루 2g. 돼지 창자에 굵은소금을 듬뿍 뿌리고 주물러서 미끈미끈한 것을 모두 훑고 돼지 창자의 한쪽을 맑은 물이 날 때까지 잘 씻고 뒤집어서 다시 같은 방법으로 깨끗이 씻어 물기를 없앤다.

그런 다음 돼지비계와 파·마늘을 다진다. 쌀을 씻어 물에 불리고 배추 줄거리는 데쳐 다진다. 돼지비계·파·마늘·배추·두부·돼지 피·쌀을 한데 섞고 기름·간장·고춧가루·깨소금·생강즙·후춧 가루를 넣어 골고루 섞는다. 돼지 내장에 깔때기를 대고 순대소를 80% 정도 집어넣는다.

순대의 길이가 40~50㎝가 되면 실로 꼭 동여매고 다시 순대소를 같은 방법으로 넣는다. 순대가 완전히 잠길 정도로 솥에 물을 많이 붓 고 물이 솔솔 끓어오를 때 순대를 슬슬 굴리면서 익힌다.

한창 끓어오를 때 순대를 가는 꼬챙이로 찔러 보아 피가 나오지 않 으면 계속 여러 군데 침을 놓아 공기를 뽑는다. 한 시간 정도 푹 삶은 다음 약 20분 동안 뜸을 들인다.

순대를 건지고 식혀서 2㎝ 정도의 두께로 엇비슷하게 썬다. 순대 삶은 국물은 소금과 간장으로 간을 맞추고 순대를 썰어 넣으면 순대국이 된다.

주요 효능

순대는 한국식 소시지이다. 서양의 소시지는 여러 가지 육류에 향신료와 전분을 넣는데 순대는 찹쌀을 넣는 점이 그와 다르다.

소시지에도 블러드 소시지가 있는데, 이것은 피를 주원료로 하는 것이 있다. 순대는 고단백 고지방으로 열량이 매우 높아 강장 효과와 조혈 기능을 향상하는 보신 식품이다.

선지를 재료로 하는 경우 변비에 걸릴 염려가 있는데 순대는 돼지비계와 채소를 섞었기 때문에 변비 완화에도 효과도 높다. 소로 마늘·생강·후추 등 재료가 알맞게 배합되었으므로 비린내의 제거도 잘 되는 것이다.

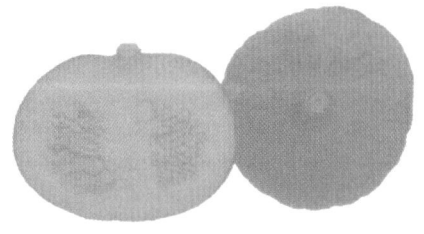

12
신선로

신선로야말로 균형식을 섭취하는 데 알맞은 요리이다. 맛도 색깔도 다르고 볼품도 있고 영양가도 매우 높아 어떤 사람은 한국 음식의 진수를 맛볼 수 있는 것이 신선로라고 극찬하였다.

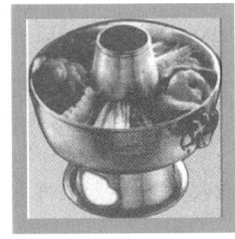

만드는 방법

신선로는 고기 · 생선 · 채소 · 산나물 · 달걀 · 은행 · 잣 등을 각기 요리하여 볶은 전 · 회 · 완자 등을 만들어 신선로에 담고 닭고기 국물을 부어 끓이면서 먹는 음식이다. 일명 열구자悅口子 또는 탕구자라고도 한다.

수십 가지 음식을 한꺼번에 사용할 수 있고 각기의 음식을 그대로 먹어도 모두 맛있고, 매우 볼품이 있는 음식으로서 상 위에서 끓여, 여러 가지 맛과 영양을 맛볼 수 있다. 신선로는 여러 사람이 나누어 먹게 만든 음식이기 때문에 요리를 나누어 담기 위한 순가락과 개인마다 쓸 수 있는 작은 그릇을 같이 내야 한다.

신선로의 기원을 『동국세시기』에는 다음과 같이 소개하고 있다. 쇠고기나 돼지고기에 무와 훈채, 계란을 섞어 장탕을 만든다. 이것을 열구자 또는 신선로라고 하는데, 중국의 난로해에서 전래된 것이다.

또 홍선표는 『조선요리학』에서 조선왕조 제10대 임금인 연산군 때에 한 선비가 속세를 떠나 산속에 은거하여 살던 때에 한 그릇에 여러 가지를 모아 만든 데서 시작되었는데, 그 선비의 생활이 마치 신선과 같아 음식의 이름을 신선로라 하였다고 전해진다.

신선로에 이용되는 재료는 동물성 식품으로 쇠고기 · 간 · 천엽 · 흰살생선 · 해삼 · 전복 · 달걀 등이고 식물성 식품으로는 표고버섯 · 석이버섯 · 느타리버섯 · 미나리 · 당근 · 무 · 은행 · 호두 · 잣 등 한 가지 음식에 이렇게 여러 가지 재료가 이용된다.

재료 중 대부분은 전으로 부쳐서 이용하고 신선로에 담을 때는 무를 바닥에 깔고 그 위에 양념한 쇠고기를 얹고 또 그 위에 전 종류를 색깔 맞춰 담고 그 위에 미나리초대와 알지단 · 호두 · 은행 · 잣 · 완자로 장식한 후 식사 전에 육수를 부어 숯불을 피워서 상에 올린다.

올바른 식생활은 편식하지 않고 균형식을 섭취하는 데 있다고 한다. 그러나 일상생활에서 균형식을 섭취하는 것은 매우 힘들다. 그래서 최근 선진국의 식생활 개선 캠페인에서 하루에 30가지 식품을 먹자는 구호를 내걸고 활동하고 있다.

신선로야말로 균형식을 섭취하는 데 알맞은 요리이다. 맛도 색깔도 다르고 볼품도 있고 영양가도 매우 높아, 외국 사람은 한국 음식의 진수를 맛볼 수 있는 것이 신선로라고 극찬하였다.

13
어리굴젓

쌀을 주식으로 하는 우리 민족에게 젓갈은 빼놓을 수 없는 전통 식품이며 발효 식품이다. 소금을 어패류에 첨가하여 부패균의 번식을 억제하면서 일정 기간 숙성시켜 만든다.

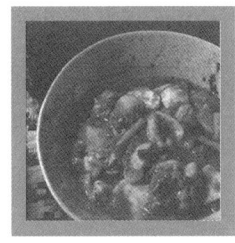

굴의 특성

굴은 어패류 중에서 영양소를 가장 많이 가지고 있는 영양식품이다. 바위에 붙어 살기 때문에 석화라 하며 굴젓을 석화해라고 한다.

굴에는 당질이 5% 들어 있다. 당질은 소화 흡수가 매우 잘 되는 글리코겐이라는 성분으로, 어린이나 노인, 환자에게 부담을 주지 않는 식품이다.

예로부터 빈혈과 간장병의 회복에 좋은 식품이었고, 강장 식품으로 살이 매우 부드럽고 상하기 쉬운 식품이기 때문에 반드시 신선할 때 먹어야 한다.

만드는 방법

굴에는 여러 가지 종류가 많은데 자연 굴은 씨알이 매우 잘고 양식 굴은 크다. 큰 굴은 회에 좋고, 작은 굴은 굴젓용으로 좋다. 서해안의 서산 바다에서 나는 굴이 어리굴젓용으로 가장 좋다. 어리굴젓은 입맛이 없을 때 먹으면 식욕을 돋우며 영양이 빼어난 식품이다.

어리굴젓을 담그는 방법은 아래와 같다. 신선한 굴을 골라 굴 껍데기가 들어가지 않게 빨리 씻는다. 굴을 맹물에 씻으면 영양 성분이 사라지고 굴이 물을 먹어 불어나게 되므로 찬 소금물에 헹구듯 껍질과 잡티를 가려내고 건져 물기를 빼야 한다.

그리고 무 토막을 넣어 골고루 섞어 뒤적이면서 무에 박힌 껍질 조각도 없앤 뒤 소금·마늘·생강·파·고운 고춧가루를 넣고 잘 버무려서 항아리에 담아 숙성시킨다. 10여 일정도 지나면 먹을 수 있는데, 이때 배나 무를 채 썰어 넣어 숙성시키면 빨리 먹을 수 있다. 얼간으로 담가 숙성한 것이라는 뜻에서 어리굴젓을 홍석화해라고 한다.

쌀을 주식으로 하는 우리 민족에게 젓갈은 빼놓을 수 없는 전통 식품이며 발효 식품이다. 어패류에 소금을 첨가하여 부패균의 번식을 억제하면서 일정 기간 숙성시켜 만든다. 숙성되는 동안 자체 효소에 의한 자기소화와 숙성 중 미생물이 분해하는 효소 작용으로 원료 물질이 소화 분해된다. 이때 분해되어 만들어진 물질의 구수한 맛이 조화를 잘 이루어 그 독특한 맛을 내므로 밥반찬으로 매우 잘 어울린다. 필수 아미노산이 골고루 분포하고 있기 때문에 쌀밥에 부족한 리진·메티오닌 등 아미노산을 원활하게 공급할 수 있는 장점이 있는 식품이다.

14

애탕

고기류와 두부로 완자를 만드는 것에 쑥을 넣어 만든 애탕은 고기와 두부에 없는 무기질과 엽록소, 그리고 식이성 섬유가 자연스럽게 어울리는 음식으로 궁합이 매우 잘 맞는다.

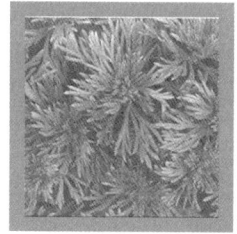

주요 효능

단옷날 이른 아침에 쑥을 베어다가 묶어서 문 옆에 세워 두면 온갖 재액을 물리친다고 옛날부터 전해 내려왔다. 쑥은 옛날부터 약용과 식용으로 많이 이용하였으며 우리 민족에겐 가장 친숙한 식물이다.

최근 뜸으로 건강을 되찾고 있는 사람이 많다. 쑥은 해열과 진통 작용, 해독과 구충 작용, 혈압 강하와 소염 작용 등이 있으며 쑥잎을 한자명으로는 애엽이라고 하며 복통 · 토사 · 출혈의 치료에 쓰인다.

쑥을 식품으로 힐 때는 독한 성분이 있기 때문에 삶아서 하룻밤 물에 담갔다가 먹기도 하며 말려 두면 1년 내내 먹을 수 있다. 쑥은 특히 비타민 A 효력이 높아 80g만 먹어도 하루에 필요한 양을 인체에 공급할 수 있다. 그리고 비타민 C도 많고 독특한 향기인 치네올이라는 기름 성분이 있다. 칼슘과 철분도 매우 많아 식욕이 없을 때 쑥국을 끓여 먹으면 소화 흡수를 촉진한다.

쌀밥을 많이 먹는 우리에게 쑥은 좋은 여러 가지 구실을 하였다. 어린 쑥을 다져 넣고 만든 완자를 맑은 장국물에 넣고 끓인 국이 애탕국인데, 쑥내가 풍기고 동글동글한 완자가 동동 떠도는, 향기롭고 몹시 감칠맛이 나는 음식이다. 그러므로 애탕국에는 파와 마늘과 같은 자극성 성분이 있는 양념은 넣지 않는 것이 좋다.

만드는 방법

3~4월에 나는 어린 쑥을 잘 다듬어 씻은 다음 채반에 건져 물기를 없애고 잘게 다진다. 연한 살코기를 곱게 다지고 두부는 보에 싸서 물기를 꼭 짠다. 쑥·고기·두부를 한데 섞고 소금·간장·기름·깨소금 등을 넣어 물기가 나게 주물러서 도토리 알 정도 크기의 완자를 빚는다. 남은 고기를 볶다가 간장을 넣고 물을 부어 장국을 끓인다.

장국이 끓을 때 소금간을 맞추고 밀가루에 굴린 완자를 풀어 놓은 달걀물에 적신 다음 국에 넣고 끓인다. 완자가 살짝 떠오르면 국을 대접에 담고 깨소금을 뿌린다.

고기류와 두부로 완자를 만드는 것에 쑥을 넣어 만든 애탕은 고기와 두부에 없는 무기질과 엽록소, 그리고 식이성 섬유가 자연스럽게 어울리는 음식으로 궁합이 매우 잘 맞는다.

15

오과차

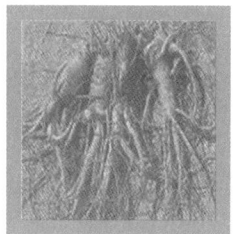

주요 효능

    오과차는 우리나라 고유의 차 중에서도 가장 특색 있는 차로서, 그 향기와 색깔이 진하게 우러나서 오묘하고 깊은 맛을 낸다. 그리고 각각의 재료가 가지고 있는 약효도 매우 높다.

    각 재료의 기능과 약효를 살펴보면 대추는 위산을 중화하고 혈액에 흡수되어 혈액 순환을 원활하게 한다.

    인삼은 보혈제, 강장제로서 신진대사를 촉진하며 계피는 건위제, 발한제로서 그 향기가 높다. 귤피는 위장과 내장의 신경을 자극하여 식욕을 돋운다.

    황밤은 양질의 당분을 갖고 있고 칼로리가 매우 높은 식품으로 위장의 기능을 강화하는 효과가 매우 높다.

만드는 방법

만드는 방법은 다음과 같다.

황밤 10개, 대추 10개, 인삼 말린 것 1뿌리, 계피 20g, 귤피 10g을 깨끗이 씻어 건져 주전자에 넣고 물을 약 20컵을 붓고 한 번 센불에서 끓인 후 은근한 불에서 달여 낸다.

물이 반 정도 될 때까지 끓이다가 체에 받거나 조리로 건져서 따끈할 때, 찻잔에 담아 각자의 기호에 따라서 꿀이나 설탕을 넣고 마신다.

도움말 · **체질에 의한 건강 증세**

① 태양체질 : 소변이 잘 나오면 건강하고, 입에서 침이나 거품이 일면 중병이다.

② 태음체질 : 땀이 잘 나면 건강하고, 피부가 단단해지면서 땀이 안 나면 중병이다.

③ 소양체질 : 대변이 잘 통하면 건강하고, 불통이면 중병이다.

④ 소음체질 : 소화가 잘되면 건강하고, 식욕이 없고 땀이 많으면 중병이다.

16
육개장

육개장에 사용하는 쇠고기는 반드시 살코기라야 하며 힘줄이나 기름기가 적어야 한다. 다진 마늘과 깨소금 · 기름 · 간장 · 고춧가루 등을 섞어 양념장을 만들어 쓴다.

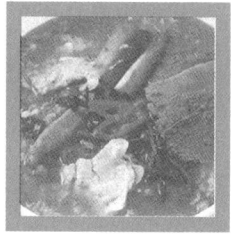

육개장의 특성

푹 삶은 쇠고기를 가늘게 찢어 갖은양념을 넣고 맛있게 무쳐서 펄펄 끓는 국물을 붓고 새빨간 고춧가루 양념장을 쳐서 먹는 매운 국이 육개장이다.

쇠고기로 만든 음식에는 대부분 고춧가루 양념을 하지 않는데, 이 국은 고춧가루 양념을 비교적 많이 넣고, 파를 많이 넣는 게 특징이다.

육개장은 계절과 관계없이 먹는 음식으로 맛이 결코 느끼하지 않으며, 그 맛이 매콤하면서노 삼질맛이 있기 때문에 입맛을 당기게 하므로 추운 겨울철뿐 아니라, 여름철에도 즐겨 먹는다.

만드는 방법

육개장은 더운 김을 훌훌 불면서 뜨겁게 먹어야 육개장의 특성을 더 한껏 살려 준다.

쇠고기를 덩어리째로 넣고 삶을 때 깨끗하게 씻은 통파 묶음을 한데 넣는다. 이렇게 조리하면 국물 맛이 한결 더 달고 매우 시원해져 감칠맛이 난다.

육개장에 사용하는 쇠고기는 반드시 살코기라야 하며 힘줄이나 기름기가 적어야 한다.

다진 마늘과 깨소금 · 기름 · 간장 · 고춧가루 등을 섞어 양념장을 만들어 쓴다.

도움말 · 아침 단식 요법
① 아침밥을 먹지 않는다.
② 저녁 식사 후 점심시간까지 물을 충분히 마신다(2리터 정도).
③ 단식이 불가한 사람은 제철 채소즙을 한 컵 마신다.
④ 아침을 굶었다고 하여 아침과 저녁을 많이 먹지 않는다.
⑤ 간식과 야식을 절대 금한다.
⑥ 가공식품을 금하고 육식은 최대한 절제한다.
⑦ 관장 요법을 병행하면 더 빠르고 큰 효과를 기대할 수 있다.

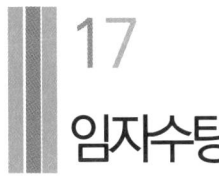

17

임자수탕

참깨를 먹으면 몸이 몹시 가벼워지며 오장이 윤택해지면서 머리가 좋아진다고 전해진다. 참깨는 고소한 향기와 독특한 맛을 가지고 있을 뿐만 아니라 어느 식품에도 결코 뒤지지 않는 훌륭한 식품이다.

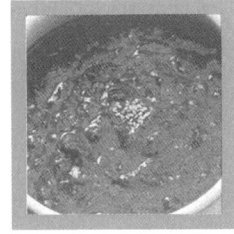

임자수탕의 특성

삼복 기간은 그해의 더위가 절정을 이루는데, 이수광이 지은 『지봉유설』에서는 복날이 양기에 눌려 음기가 엎드려 있는 날이라고 말하여 그때는 사람들이 더위에 몹시 지쳐 있을 때이다. 이 더위를 이기기 위해 복중음식이 생겨났는데, 그 하나가 임자수탕이다.

만드는 방법

임자란 참깨를 이르는 말로, 미나리 · 오이채 · 버섯 · 등골절 등을 녹말에 씌워 데쳐서 깻국에 넣어 만든 냉탕이다.

옛날 궁중에서는 한 복중에 고관들에게 빙표를 나누어 주어 동빙고나 서빙고에서 얼음을 가져가게 하였다. 그 얼음은 화채나 임자수탕 또는 콩국 등에 쓰였다.

깻국을 만들 때는 닭을 고아 받친 국물을 부으면서 갈아서 체에 받힌 다음 소금으로 간을 한다. 참깨를 먹으면 몸이 몹시 가벼워지며 오장이 윤택해지면서 머리가 좋아진다고 전해진다. 참깨는 고소한 향기와 독특한 맛을 가지고 있을 뿐만 아니라, 어느 식품에도 결코 뒤지지 않는 훌륭한 식품이다.

주요성분

참깨의 단백질은 글로불린이 주성분인데, 구성 아미노산으로 보아 아주 우수한 것에 속한다. 그 밖에도 칼슘과 비타민 B · E · 철을 가지고 있어 자양과 강장 효과가 매우 뛰어난 식품이다. 그래서 옛날부터 승려들의 귀중한 영양원이 되었다.

깨는 절반 이상이 지질 성분인데 리놀산과 올레인산 등 불포화지방산이다. 리놀산은 스트레스에 대항하는 부신 피질호르몬이나 남성 호르몬의 분비를 원활하게 촉진하여 스트레스나 신경의 조바심을 가라앉혀 주는 기능이 있다. 알맹이는 소화가 잘되지 않으므로 갈아서 으깨야 흡수가 잘 된다.

옛날부터 우리나라에서는 사위가 처갓집에 오면 씨암탉을 잡는다는 말이 있을 정도로 닭을 귀하게 여겼고 접객용 구실을 해 왔다.

닭고기는 지방이 근육 속에 섞여 있지 않기 때문에 맛이 매우 담백하고 소화 흡수가 잘 된다. 쇠고기보다 메티오닌을 비롯한 필수아미노산을 많이 가지고 있다.

동물성 식품인 닭고기와 식물성 고열량 식품인 참깨로 만들어진 임자수탕은 궁합이 매우 잘 맞는 식품이다.

옛날 우리의 조상들은 삼복에 닭고기와 참깨가 들어간 임자수탕을 먹음으로써 삼복더위를 이길 수 있었다.

도움말 · 건강하고 오래 살기 위한 식생활

① 식물성단백질을 주로 섭취하고 동물성단백질은 줄이는 것이 좋다. 두부, 검정콩, 팥 등을 주로 섭취한다.

② 동물성단백질은 작은 생선 어패류를 주로 하고 육류는 줄인다. 닭고기는 어패류와 비슷한 단백질을 함유하고 있다.

③ 주식은 쌀이 최고이며 영양학적으로 미정백미未精白米가 좋다.

④ 무, 무청, 쑥갓, 호박, 당근, 양파, 미나리 등의 녹황색 채소는 카로틴, 비타민류, 칼슘 외에 미네랄을 풍부하게 함유하고 있으므로 충분히 섭취한다.

⑤ 제철에 나는 과일을 적당히 섭취하되 과식해서는 안 된다. 당분이 많은 과일은 근본적으로 채소와는 다른 물질이므로, 비만한 사람은 특히 주의가 필요하다.

⑥ 미역, 다시마, 녹미채, 김 등의 해조류는 소량이라도 매일 섭취한다.

제주도의 토속 음식

제주에는 뚝배기 요리가 있는데 뚝배기는 된장을 푼 것에 오분자기와 조개, 그리고 호박을 넣고 구수하게 끓인다. 그리고 해물 뚝배기는 오분자기와 조개 · 오징어 · 새우 · 게 등 해산물을 많이 넣고 끓인 음식이다. 단백질이 매우 풍부하고 몹시 구수해서 밥반찬이나 술안주로 매우 좋다.

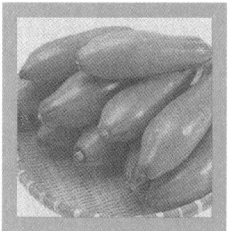

제주도의 식문화

제주도는 육지와 다른 식문화를 가지고 있다. 제주도는 매우 풍부한 해산물과 한라산에서 나는 표고버섯 등 산채와 감귤류가 많이 생산되는 곳이다.

고려 때 몽골의 침략을 받기도 하였고, 조선 시대에는 유배지로서 육지와 문화의 교류가 이루어진 곳이다. 제주도의 풍토에 적응한 음식이 그 나름대로 발달하여 제주의 토속 음식으로 자리 잡은 것이 많다. 해조류 중 밀물에 밀려온 것은 건져서 한때 퇴비로 썼지만, 그중에서 부드럽고 연한 참돔은 국을 끓여 먹었다.

제주의 토종 돼지를 삶은 것에 돔을 넣고 끓인 국이다. 돔국을 끓일 때 돼지의 내장 삶은 것을 잘게 썰어 넣기도 하고 선지를 섞는데, 이때 부드러움을 주기 위해 메밀가루를 풀어서 사용해 왔다.

주요성분

돔에는 단백질과 칼슘·철분·요오드 성분이 매우 많고 비타민 A 와 비타민 B 복합체를 가지고 있으며 알긴산을 비롯한 다당류를 가지고 있다.

옛날 먹을거리가 부족해서 어려웠던 시절에 돔국을 먹으면 배가 든든하고 건강 유지에 큰 보탬이 되었다. 해조류와 돼지고기를 섞어서 먹는 일본에서도 최고의 장수촌으로 알려진 오키나와의 식생활과 제주도와 비슷한 점이 있는 것은 매우 흥미로운 일이다.

그리고 제주에는 뚝배기 요리가 있는데, 뚝배기는 된장을 푼 것에 오분자기와 조개, 그리고 호박을 넣고 구수하게 끓인다. 그리고 해물 뚝배기는 오분자기와 조개·오징어·새우·게 등 해산물을 많이 넣고 끓인 음식이다. 단백질이 매우 풍부하고 몹시 구수해서 밥반찬이나 술 안주로 매우 좋다.

그리고 제주 토속 음식으로 유명한 것이 빙떡이다. 먼저 기름을 두르고 메밀전을 부친다. 따로 무채에 깨소금 등 양념한 것과 가늘게 썬 돼지고기 섞은 것을 메밀전에 얹어서 둥글게 말아 전을 부친 것이 빙떡이다. 메밀과 무는 소화가 매우 잘 되는 식품이므로 빙떡은 소화제 구실을 하는 데 몹시 뛰어난 음식이다.

19
족발 찜

족발은 허리와 다리를 튼튼하게 해 주고 위장의 작용을 돕고 피부를 곱게 해 주는 효능이 있으
며 유즙의 분비를 도와주는 것으로 전래되었다.

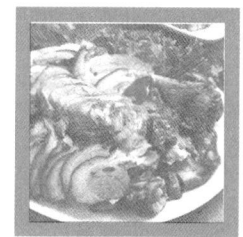

족발의 특성

  산모가 출산할 무렵에는 뇌하수체 전엽에서 프로락틴이라는 호르몬
이 분비되어 젖이 나오게 된다.

  이때 먹으면 젖이 많아지는 식품으로 검정콩이나 별꽃과 같은 민간
요법도 있었지만 가장 좋은 것이 돼지족이나 우족이다.

  족발은 허리와 다리를 튼튼하게 해 주고 위장의 작용을 돕고 피부를
곱게 해 주는 효능이 있으며, 유즙의 분비를 도와주는 것으로 전래되
었다.

삶은 돼지족발에서 살만 떼 내어 갖은양념에 재웠다가 찜 그릇에 담아 수증기로 찐 것이 족발찜이다.

재료는 다음과 같다. 돼지족발 2kg, 파 30g, 마늘 20g, 간장 40g, 기름 5g, 설탕 5g, 깨소금 5g, 후춧가루 0.5g, 술 5g. 돼지족발을 절반 가르고 큰 뼈를 발라낸 다음 드문드문 베어서 간장·설탕·다진 파와 마늘·술·깨소금·후춧가루·기름을 섞어 재웠다가 그릇에 담아 약 1시간 동안 찐다.

다 되면 그릇에 담고 깨소금과 후춧가루를 뿌려서 초간장에 찍어 먹는다. 돼지족발이나 우족에는 살코기와 단백질이 거의 없으며 젤라틴 성분이 대부분이다.

이 젤라틴 성분은 콜레스테롤이 없으며 오랫동안 가열하면 콘드로이친황산이 만들어져 칼로리가 매우 낮아 다이어트하는 데 필요한 식품이다.

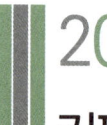

20
커피 • 생크림

건강한 사람이 커피를 마실 때에는 커피에 생크림이나 우유를 타서 마시는 것이 좋다. 인공크림은 콜레스테롤은 없지만 중성지방을 만들기 쉽고 첨가물이 쓰이므로 문제가 있다.

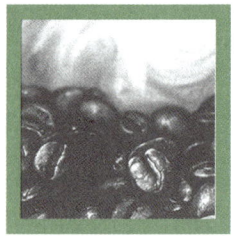

생크림의 특성

유럽 사람들은 커피에 으레 생크림을 타서 마시는 것이 보편화되어 있다. 유럽에서는 인공크림인 프림이나 프리마 등을 타서 마시는 사람이 드물다.

비엔나커피도 커피에 휘핑크림을 얹는 것이고, 아이리쉬 커피도 커피에 아일랜드산 위스키와 휘핑크림을 타서 마신다.

이와 같이 유럽 사람들이 커피를 마실 때, 우유나 생크림을 섞는 것은 그들 나름대로 이유가 있다.

커피의 주요성분인 카페인을 많이 섭취하게 되면, 뇌신경 전달 물질의 기능을 방해하여 자극제와 흥분제의 역할을 하고 불면증의 원인이 될 수 있어, 한때 잠이 오지 않고 정신이 매우 맑아진다.

그러나 카페인은 어린이에게는 신경과민, 신경질 등의 행동을 나타낸다. 임신부에게는 태아나 신생아에게 악영향을 끼친다. 그렇지만 카페인이 모두 부정적인 면만 가지고 있는 것은 아니라, 집중력을 향상하는 힘도 있으며, 다이어트 효과도 있다.

그 이유는 카페인이 인체의 에너지 소비량을 10% 정도 증가시켜 주기 때문이다.

카페인은 피하지방을 에너지로 바꾸는 역할을 하므로 운동 능력을 향상해 주는데 순발력을 요구하는 운동보다는 마라톤 등 지구력을 요구하는 운동에 매우 효과적이다.

카페인은 숙취 예방에도 효력을 발휘하는데, 카페인이 이뇨 작용을 촉진해 알코올의 배출을 도와주기 때문이다.

블랙커피는 위장에서 카페인을 재빨리 흡수하여 신경을 흥분시키므로 크림과 설탕을 넣어 마시게 된 것이다. 크림과 설탕은 비만인이나 당뇨병인 사람에게는 매우 좋지 않다.

우유의 지방은 몹시 가벼우므로 표면에 황백색의 유지 층이 생기는데 이것이 크림이다. 원심 분리기를 사용해서 크림을 얻는데 지방의 함량에 따라 여러 가지 제품이 만들어진 지방이 18~25%의 것은 커피와 요리용, 30% 이상은 아이스크림과 버터 제조용으로 쓰인다.

이 크림을 커피에 첨가하면 커피의 쓴맛을 중화시키고 커피 향이 날아가는 것을 방지하는 역할을 한다. 이 크림에는 콜레스테롤이 매우 많아서 이를 염려하는 사람들이 인공크림을 만들어 사용하게 되었다.

건강한 사람이 커피를 마실 때에는 커피에 생크림이나 우유를 타서 마시는 것이 좋다.

인공크림은 콜레스테롤은 없지만 중성지방을 만들기 쉽고 첨가물이 쓰이므로 문제가 있다.

도움말 · 햇볕 치료의 효과

- 피부질환에 효과 : 여드름으로 고민하는 사람이라면 오전, 오후 20~30분씩 햇볕만 쬐어도 효과를 본다.
- 질병 예방에 효과 : 햇빛을 지속적으로 받으면 혈압의 고저를 막론하고 정상으로 회복하며 심장병이 예방된다. 무엇보다 폐경기 이후 찾아오는 골다공증을 예방하려면 꼭 햇볕을 쬐어야 한다. 또한 적혈구의 활동이 왕성해져서 산소 운반 기능이 좋아져 기혈 유통이 원활해질 뿐만 아니라 우울증 환자, 치매 환자에게도 확실한 효과를 볼 수 있다.

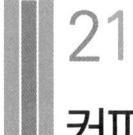

21
커피 • 치즈

자극성이 강한 커피를 마실 때 치즈를 먹으면 위 벽 등 소화기관을 보호해 주어 건강 유지에
큰 도움이 된다. 그뿐만 아니라 치즈의 맛이 커피와 잘 어울리므로 새로운 맛을 즐길 수 있다.

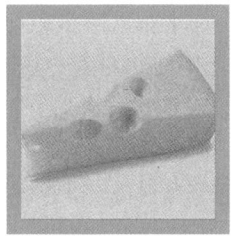

커피의 특성

피로할 때 한 잔의 커피를 마시면 피로가 말끔히 가시고 정신이 매
우 맑아지는 것을 우리는 경험한다. 그리고 기름진 음식을 먹고 난 뒤
커피를 마시면 입안이 몹시 개운하다.

그런가 하면 점심에 국수 한 그릇 먹고 진한 커피를 즐겨 마시던 사
람이 위궤양에 걸려 고생하는 일도 있다.

커피는 자극제로서 신경 계통에 작용하여 정신의 활동력과 지각을 활발하게 촉진하여 사고를 한층 명료하게 한다. 그리고 육체적으로는 근육을 긴장시켜 노동력을 증진하는 효과도 있으며, 이뇨 작용을 도와줘 위장의 활동도 촉진한다. 배가 부를 때 오는 졸음이나 마음의 무거운 짐을 한 잔의 커피로 쫓아내는 것은, 정상적인 사람에게서 느끼는 커피의 효능이다.

그러나 많이 마시거나, 신경질적인 사람이 마시면 편두통을 일으키고 손발이 냉해지면서 손이나 얼굴에서 식은땀이 나고 가슴이 울렁거리고 왠지 불안해지며, 마음이 매우 불안한 상태에 빠진다. 평소에 기름진 음식을 먹는 사람이라면, 그 자극을 심하게 받지 않으나 그렇지 않은 사람은 영향이 매우 크다.

커피의 특수 성분인 카페인은 백색 분말 또는 결정으로 되어 있는데, 조금 쓰다. 이것은 뇌나 근육의 자극제로 흥분 작용을 일으킨다.

커피에는 카페인이 1.5%가량 함유되어 있는데 냉수에는 잘 녹지 않아 물로 추출한다. 카페인은 술과는 달리 그 흥분 상태가 매우 다르며 지능을 고무시키고 강심·이뇨의 중요한 작용을 한다. 그래서 공복을 견딜 수 있게 하고 권태와 졸음을 쫓아 활기를 소생시켜 준다.

카페인은 사람들이 스트레스를 받았을 때 위액의 분비를 왕성하게 하므로 위궤양이나 십이지장궤양인 사람은 삼가는 것이 좋다. 카페인은 많은 양을 계속해서 마시면 중독이 되며 마침내 위 벽을 상하게 하고 위염이나 위궤양을 일으키는 원인이 되기도 한다.

매일 커피를 마시는 사람은 숙면하지 못하고 낮에는 두통을 일으켜 무기력해지며 신경질적으로 된다는 보고가 있다. 커피에 중독된 사람은 커피를 끊기 매우 어렵다.

그러나 몸에 부담을 주지 않으면서 커피를 즐기는 방법으로 공복에 커피를 마시면 위산의 분비가 많아지므로 중화하는 성분을 가진 우유나 치즈를 먹는 게 좋다.

치즈는 우유에 유산균과 양이나 송아지의 네 번째 위에서 추출한 응유효소인 렌넷을 첨가하여 응고시키고 발효시켜 만든다.

치즈에는 비타민 A, B_1, B_2, 나이아신 등이 들어 있고 칼슘이 매우 풍부한 식품으로 비상 식품이다. 특히 우유를 먹으면 알레르기를 일으키는 사람에게도, 우유를 발효시켜 만들었기 때문에 체내에서 잘 흡수된다.

어린이에게는 건전한 발육을 위해, 허약 체질과 병후 회복기에 있는 사람에게는 강인한 체력을 갖기 위해, 노인에게는 장수를 위한 우수한 식품으로 치즈가 권장되는데, 그 이유가 여기에 있다.

치즈에는 단백질이 20~35%, 지방이 40%가량 들어 있어 고열량 식품이면서 소화가 매우 잘 된다.

자극성이 강한 커피를 마실 때 치즈를 먹으면 위 벽 등 소화기관을 보호해 주어 건강 유지에 큰 도움이 된다. 그뿐만 아니라 치즈의 맛이 커피와 잘 어울리므로 새로운 맛을 즐길 수 있다.

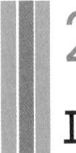

22

파래 나물

파래는 미끈미끈한 촉감이 있고 파래를 먹을 때 무를 섞으면 씹는 촉감도 좋고 무가 가지고 있는 효소가 파래의 소화 흡수를 돕는 효능을 기대할 수 있어 매우 좋은 궁합이다.

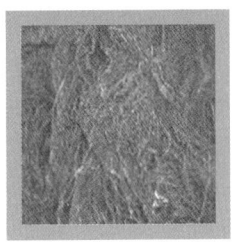

파래의 특성

파래는 바다의 바위나 장대 등에 뭉쳐서 서식하는 해소류이다.

김과 비슷한 모양으로 얇고 넓적하며 가장자리는 물결 모양이다. 색깔은 몹시 푸르고 윤기가 있으며, 길이는 18㎝ 정도이다. 주산지는 남해안 일대로 봄에서 겨울까지 많이 생산된다.

주요성분과 만드는 방법

마른 파래의 성분은 단백질 20%, 지질 1.5%, 당질 36.6%, 섬유

2.5%, 회분 18.2% 등이다. 칼슘과 철분이 많고 비타민 A와 B 복합체, 그리고 비타민 C가 많다.

파래는 국을 끓여 먹기도 하지만 나물로 많이 먹는다. 파래 100g, 무 100g, 간장·소금·깨소금·다진 파·실고추와 설탕을 조금 쓴다. 파래는 빛깔이 고운 것을 골라 물에 가볍게 씻어서 물기를 뺀다. 무는 깨끗이 씻어서 채로 썬 다음 소금을 조금 뿌려 큰 그릇에 담고 고춧가루를 조금 넣어 버무려서 연분홍색을 띠면 설탕을 조금 넣고 버무린다.

간장 1큰술에 깨소금 1큰술, 다진 파 2큰술을 합해서 양념장을 만들어 파래를 버무린 다음 무를 섞으면 된다. 실고추와 달걀 지단을 조금 섞은 뒤 위에 뿌리면 매우 좋다. 계절에 따라 오이나 풋마늘을 적당히 썰어서 넣으면 시원한 맛이 난다.

파래는 미끈미끈한 촉감이 있고 파래를 먹을 때, 무를 섞으면 씹는 촉감도 좋고, 무가 가지고 있는 효소가 파래의 소화 흡수를 돕는 효능을 기대할 수 있어, 매우 좋은 궁합이다.

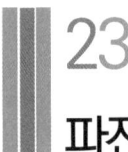

23
파전

파전은 조갯살과 굴, 달걀과 같은 고단백 재료에 실파가 매우 잘 어우러진 음식인데 파의 향기와 맛 성분인 황화아릴은 어패류에 있는 비타민 B_1의 흡수를 높여 주고 혈중에서 지속적으로 활성을 유지해 주므로 궁합이 매우 잘 맞는다.

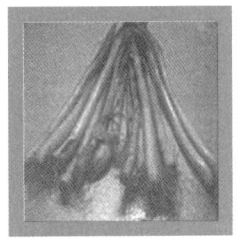

주요성분

  파는 우리들의 음식에 반드시 들어가는 조미료이기도 하면서, 파국 · 파나물 · 파전 · 파김치같이 요리로도 많이 개발되어 있다.

  파는 백합과에 속한 여러해살이풀로 시베리아가 원산지이다. 그 성분은 탄수화물과 단백질로 구성되어 있고, 푸른 잎에는 비타민 A(카로틴)가 많고 또 전체로 비타민 B · C · 미네랄과 독특한 냄새 성분인 황화아릴이 포함되어 있다.

  황화아릴에는 소화액의 분비를 자극하여 식욕을 증진하는 작용 외에 발한 · 해열 · 소염 작용이 있어 감기 등의 민간요법에 예로부터 우리 조상들은 많이 사용해 왔다.

날파를 10개쯤 진하게 달여 마시면 땀이 나오면서 감기가 낫는데, 이때 생강 서너 쪽을 넣으면 더 좋다. 또 배를 차게 하여 갑자기 심한 복통이 일어날 경우에도 이 처방은 매우 효험이 높다.

만드는 방법

파로 만든 요리 가운데는 파전이 있다.

조갯살·홍합 등을 섞어 푸짐하게 지져 내는 파전은 즉석에서 먹는 맛을 즐기기에 매우 좋은 식품이다.

파전은 봄철에 가장 맛이 있고 밀가루로만 부치기도 하지만, 찹쌀가루를 써도 좋다. 찹쌀가루를 물에 풀어 간장·고춧가루·소금으로 간을 맞추어 지짐판에 고루 두른 뒤 그 위에 파를 가지런히 두툼하게 얹고 눌러 주면서 뒤집어, 다시 구우면 찹쌀가루의 특유한 쫄깃쫄깃한 맛이 있다.

재료는 다음과 같다. 실파 150g, 미나리 1/3단, 붉은 고추 1개, 밀가루 1컵, 달걀 1개, 물 1컵, 조갯살 50g, 굴 50g, 마늘 1쪽, 샐러드 기름 1/2컵, 소금·참기름·후추 약간. 파와 미나리는 깨끗이 다듬어 12㎝ 길이로 잘라 놓고 굴과 조갯살의 반은 다져 놓는다.

붉은 고추는 반으로 갈라서 씨를 빼내고 송송 썰어 다져 놓은 조갯살, 굴과 같이 참기름·후추·소금을 뿌려 양념한다. 그릇에 달걀을 깨뜨려 잘 풀어 놓고 물을 섞어 밀가루와 다진 마늘·소금·조갯살을 다진 것을 넣고 묽은 반죽을 한다.

그리고 파를 밀반죽에 넣고 파에 골고루 무쳐 뜨거워진 지짐판에 나란히 놓고 노릇노릇하게 지져 낸다. 그리고 파전이 익기 전에 남은 굴과 조갯살을 얹고 한 번 뒤집어 살짝 익혀 내고 파잎 색깔을 잘 살려 파가 타지 않도록 지져 낸다.

지짐을 할 때 자주 날기름을 두르게 되면 재료가 기름을 빨아들여 기름이 많은 음식이 되므로 좋지 않다. 무엇보다 번철에 기름을 두르고 뜨거워지면 지지는 것이 좋다.

도마에 얹어 칼자국만 내고 그대로 다시 접시에 담아 양념장과 함께 낸다. 파전은 조갯살과 굴, 달걀과 같은 고단백 재료에 실파가 매우 잘 어우러진 음식인데, 파의 향기와 맛 성분인 황하아릴은 어패류에 있는 비타민 B_1의 흡수를 높여 주고 혈중에서 지속적으로 활성을 유지해 주므로 궁합이 매우 잘 맞는다.

Part 3

어패 종류와 민물고기로

만든 음식 궁합

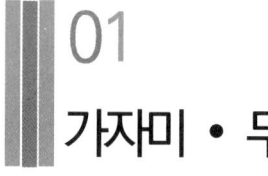

가자미 · 무

가자미와 무는 궁합이 매우 잘 맞는다. 가자미의 단백질이 분해되어 맛과 소화성이 높은 것으로 오래 두고 먹을 수 있는 발효 식품이다.

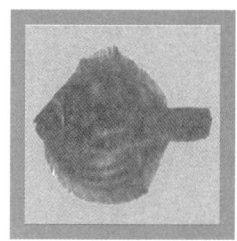

만드는 방법

가자미는 넙치와 매우 비슷한 모양으로 납작하며 타원형에 가깝다. 두 눈이 모두 오른쪽에 쏠려 있는데, 넙치는 왼쪽에 쏠려 있는 것이 가자미와 다르다.

참가자미의 일반 성분을 살펴보면 단백질이 23%로 많고, 지방 2%, 당질 0.3%, 무기질 1.6%와 비타민 B_1 · B_2가 매우 풍부하다.

이 가자미로 만든 우리나라 음식으로는 가자미국 · 가자미조림 · 가자미젓 · 가자미양념장구이 · 가자미식혜 등이 있다.

가자미국은 가자미를 싱싱한 것을 골라 비늘을 긁고 토막을 내어 무와 함께 넣고 끓인 국이다. 가자미식혜를 만들 때도 무가 들어간다.

가자미에 양념을 해서 숙성시켜 만든 젓갈이 가자미식혜이다. 가자미식혜는 대부분 말린 가자미로 만드는데, 식혜를 만들 때는 말린 가자미를 5~6시간 담가서 쓴다.

만드는 재료는 다음과 같다. 가자미 3kg, 무 6kg, 파 300g, 마늘 30g, 생강 10g, 고춧가루 150g, 소금 100g, 가자미의 비늘을 긁고 머리와 꼬리를 자르고 내장을 꺼낸 다음 깨끗이 씻어 소금을 쳐서 15~20시간 정도 놔둔다.

조금 꾸덕꾸덕해졌을 때 2㎝ 정도의 길이로 토막 내고 여기에 마늘 · 고춧가루 · 생강 등을 넣고 버무려 놓는다. 조밥이나 강냉이쌀밥을 세 공기 정도 넣기도 한다. 이것을 모두 합해서 단지에 담는다.

담은 지 2~3일 지나면 가자미가 숙성되면서 국물이 질퍽하게 우러난다. 이때 무를 굵직굵직하게 채 쳐서 소금을 조금 뿌렸다가 물기를 꼭 짜서 숙성되기 시작한 가자미와 섞는다. 잘 버무려 단지에 눌러 담고 10~15℃의 온도에서 약 20일간 숙성시킨다.

이때 뚜껑을 단단히 하고 숙성될 때까지 같은 온도를 유지해야 맛이 좋은 가자미식혜가 만들어진다. 이렇게 만들어진 가자미식혜는 밥반찬이나 술안주로 매우 좋다.

가자미식혜를 만들 때 가자미보다 무가 더 많이 쓰이는데, 무는 비타민 C가 매우 풍부하고 양질의 수분이 있어 소화에 도움을 주는 소화 효소가 많은 것이 특징이다. 무의 달착지근한 맛은 포도당 성분 때문이고 매운맛은 유황 화합물이 원인인데, 날무를 먹고 트림을 하면 고약한 냄새를 풍긴다.

예로부터 전해 내려오는 말에 무를 많이 먹으면 속병이 없다고 했다. 그 이유는 무 속에 아밀라아제 · 산화효소 · 요소 분해효소 · 카탈라아제 등 생리적으로 매우 중요한 작용을 하는 효소가 매우 많이 들어 있기 때문이다. 그러나 이러한 효소들은 열에 몹시 약한 단점이 있는데 가자미식혜를 만들 때는 가열하지 않으므로 그 효소가 파괴되지 않는다.

이러한 효소 덕분에 가자미 성분이 가수분해되고 잘 숙성되게 만드는 것이다. 따라서 가자미와 무는 궁합이 매우 잘 맞는다.

가자미의 단백질이 분해되어 맛과 소화성이 높은 것으로 오래 두고 먹을 수 있는 발효 식품이다.

도움말 · 자연 식초의 효능

① 산성을 중화하는 역할을 한다.

② 살균 작용, 방부 작용, 해독 작용을 한다.

③ 피로감을 없애준다.

④ 소화를 촉진하고 변비를 예방한다.

⑤ 비만을 방지한다.

⑥ 암에 대한 면역력을 높인다.

⑦ 채소의 비타민 C를 보호한다.

⑧ 간장을 보호하고 노화를 방지한다.

⑨ 장을 깨끗하게 해준다.

02
고등어 · 무

등푸른생선에는 함유황 아미노산의 한 가지인 타우린이 들어 있는데 콜레스테롤치를 감소시키고 심장을 보호하며 간장의 해독 작용을 돕는다. 당뇨병 환자에게도 매우 좋은 식품이다.

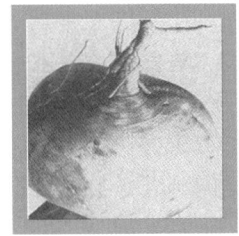

만드는 방법

생선을 조릴 때 매우 큼직하게 썬 무를 냄비 바닥에 깔고 그 위에 생선을 얹어 조리면 생선이 눌어붙지 않을 뿐 아니라, 무의 매운 성분인 이소시아네이트 등이 생선의 비린내를 없앤다.

무엇보다 무에는 비타민 C와 소화 효소가 매우 많으므로 생선이 가지고 있지 않은 영양분을 보완해 주고 맛을 한껏 높인다.

고등어 무조림은 먼저 고등어에 밀가루를 묻혀 프라이팬에 한 번 지진 다음 조려야 고등어에 간도 잘 배고 윤기가 돈다. 고등어를 한 번 지져 내므로 무와 고등어를 함께 넣어 조리지 말고 물에 양념장과 물을 붓고 끓여 무를 먼저 익히는 것이 좋다.

그다음 고등어와 채소를 넣고 버무리듯이 살짝 조려야 매우 맛있다. 무가 알맞게 익으면 노릇하게 지져 낸 고등어와 굵은 파 · 풋고추 · 붉은 고추를 각각 넣고 불을 세게 하여 뚜껑을 연 채 살짝 버무리듯이 윤기 나게 조린다.

고등어는 머리를 잘라 내고 내장과 지느러미를 모두 없앤 다음 깨끗이 씻어야 한다. 알맞은 크기로 두툼하게 토막 내어 조리용 술과 소금을 뿌려 밑간을 해 둔다.

조림장으로 다음 재료가 쓰인다. 진간장 5큰술, 설탕 1 I/2큰술, 물엿 1큰술, 청주 2큰술, 다진 마늘 2큰술, 다진 생강 1작은 술, 참기름 1/2큰술. 고등어를 비롯하여 삼치 · 정갱이 · 갈치 등은 이렇게 조리면 매우 맛이 있는 요리가 된다.

주요 효능

고등어는 빈혈 증세에 매우 효과가 좋은데, 그 이유는 철분이 많을 뿐 아니라 흡수율이 매우 높기 때문이다. 철분의 흡수율이 20~40% 정도나 된다. 철분 흡수율이 시금치나 콩류의 경우 6%, 쌀이나 우유 등이 1~5%인 것에 비하면 매우 효율적이다.

현기증 · 피로 · 월경 불순 · 식욕 부진 · 두통 · 손톱 이상 등의 빈혈 증세가 나타나면 철의 함량과 흡수율이 빼어난 고등어 · 바지락 · 멸치 · 대합 · 붕어 · 피조개 등 생선과 간이나 선지 그리고 난황 등을 먹는 것이 좋다.

기관지 점막이 약하게 되면 바이러스가 침입해서 감기에 걸리기 쉽다. 기관지 점막을 튼튼히 하고 감기 바이러스에 대한 저항력을 기르는 데는, 비타민 A가 많이 들어 있는 생선인 장어·연어·꽁치·고등어·송어 등을 먹는 것이 좋다.

등푸른생선에는 지방 성분에 EPA(eicosapentaenoic acid : 에이코사펜타엔산, 오메가3 지방산의 한 종류)가 많이 들어 있어 콜레스테롤치를 낮추어 주며, 고혈압에도 효과가 있고 혈전을 없애는 기능이 있다. 무엇보다도 DHA가 들어 있어 뇌의 기능을 향상하고, 치매의 예방에도 크게 도움을 주는 것으로 알려져 있다.

등푸른생선에는 유황 함유 아미노산의 한 가지인 타우린이 들어 있는데, 콜레스테롤치를 감소시키고 심장을 보호하며 간장의 해독 작용을 돕는다. 당뇨병 환자에게도 매우 좋은 식품이다.

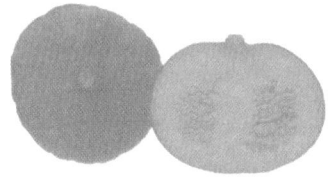

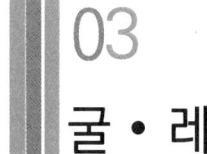

03
굴 · 레몬

굴은 빈혈에 매우 좋고 피부 미용에 뛰어난 효과가 있으며, 식은땀을 흘리는 사람의 체질을 개선할 수 있다고 알려져 왔는데 그것은 굴에는 단백질과 철분이 풍부하기 때문이다.

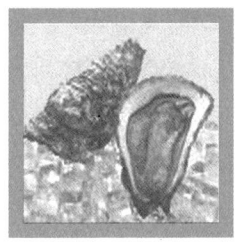

굴의 특성

굴은 어패류 중에서 가장 높은 영양식품으로 알려져 있기 때문에, 로마 황제들과 나폴레옹이 굴 요리를 매우 즐겼다고 한다.

지금도 서양에서는 굴을 '바다에서 나는 우유'라 불린다.

바닷가 패총에서도 굴 껍데기가 많이 발견되는 것으로 보아, 먼 옛날부터 식품으로 이용해 온 것을 알 수 있다.

고대 중국과 로마에서는 굴을 양식했다는 기록도 있다. 이탈리아의 나폴리에서는 5세기경 굴 양식을 많이 했다고 전한다.

굴은 소금기가 적은 해안에서 작은 미생물인 규조류를 먹고 자라는데 1년 만에 성숙한다. 항상 바위에 붙어 살기 때문에 석화라고도 하고, 한자로는 '牡蠣모려'라고 하는데, 굴은 수놈뿐이고, 암놈이 없기 때문에 붙여진 이름이다.

굴은 가을부터 겨울 동안에 영양가가 매우 높고 맛도 좋다. 그래서 서양에서는 'oyster'의 'r' 자가 안 들어 있는 달, 즉 5 · 6 · 7 · 8월에는 굴을 먹지 말라는 말도 있다.

굴의 산란기가 바로 이때이므로 영양분도 줄어들고, 여름철이어서 빨리 부패하기 때문에 식중독을 일으킬 가능성이 있다는 데서 생긴 말이다. 보통 동물들은 산란기에는 자기 보호를 위해 독성 물질을 만들어 내는데, 굴도 이때는 아린 맛이 매우 심해진다.

굴을 먹는 방법은 날것으로 먹어야 굴의 진미를 맛볼 수 있다. 바다의 신선한 담백한 맛을 맛볼 수 있기 때문이다. 그래서 생굴에 레몬을 곁들여 먹는 프랑스 요리는 유명하고, 오늘날 전 세계에서 이 방법이 가장 많이 애용되고 있다.

그때는 냉동시설이 없었기 때문에 신선한 굴을 먹기가 몹시 어려웠었다. 그래서 신선하지 못한, 굴을 맛있게 먹는 방법을 찾게 된 것이 레몬을 활용하는 식단이었다.

주요성분

굴은 수분이 약 75%, 단백질 15%, 지방 5%, 글리코겐 5%에 무기질과 비타민이 골고루 들어 있어 세균이 번식하기에 매우 좋다. 그뿐만 아니라 굴에는 자가 효소가 많이 들어 있어 시간이 지나면 성분의 변화를 일으켜 탄력이 떨어진다.

굴의 이러한 단점을 보완하는 신비한 힘을 가지고 있는 식품이 바로 레몬이다.

레몬은 비타민 C 70㎎과 유기산인 구연산 5㎎, 그리고 칼륨·칼슘 등 무기질을 많이 가지고 있는 것이 특징이다.

한편 레몬은 군침이 나올 정도로 신맛을 강하게 가진 과일인데, 굴에 이 레몬즙을 떨어뜨리면 첫째, 나쁜 냄새가 사라지게 된다. 둘째, 레몬즙의 구연산은 식중독 세균의 번식을 억제하는 살균 효과를 가지고 있다.

식품의 부패를 일으키는 부패 세균은 수소이온농도(pH) 7가량의 중성 상태에서 활동을 잘하는데, 어패류와 육류는 모두 중성이기 때문에 부패균이 번식하기 쉬워 신선도를 유지하기가 어렵다.

더욱이 굴에는 수분과 단백질, 글리코겐이 함유되어 있어 세균의 번식이 빨라 진행되기 쉽다. 그런데 레몬은 구연산이 많아 매우 새콤하며 산성으로, 산도 pH가 3~4 정도이다.

이러한 산성 조건에는 부패한 세균의 번식을 잘하지 못한다. 그래서 굴을 먹을 때 레몬즙을 곁들이거나 초고추장에 찍어 먹는 것은, 산뜻한 맛을 주는 효과가 있을 뿐 아니라, 부패한 세균의 번식 억제와 살균 효과도 있기 때문이다.

세 번째 효과는 무기질인 철분의 흡수 이용률이 높다. 식품 중의 철분은 체내에 잘 흡수되지 않아 문제가 많은 영양소다.

굴은 빈혈에 매우 좋고 피부 미용에 뛰어난 효과가 있으며, 식은땀을 흘리는 사람의 체질을 개선할 수 있다고 알려져 왔는데 그것은 굴에는 단백질과 철분이 풍부하기 때문이다. 100g 중에 함유된 철분량을 보면 우유에는 6.2mg, 계란에는 2.7mg인데, 굴에는 9mg이 함유되어 있다. 그런데 이 철분의 흡수 이용을 돕는 것이 철분이다.

레몬의 신맛인 구연산은 철분과 결합하면 흡수가 잘 되는 구연산 철분이 되어 철분으로 바뀐다.

거기에다 레몬에 함유된 비타민 C 즉 아스코르브산은 철분의 장내 흡수를 도와준다는 사실이 최근에 밝혀졌다. 따라서 굴을 먹을 때 귤이나 레몬즙을 함께 먹으면 빈혈 치료 효과가 더 높아진다.

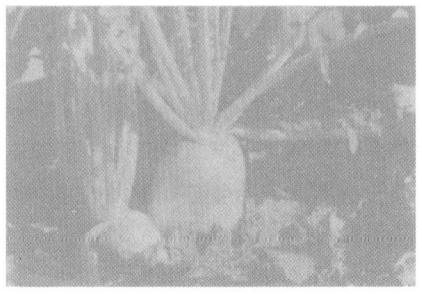

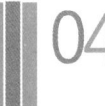

04
멸치 · 풋고추

최근에 베타카로틴이 항암 효과가 크다는 사실이 밝혀졌다. 이 베타카로틴의 흡수를 도와주는 것이 담즙과 지방임이 밝혀졌다. 멸치조림을 할 때 참기름을 쓰며 멸치에도 지방 성분이 있기 때문에 풋고추의 베타카로틴이 항암 효과를 높이게 된다.

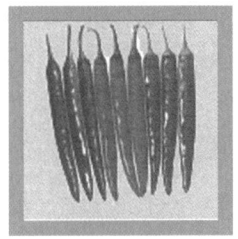

멸치의 특성

멸치는 단백질과 칼슘 등 무기질이 매우 풍부해서, 통째로 먹을 수 있는 물고기의 대표적인 식품이다. 그래서 옛날부터 어린이나 임신부에게 적극적으로 권장되었고 한다.

멸치는 매우 흔한 생선이라는 뜻으로 계속해서 잡아도 없어지지 않는다는 뜻의 한자 '멸치'에서 생긴 이름이라고 전한다.

멸치는 조림이나 소금구이 등으로 이용하기도 하지만, 우리나라에서는 주로 마른 멸치로 이용하고, 생선 멸치는 젓으로 담가 김치를 담글 때 쓰인다.

마른 멸치는 굵은 것 · 중간 것 · 잔 것 · 아주 희고 고운 멸치 등이 있다.

굵은 것은 주로 국 국물이나 장국물로 우려먹는 데 쓰이고, 잔 것과 중간 것은 조림으로 쓰인다.

멸칫국물의 감칠맛은 여러 가지 아미노산이 잘 어우러진 맛 때문인데, 글루타민산의 함량이 많다.

주요 효능

멸치는 살과 뼈 전체를 모두 먹기 때문에 칼슘의 함량이 가장 많으나, 한편 인의 함량도 매우 많아 소화 흡수율이 좋지 않다. 뼈의 주성분이 인산칼슘이어서 단단해 물에 잘 녹지 않는다. 또한 멸치 안에 들어 있는 칼슘은 잘 녹지 않는다.

생멸치에는 기름이 매우 많아 마른 멸치를 만들 때는 묽은 소금물에 삶아서 말린다. 포화 상태에 이르지 않은 기름이 삶으면 빠지기 때문이다. 그래서 멸치의 품질은 재료의 신선도와 기름의 함량으로 크게 좌우된다.

멸치는 뽀얀 빛이 나는 것이 품질이 좋고, 붉고 검은빛이 나는 것은 기름이 맛과 색깔이 변하고 냄새가 나기 때문에 맛이 떨어질 뿐 아니라, 인체에도 매우 해롭다. 이러한 특성을 알고 조리를 해야 한다.

우리나라에서 가장 흔한 반찬이 멸치조림이다. 잔멸치는 머리를 떼고 반을 갈라 내장을 떼 내어 고추장이나 진간장 · 설탕 등의 양념장으로 조리한다. 물론 참기름 · 다진 마늘 · 후추 · 통깨 · 물엿 · 청주 등을 쓰기도 하는데, 가장 합리적인 조리 재료는 풋고추이다.

이때 쓰이는 풋고추는 맵지 않고 연한 꽈리고추가 좋다. 풋고추의 성분 중에는 멸치가 가지고 있는 단점을 없애고 보완해 주는 특징을 가지고 있다.

풋고추에는 일반 성분 외에 섬유질 · 철 · 비타민 A와 비타민 C가 매우 풍부하다. 풋고추 100g 중에는 비타민 A 효과가 1,150IU나 되며 비타민 C가 85㎎이나 들어 있다.

또한 풋고추에는 비타민 A의 모체인 베타카로틴이 매우 많은데, 이것은 피부와 점막을 건강하게 유지하며 광선이 약한 곳에서 시력을 유지하게 하는 생리 작용이 있다.

특히 최근에 베타카로틴이 항암 효과가 크다는 사실이 밝혀졌다. 이 베타카로틴의 흡수를 도와주는 것이 담즙과 지방임이 밝혀졌다. 멸치조림을 할 때 참기름을 쓰며 멸치에도 지방 성분이 있기 때문에 풋고추의 베타카로틴이 항암 효과를 높이게 된다.

풋고추가 가지고 있는 비타민 C는 감귤보다 2배 이상이며, 이것은 모세 혈관 · 연골의 결합조직을 튼튼하게 하는 생리 작용을 한다. 한편, 멸치에는 이러한 비타민 C가 전혀 들어 있지 않기 때문에 멸치 풋고추조림은 균형식에 매우 도움이 되는 조리법이다.

05

복어 • 미나리

미나리가 가지고 있는 해독 작용과 여러 성분이 신진대사를 촉진하기 때문에 몸의 저항력을
향상해 주므로 복어와 미나리는 궁합이 매우 잘 맞는다.

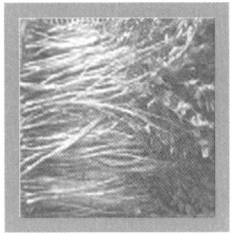

복어의 특성

복어는 몸이 매우 뚱뚱하고 등지느러미가 짧으며 이가 날카롭게 생
겨서 물에 사는 돼지라고 하여 하돈河豚, 그리고 강돈江豚이라고도 하
고 이빨이 앵무새의 부리와 매우 비슷해서 앵무어라고도 한다. 또 공
기를 들이마셔 배를 부풀린다고 해서 폐어肺魚라 부르기도 한다. 낚으
면 소리를 내면서 배를 부풀려 둥근 공과 같이 된다고 해서 영어로는
puffer fish 또는 global fish라고 한다. 복어의 한자인 鰒魚도 그런
데서 붙여진 것이며, 일본어인 후구(ふぐ)는 우리말에서 유래되었다고
한다.

복어는 입으로 빨아들인 공기를, 목구멍을 통하여 소화관으로 보낸

다. 복부의 벽은 신축성이 매우 커서 마치 고무풍선처럼 부풀어 오른다. 복어의 입안에는 펌프와 같은 조직이 있으며 위와 장 사이에는 주머니를 졸라맬 수 있는 근육 줄이 있기 때문에 공기가 들어올 때는 위와 장 사이를 막는다. 위의 입구에도 같은 근육이 있어 공기가 입으로 역류하지 못하게 되어 있다. 복어가 배를 부풀리는 까닭은 확실히 알려져 있지 않다.

복어류는 전 세계에 100여 종이 있으나 우리나라에서 잡히는 것은 20여 종이다. 가시복 · 메리복 · 밀복 · 흰점복 등이 있는데, 중국 양쯔 강은 황복의 명산지로 유명하며, 그곳의 황복은 매우 유명하다. 일본의 시모노세키는 검복과 자주복의 명산지로 잘 알려져 있다.

복어는 성질이 몹시 탐욕스러워 그 무엇도 가리지 않고 마구 물어 댄다. 그래서 우리의 속담에 분풀이로 이를 바드득바드득 가는 것을 "복어 이 갈 듯 한다."고 말한다.

주요성분

복어살은 매우 희고 맑으며 광채가 난다. 복어는 회 맛이 일품인데 흰 접시에 얇게 저며 놓은 복어회는 마치 빈 접시같이 보인다.

늦가을부터 이른 봄까지의 복어 맛이 가장 좋은데 단백질이 20%나된다. 검복 100g 중의 일반 성분을 살펴보면 다음과 같다. 수분 78.7%, 단백질 18.9g, 지질 1.1g, 당질 0.2g. 회분 1.5g, 칼슘 58㎎, 인 200㎎, 철 1.1㎎, 나트륨 140㎎, 칼륨 290㎎, 비타민 B_1 0.06g, B_2

0.20g, 나이아신 4.0㎎. 이와 같은 성분에서 알 수 있듯이 지방이 0.1%에 지나지 않아 칼로리는 매우 낮은 편이다.

복어는 100g을 먹어도 열량은 90㎉밖에 나오지 않는 고단백식품이다. 그래서 복어는 비만으로 고생하는 사람에게 매우 좋은 식품이며, 당뇨병이나 간장 질환을 앓는 사람의 식이 요법용으로도 추천된다.

지방이 적고 양질의 단백질이 많아 술 마신 후의 해장국으로도 인기가 높다. 복어를 먹으면 체내의 온갖 불화가 사라지고 추위도 잊게 된다고 한다. 복어 지느러미는 술꾼들에게 호평을 받기도 했다.

잘라 낸 지느러미를 말리지 않고 그대로 불에 구워서 이용하기도 하였다. 데운 청주를 담은 잔에 구운 지느러미를 띄운 다음 뚜껑을 덮었다가 성냥불을 켜서 파란 불꽃이 꺼지면 마시는데, 특히 이 방법은 일본인이 애용해 왔다. 숙취나 악취의 원인이 되는 알데히드나 메탄올이 제거되어 좋다고 선전하기도 했다.

복어는 포를 만들어 먹어도 좋다. 복어를 잘 다루지 못했던 옛날에는 복어 독으로 목숨을 잃는 일이 많았으나, 요즘은 복어 조리법이 몹시 발달하여 식중독이 줄고 있다. 요즘 복어알을 아무 데나 버려 귀중한 생명을 잃는 일이 보도되고 있어 안타깝기 그지없다.

복어 독은 테트로도톡신이다. 복어의 학명인 Tetro와 독을 뜻하는 texin의 합성어인데, 이 테트로도톡신은 동물성 자연 독 중 그 독성이 가장 강력하다. 이 독소는 물에 녹지 않으며, 가열하여 조리해도 없어지지 않는다. 또한 소화 효소의 영향도 전혀 받지 않으므로 이로 인한 식중독을 예방할 수 없다. 이 독은 동물의 중추와 말초신경에 작용하여 지각이상·운동 장애·호흡 장애·혈류 장애가 일어난다.

복어 독은 겨울에 증가하기 시작하여, 산란기 전인 봄 사이에 절정에 이르는데, 청산가리보다 10배 이상 강해서 0.5㎎만 먹어도 죽게 된다. 독성이 강한 시기에는 한 마리가 가진 독으로도 식후 20, 30분이나, 늦어도 2~3시간 후에는 중독 증세가 나타난다. 10분 안에 사망하기도 하나 8시간만 생명을 유지하면 회복이 가능하다고 한다.

복어는 다음과 같이 다루면 위험이 전혀 없다. 배 옆구리를 아래쪽에서 위쪽으로 살에 흠이 가지 않도록 주의해서 껍질을 벗기고, 그다음 내장과 머리를 모두 잘라 낸다. 그리고 내장을 상하지 않게 송두리째 없앤다. 귀에 붙어 있는 신장도 잘 도려낸다. 이어 살은 계속해서 흐르는 수돗물로 씻어 피를 흘려 모두 빼고 칼로 가시를 잘 제거한다.

복어탕을 끓일 때 미나리를 곁들이면 맛의 조화를 이룰 뿐 아니라 해독의 효과를 기대할 수 있다. 미나리는 피를 맑게 하는 식품으로 알려져 왔는데, 옛 문헌을 살펴보면 혈압 강하 · 해열 진정 · 해독 · 일사병 등에 유효하다고 소개되었다.

미나리는 칼슘 · 칼륨 · 철 · 비타민 A · B · C 등이 매우 많다. 독특한 향기와 맛을 주는 정유 성분은 정신을 맑게 하고 혈액을 보호하는 작용을 한다. 그리고 식욕을 돋우어 주고 장의 활동을 원활하게 하여 변비를 없애기도 한다.

이렇듯 미나리가 가지고 있는 해독 작용과 여러 성분이 신진대사를 촉진하기 때문에 몸의 저항력을 향상해 주므로 복어와 미나리는 궁합이 매우 잘 맞는다.

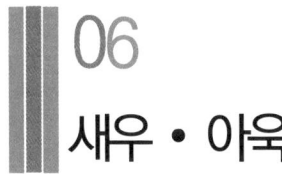

06
새우 • 아욱

아욱은 비타민 A와 C, 섬유질이 매우 풍부한 알칼리성 식품이다. 그러므로 산성 식품인 새우를 아욱과 함께 먹으면 궁합이 잘 맞는다.

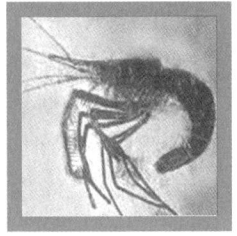

아욱의 특성

사람은 기력이 떨어지면 입맛을 잃기 쉬운데, 이때 구수한 아욱국을 먹으면 입맛이 돋고 기운을 차리게 되어 예전부터 우리 조상들은 아욱을 많이 애용하였다.

그 이유를 영양가 면에서 살펴보면 녹색 채소인 아욱은 샐러드 채소인 담색 채소와는 비교가 안 될 정도로 매우 우수하다. 이렇게 좋은 채소가 잊혀 가고 있는 것은 몹시 안타까운 일이다.

아욱은 아욱과에 속하는 한해살이풀로 잎이 넓고 계란 모양이며, 여름에 백색 또는 담홍색의 꽃이 피고 열매는 메밀처럼 모가 나 있다. 아욱과에 속하는 식품은 전 세계에 9백 종이 넘는데 초본으로는 황촉

규·어저귀·수박풀·아욱 등이 있다. 아욱은 수분이 많은 밭에서 잘 자라며 한국을 비롯한 온대 및 아열대에 고루 분포한다.

주요성분

아욱 100g 중 주요 영양 성분의 함량은 다음과 같다. 단백질 4.8g, 당질 1.5g, 섬유소 0.8g, 무기질 0.4g, 칼슘 67㎎, 인 18㎎, 칼륨 300 ㎎, 비타민 A 5,500IU, 비타민 B_1 0.15㎎, 비타민 B_2 0.3㎎, 비타민 C 30㎎ 등이다.

아욱은 이러한 성분에서 보는 바와 같이 채소 중에서는 영양가가 뛰어나다. 채소 중 영양가 매우 높은 시금치보다 단백질은 거의 2배, 지방은 3배나 더 들어 있으며, 특히 어린이들의 성장 발육에 반드시 필요한 무기질과 칼슘도 시금치보다 2배나 많다. 칼슘이 부족하면 발육기의 어린이는 골격 형성이 제대로 안 되며 선병질 체질이 되기 쉽다.

여성들이 생리일에 신경이 날카롭고 불안해지는 것도 칼슘 부족이 원인이다. 그리고 비타민 A의 함량이 아주 많고, 비타민 C도 많은 편이다. 그리고 비타민 B 복합체도 골고루 분포되어 있으나 비타민 B_6, 비타민 B_{12} 등은 거의 없다.

또 아욱을 비롯한 일반 채소에는 단백질과 필수아미노산이 부족한 게 큰 단점이다. 필수아미노산 중 메티오닌과 라이신 등은 매우 적다.

아욱의 부족한 성분을 가지고 있는 식품이 새우이다. 새우는 종류에 따라 그 성분의 차이가 있으나 주성분은 단백질이다. 중긴 크기의 새우 생것에는 100g당 20.1g, 말린 것에는 55.4g이나 들어 있다. 더욱이 메티오닌, 라이신을 비롯한 8종의 필수아미노산을 모두 골고루 가지고 있다.

이러한 필수아미노산 외에도 독특한 단맛을 주는 글리신이라는 아미노산과 베타인이 들어 있어 그 고유한 맛을 낸다. 베타인은 맛이 매우 좋을 뿐 아니라 강장 효과도 몹시 높고 콜레스테롤치를 감소시키는 작용이 있다고 해서 최근 화제를 불러일으키고 있다. 거기에다 비타민 B_2, 비타민 B_6, 비타민 B_{12} 등을 가지고 있어 아욱과 어울리게 되면 가장 이상적인 영양 균형을 이루게 된다.

새우가 강장 식품인 이유는 양질의 단백질과 칼슘을 비롯한 무기질과 비타민 B 복합체 등이 매우 풍부하기 때문이다. 또한 강장제로 생각되는 것은 그 왕성한 번식력에서 연유하는 것으로도 생각된다. 새우 중에는 한 번에 100만 개 이상을 산란하는 것도 있어서 물고기의 먹이가 되면서도 결코 멸종되지 않는다.

예부터 새우는 신장을 강하게 하여 남성의 양기를 북돋아 주는 식품으로 총각은 새우를 삼가야 한다는 말이 전해졌고, 중국에서는 남자가 여행할 때는 여행지에서 새우를 먹지 말라는 말이 전해 오고 있다.

이처럼 예로부터 훌륭한 강장식품으로 취급한 새우지만 비타민 A와 비타민 C는 거의 들어 있지 않다. 이와 대조적으로 아욱은 비타민 A와 C, 섬유질이 매우 풍부한 알칼리성 식품이다.

그러므로 산성 식품인 새우를 아욱과 함께 먹으면 궁합이 잘 맞는다. 새우에는 종류가 매우 많은데 성분의 차이는 크지 않다. 참새우 · 대하 · 보리새우 · 꽃새우 등의 여러 종류 중 아욱국과 잘 어울리는 것은 보리새우이다.

한방에서는 신장을 매우 중시한다. 신장에 좋은 음식은 온몸의 혈액 순환을 원활하게 해서 기력을 충실하게 하여 양기를 돋우게 된다. 새우는 신장을 강하게 하는 식품으로 잘 알려져 있다. 바다새우보다 민물새우가 맛이 좋다.

새우는 하미라고 해서 중국요리에 쓰인다. 색다른 새우 요리의 하나로 취하라는 것이 있는데, 이것은 산 새우를 술에 삶아 먹는다.

대하는 큰 새우로 몸의 길이가 30~40㎝ 정도 되고 껍질이 매우 딱딱하며 앞에는 갈퀴 모양으로 구부러진 가시가 한 쌍 있다. 고기 맛은 매우 좋으나 먹을 수 있는 부분은 50%밖에 안 된다. 새우를 소금에 절이거나 튀겨서 혹은 소금물에 찐 것을 마요네즈에 찍어 먹기도 하는데 축하용 식사 때의 식품으로 쓰인다.

새우를 넣고 아욱국을 끓일 때 아욱은 연한 줄기와 잎을 사용하는데 주물러 치대서 풋내를 모두 빼고 쌀뜨물을 부어 끓여 먹는다. 아욱의 잎과 껍질을 벗기고 줄기를 걸러서 된장이나 고추장과 함께 넣고 여기에 고기와 새우를 두드려 넣어 기름을 치고 쌀을 넣고 끓인 아욱죽은 소화력이 좋지 않은 사람에게는 좋은 별식이다.

된장에 보리새우를 넣고 끓인 아욱국은 맛과 영양의 균형을 고루 갖춘 매우 훌륭한 식품이다.

07
생선 초밥 · 고추냉이

고추냉이의 뿌리에는 전분 분해효소 아밀라아제가 함유되어 있으므로 초밥에 섞는 것은 소화 작용을 돕는 상승적 효과가 있다. 그뿐만 아니라 고추냉이에 있는 살균 효과도 있어 식중독 예방에도 효과가 매우 높다.

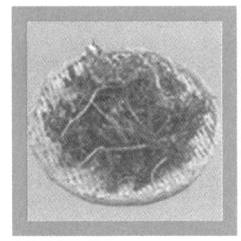

생선초밥의 특성

중국 사람들은 예부터 날것을 거의 먹지 않는데, 일본 사람들은 날 생선을 몹시 즐겨 먹는다. 신선도가 매우 좋은 생선을 먹는다면 건강한 사람의 경우 식중독의 염려는 거의 없지만 식중독균은 눈에 잘 보이지 않기 때문에 선도를 식별한다는 것은 몹시 힘들다.

식초와 설탕 등으로 조미한 밥을 뭉쳐서 그 위에 생선회를 얹혀서 먹는 생선 초밥은 지금은 전 세계적으로 널리 퍼져 있다. 이것이 건강식품으로 화젯거리가 되자, 날생선을 먹지 않는 서양 사람들도 내우 신기해하면서 먹는 광경을 흔하게 목격할 수 있다.

생선은 대부분 비린내가 나는데, 그 비린내를 없애는 효과를 내는 향신료로 쓰는 것이 고추냉이이다. 고추냉이란 우리나라 말로 표현하면 알아듣는 사람이 많지 않으나 일본말인 와사비라면 아는 사람이 많다. 한자명은 '산규'이다. 고추냉이는 겨자과에 속하는 다년초 식물로 산골짜기 등 시냇가에 자생하는데, 지금은 어디서나 대부분 재배하고 있다. 잎은 심장형이고 뿌리는 뚱뚱한 원추형인데 5~6월에 흰 꽃이 핀다. 뿌리에는 매운맛 성분인 아릴이소시아네이트와 브칠이소시아네이트의 성분을 가지고 있다.

뿌리를 갈면 가수분해효소 미로시나아제가 작용하여 매운맛이 생긴다. 뿌리는 녹색을 띠는 것이 가장 많고 붉은색 또는 흰색인 것도 있다. 재배하는 데 있어 수온은 10~13℃가 적당한데 그보다 높으면 잎은 무성하나 뿌리의 발육이 좋지 않고 매운맛도 적어지며 병충해를 입기 쉽다. 또 고추의 매운맛에 비해서 그 성분이 빨리 날아가므로 분해가 빠르므로 매운맛이 소실되기 쉽다.

일본 요리에 매운맛을 내기 위해 많이 쓰이는데 생선회 · 초밥 · 메밀국수 · 생선묵 등에는 반드시 쓰인다. 뿌리가 녹색인 것이 대부분이어서 와사비라고 하면 빛깔이 녹색이기 때문에 최근에는 색소로 사용하는 것도 있다.

고추냉이의 뿌리에는 전분 분해효소 아밀라아제가 함유되어 있으므로 초밥에 섞는 것은 소화 작용을 돕는 상승적 효과가 있다. 그뿐만 아니라 고추냉이에 있는 살균 효과도 있어 식중독 예방에도 효과가 매우 높다. 고추냉이는 식욕 증진, 방향 건위 작용, 혈압 항진, 거담 등에도 매우 효과가 있다. 따라서 생선 초밥에 고추냉이가 들어간 것은 잘 어울리는 궁합으로 볼 수 있다.

08
생선회 · 생강

우리가 먹는 생선은 비린내가 나고 장염 비브리오균 등 세균이 묻어 있어 식중독의 염려가 매우 크다. 그러한 생선회를 먹을 때 생강 썬 것을 함께 먹게 되면 비린내도 없애고 살균 작용이 있어 세균성 식중독 예방 효과도 있다.

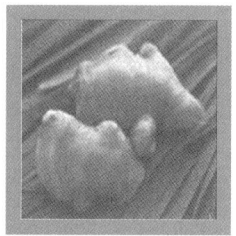

생강의 특성

생선과 조개 같은 어패류에는 반드시 비브리오균이 묻어 있어 이것을 먹으면 반드시 식중독을 일으키게 된다. 어패류는 대부분 비브리오균에 오염되어 있는데, 특히 아가미와 피부에 매우 많다.

세균 중에서 가장 번식이 빠른 것은 대장균으로 20분 정도에 그 수가 2배로 늘어난다. 그런데 장염 비브리오균은 대장균보다 증가 속도가 더 빨라 7~8분이면 2배가 된다.

이렇듯 탈이 나기 쉬운 생선을 먹을 때 반드시 생강을 곁들여 먹으면 좋다는 것이 예로부터 전해지고 있다. 그래서 생선회를 먹을 때 반드시 생강 채 친 것을 곁들인다.

생강 100g의 성분을 살펴보면 수분 80%, 단백질 4~10g, 녹말 30 ~60g, 지방 3~8g, 회분 3~11g, 섬유질 2~7g, 정유1~4g 등이며 펙틴·사과산·수산 등도 들어 있다. 생강의 맵싸한 성분은 진저롤과 쇼가올이 주성분이며, 향기의 성분은 정유 성분으로 진기베린·진기 베롤·캄펜·보루네올·시트랄 등으로 구성되어 있다.

이 기름이 매운 성분과 어울려 티푸스균이나 콜레라균 등 세균에 대한 살균력을 갖는다. 특히 진저롤과 쇼가올은 병원성 균에 대해 매우 강한 살균 작용이 있다. 비브리오균은 콜레라균과 비슷하게 생겼으며 일반적인 증세는 구토·설사·복통이 일어난다. 몹시 심한 경우에는 열이 나고 허탈 상태에 빠지기도 한다.

주요 효능

생강은 장염 비브리오균에도 살균력이 있기 때문에 생선회의 식중 독 예방에 효과가 크다. 살균 효과가 큰 진저롤을 많이 먹으면, 실험동 물이 운동중추의 마비를 일으키나 적당히 먹으면 식욕 증진과 소화를 돕는 효과가 높다.

생강은 방향성 건위약, 또는 교미제로 널리 쓰여 왔으며, 구역질 치 료용으로 쓰여 왔다. 말린 생강은 신진대사 기능이 떨어졌을 때 이용 하거나 기침·현기증·손발이 찬 경우, 요통·설사·구토 등의 치료제로 활용되었다. 한편 말린 생강은 생강 재배가 안 되는 서양에서 더 많이 이용되었다.

예부터 생강은 아시아의 따뜻한 곳에서 재배되었으며, 원산지는 인도 또는 중국의 쓰촨성이라 추측된다. 생강이 유럽으로 전해진 것은 1세기경으로, 처음에는 약용이었으나 9세기경에 향신료로 프랑스와 독일 등에 소개되었다고 한다.

13세기에는 아랍 상인들에 의해서 인도에서 동아프리카로, 16세기에는 포르투갈인에 의해 서아프리카에 들어갔다. 서아프리카의 산토메에서 생강이 많이 생산되었고, 신대륙 발견 후 멕시코와 자메이카에 전해졌다.

이때부터 자메이카는 '생강의 고장'이란 이름을 얻게 되었으며 그들은 마침내 세계 시장을 장악하게 되었다. 중국에서도 품질이 좋은 생강이 생산된다.

생강은 다년생 초본으로 땅속의 뿌리줄기와 두툼한 다육질로 매운맛과 특유한 향기와 맛을 가지고 있다. 우리나라에서는 거의 꽃을 볼수 없으나 더운 나라에서는 이따금 꽃이 핀다고 한다. 꽃은 황록색으로 피나 열매는 익지 않는다. 그래서 생강의 재배는 뿌리를 쪼개서 파종하고 있다.

생강 재배는 20℃가량의 온도가 알맞으며 추위에 저항력이 매우 약해 햇볕이 잘 쪼이는 곳에서 재배하는 것이 좋다. 생강 뿌리는 야채로서 날것이나 식초와 소금에 절여서 먹는다. 수프나 여러 가지 요리를 만들 때 향기를 우려내기 위해 쓰인다.

말레이시아에서는 물에 담갔다 다진 것을 시럽에 절인 마니산을 만들어 먹으며, 인도네시아의 자바에서는 두부를 만들 때 이용하기도 한다. 인도를 비롯한 열대 지방에서는 어느 곳에서나 생강을 팔고 있는데, 카레를 만들 때 반드시 쓰이는 향신료이다.

생강 가공품으로는 생강과자 · 진저에일 · 진저와인 · 진저브레드 · 생강가루 · 생강 에센스 등이 있다.

우리나라의 생강 가공품에는 다과상에 올리는 숙실과의 일종인 생란이 있다. 재료는 생강 · 설탕 · 물엿 · 꿀이며, 지름 3cm가량의 생강 모양으로 빚어서 잣가루에 하얗게 굴린 것이다. 생강차와 생강엿 또한 유명하다.

우리가 먹는 생선은 비린내가 나고 장염 비브리오균 등 세균이 묻어 있어 식중독의 염려가 매우 크다. 그러한 생선회를 먹을 때 생강 썬 것을 함께 먹게 되면 비린내도 없애고 살균 작용이 있어 세균성 식중독 예방 효과도 있다.

생강에는 아밀라아제와 단백질 분해효소도 들어 있어 생선회의 소화를 도우며, 생강의 향기와 맛의 성분은 소화기관에서 소화 흡수를 돕는 효능이 있다.

생선회를 먹을 때 생강을 곁들여 먹는 것은 궁합에 매우 잘 맞는 것을 알 수 있다. 음식의 궁합은 영양의 효과와 더불어 먹는 즐거움을 더해 주는 좋은 길라잡이가 된다.

연어 · 생후추

후추는 옛날에 흥분제, 소화제와 설사 · 콜레라 · 관절염 등의 치료 약으로 이용되었는데 최근에는 건위약으로 이용되기도 한다. 후추는 위액의 분비를 자극하여 식욕 증진의 효과가 매우 높다.

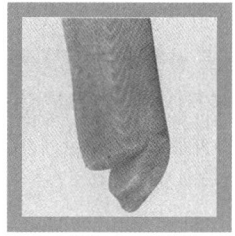

주요성분

    연어의 크기는 50~70㎝이고 모양은 방추형의 생선으로 등쪽은 난회색, 배쪽은 은백색이고, 살은 황적색이다. 생식기에는 붉은 무늬가 생기고 가을철에 강을 거슬러 올라와 상류의 모랫바닥에 알을 낳고 죽는다.

    연어 육질부의 성분은 단백질이 20%, 지질 8%, 회분 1.6%이고 비타민 A 효력 200IU, $B_1 \cdot B_2$ 0.26㎎, 나이아신 9㎎ 정도이다. 연어의 붉은색은 가열해도 결코 갈색으로 변하지 않고 고운 색깔을 유지한다. 이것은 근육에 아스타크산틴이란 카로티노이드계 색소가 들어 있기 때문이다. 흰살생선에 비해 지질이 매우 많고 지용성 비타민도 많다.

연어를 먹을 때는 기생충이 있을 수 있으므로 될 수 있는 한 생식은 하지 않는 것이 좋다. 버터구이나 치즈구이 등으로 많이 요리한다. 통조림한 것들은 고압에서 가열하므로 뼈까지 먹을 수 있다.

연어는 냉동품이나 염장품이 많은데, 연어 요리를 먹을 때 향신료로 쓰이는 것이 생통후추이다. 후추는 독특한 매운맛이 있는데 그 매운맛 성분은 피페린과 샤비신 등이다. 오래 저장된 후추는 매운맛이 약해지는데 피페린이 보존 중 결정 상태가 되어 분산되기 때문이다. 향기로운 맛은 백색 후추가 검은색 후추보다 순하고 고급품이다.

후추 향기의 성분은 대부분 껍질에 많이 포함되어 있는데, 백후추는 껍질을 없앴기 때문에 검은 후추에 비해 그 강도가 약 1/4밖에 되지 않는다.

주요 효능

후추는 매운맛과 방부 작용과 냄새를 없애는 작용이 있어서 옛날부터 가공식품에 많이 이용해 왔다. 햄이나 소시지 · 카레 · 수프 · 샐러드드레싱 · 피클 · 리큐르 · 청량음료수 등에도 이용된다.

후추는 원형 그대로 쓰는 경우도 있고 거칠게 갈아서 쓰기도 하고 가루로 이용하기도 한다. 연어 요리를 먹을 때 곁들여지는 통생후추는 독특한 향기가 있으므로 연어를 먹으면서 통생후추를 이따금 씹으면 독특한 향기와 맛과 매운맛이 아우러 연어의 맛을 더욱 음미할 수가 있다.

후추는 옛날에 흥분제, 소화제와 설사 · 콜레라 · 관절염 등의 치료약으로 이용되었는데, 최근에는 건위약으로 이용되기도 한다. 후추는 위액의 분비를 자극해 식욕 증진의 효과가 매우 높다.

유럽에서는 중세기에 한때 결혼 지참금, 또는 세금 등을 내는 데 후추가 사용되기도 하였다. 유럽의 영주들은 화폐보다도 큰 후추로 소작료를 대신 받는 것을 좋아했다고 한다.

중국에서 후추는 한나라 때 실크 로드를 통해서 서쪽에서 전래했기 때문에 붙은 이름이다. 바스코 다 가마가 1498년 인도의 나라발 해안을 향해서 새로운 항로를 발견하였기 때문에, 그 후의 향신료 무역을 포르투갈이 독점하게 되었다. 그러한 이유로 알렉산드리아 · 제노아 · 베니스가 마침내 경제적 몰락을 초래하게 되었다. 이들 도시의 경제적 번영은 후추와 같은 향신료의 거래에서 이루어졌다.

한때 후추를 우리나라에서 재배한 일이 있는데, 기후와 토질이 달라서 열매는 결실을 보았으나 매운맛이 전혀 없어 쓸모가 없었다.

10
잉어 · 팥

임신부는 간장에 큰 부담을 안고 있는데, 그런 때에 소화 흡수가 잘 되는 단백질 식품인 잉어와 간장의 기능에 큰 도움이 되는 팥을 곁들여 먹는 것은 매우 좋은 궁합이다.

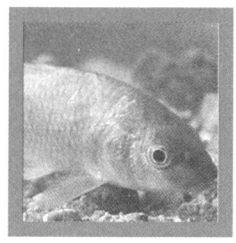

물의 특성

내부분의 사람은 하루에 1.5ℓ 가량의 수분을 배설하는데, 소변으로 0.6ℓ, 땀으로 0.6ℓ, 숨 쉴 때 0.3ℓ 등이다. 사람이 늙어 주름이 지는 것도 피부의 수분이 부족하기 때문이고 콜레라가 무서운 것도 바로 이 물이 부족하기 때문이다. 이렇게 중요한 물을 공급하는 것 못지않게 체내의 수분을 적절히 배설하는 일도 매우 중요한 것이다.

만일 제대로 배설하지 못하면 몸이 붓는 증세가 나타난다. 몸이 붓는 것을 부종 또는 부증이라고 한다. 이 부종은 심장병이나 신장병에 걸리거나, 어느 국부의 혈액 순환에 장애가 있기 때문에 몸이 퉁퉁 부어오르는 병이다.

비타민 B₁의 부족으로 생기는 각기병에서도 부종이 나타나며, 부인들은 임신 중독증에 부종이 생기는 일이 많다. 임신 5~6개월 이후가 되면 차츰 부종이 생기고 수시로 혈압이 올라가거나 단백뇨를 배설하기도 한다. 우리의 몸은 체내에 형성되는 이들 유해 물질을 분해하는 가운데 중화하는 능력이 있으나, 그것이 제대로 되지 않으면 차차 임신중독 상태가 된다. 이것은 초기 중독증인 입덧과는 전혀 다른데, 그 이유는 임신에 의해 조절 능력이 상실되었기 때문에 일어난다.

이러한 경우 신장이 나쁘기 때문에 단백질을 먹으면 안 된다. 간장이 나쁘니까 지방을 먹으면 나쁘다는 식으로 덮어 놓고 제한하면, 도리어 증세가 악화되므로 식이 요법에 주의해야 한다.

그런 때에 염분과 물을 많이 먹으면 부종이 더 심해지므로 조심해야 한다. 전날 배설한 오줌량보다 500㎖ 많은 양의 물을 마시는 것이 좋다. 소금은 그 증세에 따라 하루에 5g가량 섭취하는 것이 바람직하다.

임신 부종이나 각기 부종에 매우 좋은 식품으로 전해 오는 식품이 있는데, 이것은 잉어와 팥을 달여 마시는 것이다.

잉어 1마리와 팥 1~2홉을 물 1~2되에 달여서 그 즙을 마시면 좋다. 이 즙을 마시고 몇 시간 뒤에 설사가 나왔다는 사례가 있다. 각기병의 경우에는 물을 더 많이 넣고 달여 먹으면 잘 낫는다.

주요성분과 효능

잉어와 팥의 배합은 영양적인 면에서 생각해 볼 때 궁합이 매우 잘 맞는다. 잉어는 중국에서는 3천 년 전부터 애용되어 온 강장 보신 식품이다. 산모의 젖이 부족하거나 몸이 쇠약해졌을 때 잉어를 고아 먹으면 젖이 많아지고 건강을 회복하는 것으로 전해지고 있다. 이것은 잉어의 성분으로 미루어 보아 근거가 있는 것이다.

잉어에는 단백질이 18%가량, 지방이 2%, 많은 양의 칼슘과 비타민 B₁이 있어 임산부·환자·어린이에게 매우 좋을 뿐 아니라 성인의 건강과 정력을 증진할 수 있기 때문이다.

잉어의 지방분은 불포화 지방산이 주성분이기 때문에 동맥 경화와 고혈압인 사람에게도 매우 좋은 영양 공급원이 될 수 있다. 잉어탕을 끓일 때는 내장을 없애고 구기자를 넣어 약한 불로 1시간가량 푹 고아 그 국물을 마시는 것이 중국식 잉어탕이다. 이 잉어탕은 여성의 냉증에도 매우 유효하다.

부종을 치료하기 위해 잉어에 섞는 팥은 몇 가지 특성이 있는 곡물류이다. 팥은 콩과에 속하는 한해살이풀인데, 동양이 원산지로 중국·한국에서 많이 재배되고 있다. 한자명으로는 적두, 또는 소두라고 한다. 우리나라에서는 쌀과 콩 다음가는 오곡 중의 하나인데, 팥의 성분은 당질 57%, 단백질 23%이고 비타민류로 비타민 B₁이 매우 많아 각기병에 좋다는 말이 있다. 그래서 쌀에 팥을 섞으며 당질 대사가 잘되며, 당질의 연소 찌꺼기가 남지 않게 된다.

팥에는 사포닌과 콜린이 들어 있다. 사포닌은 거품의 성분으로 비누가 없던 시절에는 팥가루를 물에 넣어 거품을 일게 하여 세제로 이용하기도 하였다. 이것은 화학 제품과는 달리 전혀 해가 없으므로 약한 피부나 식품을 씻는데 매우 좋다.

잉어에 팥을 넣고 삶으면 사포닌이 우러나와 체내의 수분을 배출하는 데 큰 도움을 준다. 몸에 부담을 덜 주면서 수분 대사에 도움이 되는 사포닌의 효과를 얻는 매우 좋은 방법이다.

각기병의 경우에는 잉어의 지방을 체내에 흡수하는데 한몫을 담당한다. 팥에 들어 있는 간장 대사를 돕는 콜린은 간장의 건강을 유지하는 데, 매우 중요한 물질이다. 간장에 지방이 축적되면 간장의 세포가 마침내 파괴되어 간경변증을 일으키기 쉽다. 그런데 콜린이 공급되면 중성지방이 잘 형성되지 않고, 혈액에 잘 순환되는 인지질인 레시틴이 만들어지기 쉽기 때문에 몸에 부담을 주지 않게 된다.

임신부는 간장에 큰 부담을 안고 있는데, 그런 때에 소화 흡수가 잘되는 단백질 식품인 잉어와 간장의 기능에 큰 도움이 되는 팥을 곁들여 먹는 것은 매우 좋은 궁합이다.

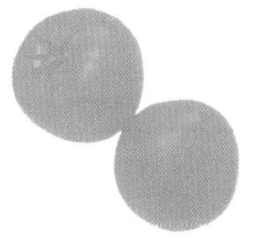

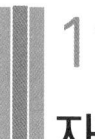

11

자라 · 구기자

자라탕은 양질의 단백질이 많이 들어 있고 맛이 매우 좋아 보신재로, 허약한 사람의 원기 회복 음식으로 권장된다. 살에는 필수아미노산이 많고 비타민 B_1, B_2 등이 매우 풍부하다. 자라는 산성 식품이므로 알칼리성이 강한 구기자를 배합하면 궁합이 잘 맞는다.

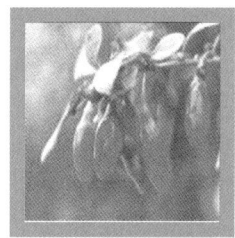

자라의 특성

자라는 예부터 우리나라에서 우리들 생활에서 자주 입에 오르는 동물의 하나였다.

예부터 정력을 상징하는 약용 동물로 알려져 왔는데, 등이 매우 단단하고 다른 부분은 부드러운 피부로 덮여 있다. 알에서 2개월 만에 부화되고 성장이 매우 더딘데, 약 20년이 걸린다.

자라는 인도에서는 불로장수의 심벌이며, 중국에서도 장수를 상징하는 동물로 여기고 있다.

만드는 방법

보통 자라 한 마리의 살코기는 400g가량 되는데 그 고기는 대여섯 쪽으로 잘라 청주를 섞고 물씬하게 찐다. 이때 한약재인 육종용과 용안육 등을 조금 섞고 생강즙을 넣고 국물을 마신다. 중국에서는 이 요리가 남성의 스태미나 증강에 매우 뛰어난 식품으로 알려져 있다.

그러나 우리나라에서는 그와는 다른 구기 자라탕을 만들어 먹었다. 재료로는 자라 1마리, 구기자·산약·황기·생강 각각 20g씩, 청주 7컵을 재료로 준비한다. 자라는 산 것을 준비하고 머리와 다리를 자르고 몸통만 사용한다. 등껍질 사이를 칼로 자르고 내장을 빼낸다. 냄비에 손질한 자라를 안치고 위의 재료를 모두 넣은 다음 청주 7컵과 물 7컵을 부어서 푹 끓이면 자라탕이 된다.

이 자라탕은 양질의 단백질이 많이 들어 있고 맛이 매우 좋아 보신재로, 허약한 사람의 원기 회복 음식으로 권장된다. 살에는 필수아미노산이 많고 비타민 B_1, B_2 등이 매우 풍부하다. 자라는 산성 식품이므로 알칼리성이 강한 구기자를 배합하면 궁합이 잘 맞는다.

구기의 열매는 가을에 붉게 익는다. 그 열매를 구기자라고 하는데 이것은 예부터 강장 해열제로 이용해 왔다. 구기자는 부작용이 없는 특징을 가지고 있다. 구기자는 인체의 정기를 보하고 폐나 신장의 기능을 촉진하여 시력이 좋아져 마치 꺼져 가는 등불에 기름을 부은 것같이 된다고 『본초강목』에 쓰여 있다.

그래서 중국의 음식에는 구기자가 들어간 것이 매우 많다. 심지어 집을 멀리 떠나면 구기자를 먹지 말라는 속담까지 있을 정도이다.

구기자는 간세포의 신생 촉진 작용과 지방간의 억제 작용이 보고되었고 베타인이라는 성분이 있어 지질 대사를 매우 원활하게 한다.

구기자 자라탕은 추위를 잘 타는 노인이나 손발이 찬 사람에게 매우 좋은 식품으로 알려져 있으며, 피로할 때 먹으면 원기 회복이 몹시 빠르다고 한다.

도움말 · 적당량 술의 효과

① 식욕 증진 : 알코올의 자극으로 위약 분비를 촉진하고 소화를 도우며 입안과 위를 상쾌해지게 해서 식욕을 증진한다. 가벼운 소화 불량과 병후 회복기에 적당량의 음주는 크게 유효하다.

② 몸을 녹여준다 : 순환계에 작용하여 혈류를 왕성하게 하고 말초혈관을 확장하기 때문에 체온이 혈류에 실려 몸의 표면에 닿아 따뜻함을 느낀다.

③ 스트레스를 해소한다 : 술의 중요한 효과의 하나이다. 긴장이 풀려 유쾌해져서 스트레스 해소에 도움을 준다.

④ 숙면을 돕는다 : 혈류를 촉진하여 몸을 녹이고 뇌의 긴장을 풀어 주며 불면의 원인이 되는 혈액의 편재를 바로잡아 주어 잠이 들게 하면서 숙면은 돕는다.

⑤ 피로를 가시게 한다 : 말초혈관을 확장하여 혈류를 왕성하게 해주기 때문에 체내의 노폐물을 없애는 동시에 피로가 해소된다.

12

재첩 · 부추

부추는 비타민 A의 모체인 베타카로틴이 매우 많아 비타민 A 효력으로 따지면 1,800IU나 된다. 이 카로틴은 내열성이 매우 강하기 때문에 비타민 C와는 달리 국을 끓여도 성분의 손실이 적다. 그렇기 때문에 재첩국과 부추는 궁합이 매우 잘 맞는 식품이다.

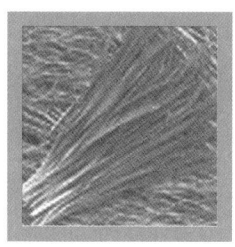

주요성분과 효능

재첩은 술꾼들이 재첩국을 마시면 개운해진다고 하여, 예부터 인기가 매우 높은 음식이다. 재첩과 바지락의 성분은 거의 같으나 영양소는 재첩이 조금 높다.

성분의 특징은 칼슘 · 철 · 인 · 비타민 B_2, B_{12}가 매우 풍부하고 달걀에 못지않을 만큼 품질이 좋은 단백질을 함유한다. 비타민 B_{12}가 육류나 간과 맞먹을 정도로 들어 있다. 재첩의 살에는 영양이 듬뿍 들어 있으므로 재첩국을 먹을 때, 국물만 마시지 말고 반드시 살도 남기지 말고 먹는 것이 좋다.

이러한 조개류에는 타우린 성분이 많이 들어 있어 콜레스테롤 저하 효과와 간 기능 증진 효과도 인정되고 있다. 타우린은 쓸개즙의 배설을 촉진해 간의 해독 작용을 촉진한다. 고단백이면서 저지방(2%)인 점이 간장병에 더욱 좋은 영향을 준다. 비타민 B_{12}는 물에 잘 녹기 때문에 국물 안에 잘 우러나온다.

재첩에는 유기산으로 호박산이 있는데, 이것은 쓸개즙의 분비를 촉진하는 작용을 한다. 재첩은 알이 큰 것이 좋다. 재첩은 민물에 담가서 모래를 토해 내게 하고 요리한다.

이와 같이 영양 성분이 매우 우수한 재첩이지만 한 가지 단점이 있다. 그것은 비타민 A의 함량이 적다는 것이다. 그래서 재첩국을 끓일 때 부추를 넣고 끓이는 방법이 고안되었다.

부추는 비타민 A의 모체인 베타카로틴이 매우 많아 비타민 A 효력으로 따지면 1,800IU나 된다. 이 카로틴은 내열성이 매우 강하기 때문에 비타민 C와는 달리 국을 끓여도 성분의 손실이 적다. 그렇기 때문에 재첩국과 부추는 궁합이 매우 잘 맞는 식품이다.

13

젓갈 · 귤

감귤류에는 유기산인 구연산이 매우 많아 신맛이 있는데 이 구연산이 염분의 피해를 감소시키는 효과가 있다. 상큼한 맛을 첨가하므로 젓갈의 맛도 매우 좋아지고 소금의 피해를 감소시키기 때문에 매우 좋은 궁합이다.

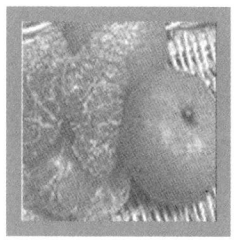

주요성분과 효능

젓갈은 생선이나 조개류 또는 내장을 원료로 사용하기 때문에 10~16%의 단백질이 있고, 이것이 분해되어 아미노산과 펩타이드의 상태를 이룬다.

감칠맛이 주요성분이고 쌀을 주식으로 하는 우리나라 사람들에게 가장 부족하기 쉬운 라이신과 드레오닌과 같은 필수아미노산이 많은 것이 특징이다. 비타민 중에서도 B_{12}는 금속 코발트인 특별한 비타민으로 젓갈에 많이 들어 있는데, 인체에 이러한 성분이 부속하면 악성 빈혈에 걸리게 된다.

젓갈은 염분이 매우 많기 때문에 플라스틱이나 깡통 등에 담는 것은 좋지 않으며 항아리나 오지그릇이 좋다. 젓갈을 꺼낼 때 쓰는 젓가락이나 국자는 반드시 불에 달구어 사용했던 옛날 습관은 매우 합리적인 방법이다.

젓갈은 크게 두 가지로 먹게 되는데, 김치를 담글 때 쓰는 것처럼 조미용인 것과 밥반찬이나 술안주로써 먹는 것이다.

조미용은 멸치젓 · 조기젓 · 황석어젓 · 곤쟁이젓 · 새우젓 · 갈치젓 등이 있고, 반찬용으로는 게젓 · 명란젓 · 창란젓 · 굴젓 · 조개젓 · 꼴 뚜기젓 · 뱅어젓 등이 있다.

반찬용이나 술안주용으로 먹을 때에는 파 · 마늘 · 고춧가루 등을 섞어 양념이 젓갈에 고루 배이게 한다. 영양적인 장점도 있으나 염분의 함량이 매우 많기 때문에 고혈압인 사람들은 먹지 말라고 했다.

소금은 혈압과 매우 깊은 관계가 있다. 인체 세포가 정상적으로 작용하기 위해서는 나트륨과 칼륨의 균형이 잘 이루어져야 하는데 짜게 먹으면 나트륨의 농도를 상승시켜 혈압이 올라간다. 그래서 칼륨이 많은 식품을 먹으면 몸에 좋다고 하나 젓갈을 무칠 때 양념에 귤이나 유자를 얇게 저며 섞으면 염분의 피해를 감소시킬 수 있다.

귤과 유자에는 칼륨이 각각 150mg(나트륨 1mg), 260mg(나트륨 9mg)이나 들어 있다. 감귤류에는 유기산인 구연산이 매우 많아 신맛이 있는데, 이 구연산이 염분의 피해를 감소시키는 효과가 있다.

상큼한 맛을 첨가하므로 젓갈의 맛도 매우 좋아지고 소금의 피해를 감소시키기 때문에 매우 좋은 궁합이다.

14

조개탕 · 쑥갓

위장이 약해 소화력이 떨어지면 조개탕 국물이야말로 안성맞춤이다. 조개 국물의 시원한 맛은
단백질이 아닌 질소화합물인 타우린 · 베타인 · 아미노산 · 핵산류와 호박산 등이 잘 어울린다.
타우린이란 물질이 최근 화젯거리가 되고 있다.

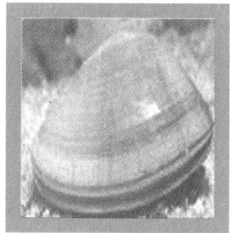

조개탕의 특성

예부터 우리 민족은 술을 많이 마신 후 반드시 먹는 해장국에 조개
탕이 있다. 우리는 따끈한 조개탕 국물을 떠먹으면서 시원하다는 말을
연발한다. 입에 뜨거운 국물을 마시면서, 어떻게 이런 표현을 하는 것
일까? 조개탕에는 다른 음식에서 찾아볼 수 없는 독특한 맛이 있는데,
그 맛을 시원하다는 말로 표현한다. 뜨거운 국물을 마시면서 후련하다
는 뜻에서 시원하다고 생각하는 것은 아닐까.

조개탕을 마시면 속이 한껏 편해지고 술이 잘 깨는 효과가 있다.

조개탕에는 대합조개와 모시조개가 쓰인다. 대합의 길이는 85㎜,
폭 40㎜ 정도이고 빛깔은 회백갈색에 적갈색인 세로무늬가 있으며 안

쪽은 백색이고 2개의 주치와 2개의 측치가 있는데, 조가비가 닫힐 때 그 힘과 두 쪽의 물림이 잘 맞으며 같은 크기의 조가비를 맞추어 보아 서로 물리지 않기 때문에 이것을 일부일처의 교훈으로도 삼고 있다.

조개류는 대개 전복과 가리비를 제외하고는 알을 낳는 시기는 늦봄 부터 여름까지이므로 그때에는 맛이 없다. 대합은 담수가 섞이는 해변 의 진흙 모래밭에 살며 조류를 따라 이동하기도 하고 6~9월에 알을 낳는다. 속살은 맛이 매우 좋아 여러 가지 요리로 쓰이고, 껍질은 몹시 두꺼워서 바둑돌로 쓰인다.

껍질을 태워서 만든 석회는 고급 도료 등에 쓰이는데, 무명조개 · 문합 · 화합이라고 부르기도 한다. 모시조개의 껍데기는 둥근데, 높이 와 길이가 각 50㎜, 폭 30㎜가량이다. 뚜렷한 윤맥과 가는 방사맥이 엇갈리고 겉 부분은 갈색이며 가장자리는 자색이다.

해안의 얕은 진흙 속에 사는데 한국 · 일본 · 대만 등지에 고루 분포 하며 가막조개 · 가무라기 · 황합 등의 별명이 있다.

주요성분

조개는 종류에 따라 성분이 조금씩 다르지만, 대합 100g의 성분을 살펴보면 다음과 같다. 단백질 10.5g, 지방 1.3g, 당질 3.9g, 회분 2.2g, 칼슘 116㎎, 인 112㎎, 철분 130㎎, 비타민 A 35IU, 비타민 B_1 0.07㎎, 비타민 B_2 0.14㎎, 비타민 C 5㎎. 이러한 성분에서 보는 바와같이 단백질이 가장 많고, 물고기에 비해 지방의 함량이 매우 적은 것이 특징이다. 조개의 단백질 속에는 히스티딘·라이신 등의 아미노산이 몹시 많고, 당질은 글리코겐이 풍부한 영양식품이다. 양질의 단백질을 공급해야 하는 간장 질환과 담석증 환자에게는 조개탕이 아주 좋은 식품이다.

위장이 약해 소화력이 떨어지면 조개탕 국물이야말로 안성맞춤이다. 조개 국물의 시원한 맛은 단백질이 아닌 질소화합물인 타우린·베타인·아미노산·핵산류와 호박산 등이 잘 어울린다. 타우린이란 물질이 최근 화젯거리가 되고 있다. 비필수아미노산인 타우린은 맛 성분일 뿐 아니라 건장 유지와 매우 깊은 관계가 깊다.

인체에는 심장·근육·중추신경·부갑상선 등에 많이 있다. 이 성분은 간질에 매우 유효하며 고혈압과 뇌일혈 증세 억제 효과가 인정되었다. 그리고 체내의 지방의 분해를 도와주며, 간장의 해독 작용을 촉진하는 기능을 가지고 있다.

조개에는 유기산의 일종인 호박산이 들어 있다. 이것이 조개탕의 시원한 맛을 내는 중요한 성분으로 모시조개에는 0.4%, 대합에는 0.1% 가량 들어 있다. 조개탕을 끓일 때 간장을 치고 맛을 조절한 다음 끓여서 마지막에 청주를 넣으면 조개탕의 맛이 난다.

원료인 조개는 살아 있는 것을 물에 씻어서 묽은 소금물에 담가 두면 모래를 토해 낸다. 탕을 끓여서 먹기 전에 쑥갓을 곁들이면 상큼한 맛이 있어 매우 좋다. 그런데 쑥갓을 대합탕에 넣고 끓이면 국물이 파랗게 색깔이 변하므로 따로 두었다가 그릇에 담아 내야 한다.

쑥갓이 곁들여지면 맛과 영양의 균형과 시각적 효과도 높다. 쑥갓은 향이 매우 독특하고 맛이 산뜻해서 날것으로 먹어도 좋고 나물로 무쳐서 먹어도 그 맛이 좋다. 국화과에 속하는 식물로 유럽에서는 관상용 화초로 재배되고 있다.

우리나라에선 일 년 내내 재배하고 있다. 쑥갓 100g의 일반 성분은 다음과 같다. 수분 93.5%, 단백질 2.6g, 지방 0.3g, 당질 2.5g, 섬유소 1.0g, 회분 1.3g, 칼슘 74mg, 인 37mg, 철분 2.2mg, 비타민 A 6,630IU, 비타민 B_1 0.15mg, B_2 0.25mg, 비타민 C 18mg 등이다.

위의 성분에서 보는 바와 같이 칼슘이 많고 비타민 A와 C가 매우 풍부한 알칼리성 식품이다. 그리고 엽록소가 매우 풍부해서 적혈구의 형성에 큰 도움을 주고 혈중 콜레스테롤의 저하 효과가 있어 건강 유지에 매우 큰 몫을 담당하고 있다. 조개에는 엽록소·비타민 A와 C는 없거나 몹시 빈약하다.

식품은 산성 식품과 알칼리성 식품으로 나누기도 한다. 식품을 태워서 남는 재, 즉 회분을 조사해서 나누는 것이다. 칼슘·칼륨·나트륨 등 알칼리성 원소가 더 많으면 알칼리성 식품이라고 한다.

반대로 인산·유황 등 산성 원소의 함량이 더 많으면 산싱 식품이라고 한다.

어떤 학자는 산성 식품은 인체에 해롭고 알칼리성 식품은 좋은 것으로 말하나 이것은 잘못된 것이다. 육류·곡물류 등은 산성 식품이고 채소·과실·해조류 등은 알칼리성 식품으로 사람에게는 모두 반드시 필요한 것이다.

어느 한편으로 치우치지 않게 먹는 것이 바른 식생활이다. 조개탕과 쑥갓은 궁합이 매우 잘 맞는다.

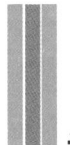

15

추어탕 · 산초

산초는 한방약뿐 아니라 민간요법으로도 널리 이용되고 있다. 위하수와 위확장증 등에 응용하기도 하는데 건위 · 소염 · 이뇨 · 국소 흥분 · 구충제 등 용도가 많다. 산초는 위장을 자극하여 신진대사의 기능을 촉진하는 특성이 있다.

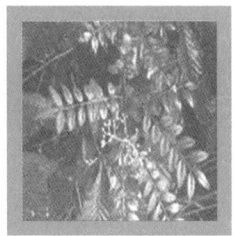

미꾸라지의 특성

추어탕은 여름 내내 더위에 시달린 몸에 원기를 한껏 불어넣는 식품으로 추어탕이 우리들의 사랑을 받고 있다. 미꾸라지는 매우 미끄럽기 때문에 미꾸라지라고 부른다. 미꾸라지는 우리나라의 논과 도랑 또는 늪 등 얕은 흙바탕에서 살지만 지금은 대부분 양식을 하고 있다.

주요성분

미꾸라지는 100g 중 단백질은 16.2g이고, 7.36㎎이나 되는 칼슘과 비타민 A · B₂ · D가 매우 풍부하다. 지방은 2.8g가량으로 몹시 적으나 불포화 지방산으로 되어 있어 콜레스테롤의 폐해를 막을 수 있다.

미꾸라지가 정력을 돋우어 주는 강장, 강정 식품으로 손꼽히게 된 것도 이유가 있다. 미꾸라지는 겨울 동안 흙탕물 속에서 먹이를 먹지 않고 동면하기 때문에 맛이 없다. 봄부터 산란기를 앞두고 먹이를 많이 먹고 살쪄 기름기가 올라야 맛이 매우 좋아진다. 따라서 추어탕은 늦여름과 가을에 제맛을 낸다.

주요 효능

식물성 위주인 식생활로 인해 단백질이 부족한 저단백식을 섭취한 사람들이 간경변으로 고생하는 일이 많다. 더욱이 미꾸라지는 내장을 제거하지 않고 통째로 먹기 때문에 내장 중의 알과 난소에 들어 있는 비타민 A와 D를 동시에 섭취할 수 있다.

비타민 A가 부족하면 피부가 몹시 거칠어지고 면역력과 시력이 약해져 야맹증을 일으키기도 한다. 발육기의 어린이들에게 비타민 A가 부족하면 성장 장애를 일으킨다. 비타민 D는 뼈의 구성에 매우 중요한 구실을 한다. 칼슘을 많이 섭취하면 화골 작용이 쉽게 이루어지지 않는다. 화골 작용이 잘 되려면 비타민 D와 햇빛의 도움이 필요하다.

뼈는 인체를 지탱하는 지주로 칼슘은 일생을 통해 항상 필요한 것이다. 노인이 배설하는 오줌 속에도 칼슘이 매일 배설된다. 칼슘이 몸 안의 유해 성분을 제독시켜 배설하기 때문이다.

만드는 방법

　그러므로 미꾸라지를 통째로 먹으면 칼슘이 부족하기 쉬운 무기질의 공급원이다. 미꾸라지는 산 채로 소금을 뿌려 거품과 해감을 깨끗하게 토하게 하고, 다시 소금물에 여러 번 깨끗이 헹구어야 한다. 미꾸라지를 그대로 넣는 추어탕으로, 두부를 넣은 솥에 살아 있는 미꾸라지를 넣고 불 위에 얹는 방법도 있다. 미꾸라지가 뜨거운 곳을 피해 두부 속에 파고 들어가 익게 하는 것이다.

　경상도나 충청 · 호남에서는 미꾸라지를 갈아서 추어탕을 끓인다. 추어탕에는 파와 고사리 · 배추 · 우거지와 같은 채소를 넣는데 호박순을 갈아 넣어 끓이면 비린내가 모두 사라진다. 지방에 따라 추어탕을 끓이는 방법이 각기 다르나 쇠고기나 닭국물에 미꾸라지를 넣으면 맛이 좋은 추어탕이 된다. 미꾸라지의 징그러운 겉모양만 보고 먹기를 꺼리는 사람에게도 이것은 먹기 좋은 건강식품이 될 것이다.

　추어탕을 만들 때 비린내를 없애고 맛을 좋게 하기 위해 향신료를 사용한다. 후춧가루나 고춧가루를 넣기도 하지만 추어탕의 향신료로 반드시 필요한 것이 산초이다.

　산초는 운향과에 속하는 낙엽 활엽 관목으로 3m까지 자란다. 길이 5㎜가량의 열매를 맺는데, 가을에 빨갛게 익고 까만 씨가 있다. 산기슭의 양지에서 나는데, 한국 · 중국 · 일본에 각기 분포한다. 특유한 향기와 매콤한 맛이 있기 때문에 어린잎과 과실은 향신료로 쓰인다.

　한방에서는 건조한 열매를 산초, 과피는 천초라 하여 장의 약에 이용하고 있다. 조피나무 · 초피나무 등의 이름도 있다. 산초를 서리 맞기 전에 따서 만든 장아찌가 산초장아찌이다. 잎과 과실에는 특별한 향기가 있고 과피에만 산초 특유의 매콤한 성분이 있어 중국요리에 쓰이는 혼합 향신료인 오향의 중요한 성분 중의 하나이다. 산초나무의 열매가 산초인데, 100g 중 일반 성분은 다음과 같다.

단백질 10.3g, 지방 6.2g, 당질 49g, 섬유질 19g, 무기질 5.6g, 칼슘 750mg, 철 10mg, 칼륨 1,700mg, 비타민 B_2 0.45mg, 그 밖의 특수 성분으로 플라보노이드인 피페린, 매운 성분인 산쇼올, 크산록신 등이 함유되어 있다. 산초에는 정유가 2~6% 들어 있는데, 그중 매운 성분인 산쇼올이 8% 정도 들어 있다.

이 산쇼올은 몹시 변화되기 쉽기 때문에 과피를 가루로 만들면 매운 맛이 쉽게 사라진다. 그러므로 추어탕에 쓰는 산초가루를 한꺼번에 많이 쓰는 것은 좋지 않다. 산초잎이나 과실을 으깨서 개천에 풀어 고기를 잡기도 하는데, 그것은 산초의 크산록신에 의한 경련으로 물고기가 가사 상태가 되는 것을 이용한 것이다. 산초의 향은 미꾸라지의 비린내를 없애는 데 제일 좋은 향신료이다. 같은 원리로 장어요리를 할 때 양념으로 쓰는 것도 맛을 내는 비결이다.

산초는 한방약뿐 아니라 민간요법으로도 널리 이용되고 있다. 위하수와 위확장증 등에 응용하기도 하는데, 건위 · 소염 · 이뇨 · 국소 흥분 · 구충제 등 용도가 많다.

산초는 위장을 자극하여 신진대사의 기능을 촉진하는 특성이 있다. 중국요리에 쓰이는 화초염은 튀김을 찍어 먹는 양념인데 산초가루에 볶은 암염을 섞은 것이다. 이것에 찍어 먹으면 맛이 매우 산뜻해진다. 추어탕과 장어에는 산초가 반드시 필요한 향신료이다.

Part 4

우유 · 유제품으로

만든 음식 궁합

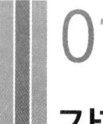

01
감자 • 치즈

치즈는 우유나 양젖을 원료로 유산균과 응유효소인 렌넷의 작용으로 굳혀 만든 발효 식품으로 식품에서 치즈만큼 종류가 다양한 것도 없다. 치즈는 각기 맛과 향이 다른 종류가 무려 약 2천 종이나 되는데 그중 이름이 붙여진 것만도 그 수가 600가지나 된다.

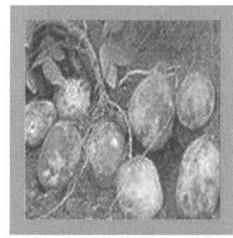

주요성분

　독일에서는 감자를 채소의 왕이라 부른다. 감자의 원산지가 동양으로 알고 있는 사람이 많으나 사실은, 미국이 원산지이다. 남미의 안데스산맥에서 살던 잉카족이 세계 최초로 감자를 재배했는데, 유럽으로 건너간 것은 16세기이며, 훨씬 뒤에 중국을 거쳐 우리나라에 들어왔다. 모양이 마치 말방울 같다고 해서 마령서라 부르기도 한다.

　감자는 맛이 매우 담백하고 조리법도 다채로워서 계속 먹어도 물리지 않는 것이 특징이다. 프랑스 사람들은 튀긴 감자를, 영국과 북구 사람들은 삶아 먹기를 좋아한다. 미국 사람들은 다양한 요리법으로 변화하는 맛과 모양으로 감자를 먹는다. 스테이크에 반드시 구운 감자가 곁들여진다. 구운 감자에는 버터를 녹여서 먹으면 좋은데 감자에는 지방이 0.2%밖에 없기 때문이다.

감자의 성분을 살펴보면 녹말 15%, 단백질 2%, 섬유 0.4%, 무기질 1%, 비타민 C 20㎎ 등으로 구성되어 있다. 무기질로는 채소에 많이 들어 있는 칼륨이 450㎎이 들어 있으며 비타민 C가 몹시 풍부하다.

감자는 찌든지 삶아서 버터나 소금을 찍어 먹어도 좋지만, 뜨거울 때 으깨서 우유·설탕·소금을 섞어 만든 매시드 포테이토는 맛이 매우 좋을 뿐 아니라, 영양 성분도 몹시 우수하다. 샐러드·찌개·크로켓에도 이용되지만, 얄팍하게 저며서 과자처럼 기름에 튀긴 포테이토 칩의 인기는 매우 높다. 그런데 부족한 단백질과 지방을 보완하면서 맛있게 먹는 방법을 알아낸 것은 독일 사람들이다.

그것은 크네델로 껍질을 벗긴 삶은 감자를 으깨는데, 이때 생치즈를 섞어 잘 이겨 마치 골프공 크기로 단자를 만들어 먹는다. 이것은 맥주 안주로 잘 어울리며, 매우 훌륭한 간식거리가 된다.

치즈는 우유나 양젖을 원료로 유산균과 응유효소인 렌넷의 작용으로 굳혀 만든 발효 식품으로 식품에서 치즈만큼 종류가 다양한 것도 없다. 치즈는 각기 맛과 향이 다른 종류가 무려 약 2천 종이나 되는데 그중 이름이 붙여진 것만도 그 수가 600가지나 된다.

생치즈는 자연치즈라는 것으로 숙성 발효시킨 것이고, 프로세스치즈는 가공 치즈로 배합하여 살균한 것이다.

치즈에는 단백질과 지방이 각각 20~30%가량 들어 있어 고열량 식품이면서 소화가 잘되는 식품이다.

술안주로 치즈를 먹으면 위를 보호하고 숙취와 악취를 예방하는 효과도 있다. 치즈가 발효 숙성되는 동안에 단백질이 분해되어 맛도 좋아지고 소화성도 크게 향상된다.

비타민 A, B₁, B₂, 나이아신 등이 있고 칼슘 · 인 등이 매우 풍부해서 감자와 잘 어울리면 서로 보완의 작용이 있어 영양의 상승효과가 매우 높다.

치즈와 감자로 만든 크네델은 발육기의 청소년, 병후 회복기에 있는 사람, 노인들의 영양식으로 매우 좋다.

도움말 · 불면증에 대한 간단한 처방법

① 양파를 쪼개어 머리맡에 두고 잔다.

② 마늘을 쪼개어 태양혈에 문질러둔다.

③ 곶감 3개를 끓여 마신다.

④ 정신을 많이 쓰는 사람에게는 호두죽이 좋다.

⑤ 대추와 대파 뿌리를 1:1로 달여 마신다.

⑥ 산조인(멧대추의 씨)을 볶아 2스푼씩 먹는다.

⑦ 더운물에 발 마사지를 한다.

⑧ 우측으로 돌아누워 잔다.

02

빵 · 햄 · 치즈

샌드위치를 만들 때 갓 구운 빵에 재료를 넣고 겹쳐 두면 썰 때 모양이 마구 흩어지고 까부러 져 납작해지기 때문에 구운 지 하루쯤 지난 것이 좋다.

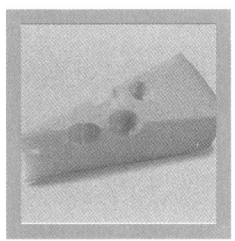

샌드위치의 특성

샌드위치는 누구나 간단하게 만들 수 있으므로 가벼운 식사 · 간식 · 파티 음식 등으로 널리 활용되고 있다.

샌드위치라는 말은 18세기 영국의 정치가 샌드위치 백작의 이름에 서 따온 것이란 설이 있다.

샌드위치 백작이 몹시 노름을 좋아해 하루 종일 식사도 거르고 카드 놀이에 흠뻑 빠졌기 때문에 가족들이 로스트비프를 채소와 함께 빵에 끼워 먹게 한 것이 그 시초라고 전한다.

오픈샌드위치는 뚜껑이 없다고 해서 오픈샌드위치라 부르는데, 둥 글게 썬 프랑스 빵이나 작은 식빵 조각 위에 햄 · 베이컨 · 치즈 · 오이

· 피클 · 달걀 · 삶은 새우 등 여러 가지 재료를 먹는 사람의 취향에 따라 올려놓고 먹는다.

클로즈드 샌드위치는 빵 두 쪽을 그사이에 여러 재료를 끼워서 포갠 것으로, 흔히 샌드위치라는 것은 이것을 가리키는 데 두 겹뿐 아니라 심지어, 네 겹으로 포개는 경우도 있다.

롤 샌드위치는 빵 가운데에 치즈나 채소를 끼워 넣든지, 얇게 썬 치즈나 햄을 깔거나 잼을 바른 다음, 마치 김밥을 말듯이 둥글게 만 것으로 나중에 펴지지 않게 은박지나 랩으로 싸서 냉장고에 넣어 두었다가 먹기 전에 이것을 풀어서 모양을 예쁘게 썰어 낸다.

토스트 샌드위치는 달걀부침이나 햄 또는 베이컨을 구운 빵에 끼워 먹는다. 삼색의 샌드위치는 오이 · 햄 · 달걀이나 치즈를 원료로 푸른색 · 붉은색 · 노란색의 단면이 보이게 만든 것이다.

아코디언 샌드위치는 길다란 바게트 빵에 아코디언 모양으로 가로로 칼자국을 깊이 내서 여러 재료를 끼워 썰어 먹는 것이다.

참치샌드위치는 통조림 참치를 기름을 빼고 잘게 부순 다음 다진 양파 · 피클 · 레몬즙 · 마요네즈 등을 넣어 버무리고 버터를 바른 빵에 끼운다.

그밖에 햄버거 샌드위치, 핫도그 샌드위치, 햄과 상추를 끼운 햄샌드위치, 삶은 달걀을 마요네즈에 버무려 끼운 에그샌드위치, 치즈를 끼운 치즈샌드위치 등 여러 가지가 있다.

샌드위치를 만들 때 갓 구운 빵에 재료를 넣고 겹쳐 두면 썰 때 모양이 마구 흩어지고 까부러져 납작해지기 때문에 구운 지 하루쯤 지난 것이 좋다.

샌드위치에는 햄 · 치즈 · 오이 · 토마토 · 과일 · 고기 지짐 · 생선커틀릿 · 닭고기 등 여러 가지 재료를 끼우는데, 이것들이 잘 빠져나오게 된다. 이때 접착제 구실을 하는 것이 버터나 마요네즈 소스이다.

크림 상태의 버터를 빵의 한 쪽에 고르게 바르는 이유는 그렇게 해야 속에 넣은 재료가 잘 붙고 재료의 수분이 빵에 흡수되지 않아 눅눅한 샌드위치가 되지 않기 때문이다.

이때 속에 있는 재료끼리 잘 붙게 하는 것이 마요네즈이다. 채소로는 상추 · 오이 · 양상추 · 토마토 · 셀러리 · 양배추 · 양송이 등을 넣는다. 그밖에 올리브나 피클을 넣기도 한다.

이렇게 만들어진 샌드위치는 단백질과 여러 가지 비타민이 빵에 보완됨으로써, 누구나 손쉽게 영양 보충을 할 수 있다.

도움말 · 과음

- 마늘 500g을 절반으로 쪼개어 차조기 잎 50여 개, 생강 60g을 얇게 썬 다음 참깨 볶은 것 50g, 레몬 4개를 쪼개고, 꿀 1컵을 소주 1.8리터와 함께 넣어 2개월쯤 발효시킨 다음 마신다.
- 풋콩을 삶아 먹으면 술로 손상된 간장의 회복을 돕는다.
- 결명자차를 마신다. 간열, 풍한을 다스려 간 기능을 돕는다.
- 부추를 즙으로 만들어 한 컵을 1~2회 나누어 마신다.
- 삼지, 부침, 찌개 등을 먹는다.

03
옥수수 · 우유

우유에는 비타민 A · B를 비롯하여 비타민 B군(B_1 · B_2 · B_6 · 판토텐산 · 나이아신 등)을 고르게 가지고 있다. 그래서 옥수수나 옥수수 가공품을 먹을 때 반드시 우유를 곁들이는 것은 영양의 균형을 자연스럽게 바르게 잡아 주기 때문이다.

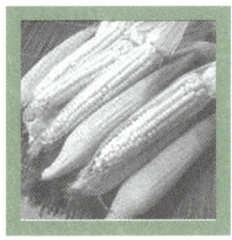

옥수수의 특성

옥수수의 원산지는 남미로 콜럼버스가 신대륙을 발견했을 때 옥수수 · 감자 · 토마토 등을 함께 발견하여 그것들을 유럽에 처음으로 전하였다.

옥수수는 포아풀과에 속하는 한해살이풀로 매우 척박한 땅에서도 잘 자라며 성장 기간이 짧다. 옥수수는 모양과 특성이 각기 다른 품종이 많은데, 다음의 8가지가 대표적이다. 마치종 · 경립종 · 분상종 · 연립종 · 폭열종 · 감미종 · 유종 · 유부종 등이 있다.

옥수수는 옥수수떡 · 묵 · 밥 · 소주 · 엿 · 탕 · 기름 등 용도가 매우 다양하다. 삶거나 구워서 먹기도 하지만, 후레이크나 크림수프 등으로 많이 먹는다. 그리고 튀겨 먹는 팝콘은 폭열종인데, 소화가 매우 잘 된다. 감미종은 당분의 함량이 매우 많아서 구워 먹거나 요리용으로 알맞은데, 단백질과 지방이 다른 종류보다 많다. 유종은 끈기가 매우 많아 공업 원료나 옥수수떡으로 이용된다.

주요성분

옥수수의 소화율을 살펴보면 소화가 비교적 잘 되는 중간 정도 익은 것을 삶거나 구워 먹으면 약 30%가량밖에 되지 않으며, 가루를 내거나 튀겨 먹으면 소화율이 80~90%로 올라가게 된다.

옥수수는 100g 중 350kcal 이상의 열량이 나오는데, 그 성분은 다음과 같다. 수분 13.1%, 단백질 9.6g, 지방 4.0g, 당질 69.8g, 섬유 2.7g, 회분 1.5g, 칼슘 25mg, 인 345mg, 철 21.0mg, 비타민 B_1 0.33 mg, 비타민 B_2 0.07mg, 나이아신 1.4mg 등이 들어 있다.

옥수수의 주성분은 당질인데, 대부분이 녹말이며 포도당이 조금 들어 있다. 단백질은 옥수수 알갱이의 겉껍질 부분에 있는 각질층에 많으며 속에는 적다.

씨눈에는 질이 매우 좋은 불포화 지방산이 많고 토코페롤이라는 비타민 E가 매우 풍부해서 성인병 예방과 노화 방지에도 효과가 좋다. 씨눈에는 지방이 25~27%가량 들어 있으며 사람의 신경 조직에 필요한 레시틴이 1.5%, 비타민 E가 0.2mg이 들어 있다.

옥수수는 아미노산이 몹시 부족한 작물이다. 즉 트레오닌이나 페닐알라닌, 유황 함유 아미노산인 메티오닌과 시스틴 등은 풍부하나, 필수아미노산인 트립토판과 라이신이 거의 안 들어 있어 영양가가 뒤처진다.

옥수수는 나이아신이 부족하다고 알려져 있는데 어른의 경우 하루 소요량은 14~17㎎으로 추정되고 있다.

인체에 나이아신이 부족하면 펠라그라에 걸리게 된다. 펠라그라는 손·발·얼굴·윗가슴 등 햇볕을 많이 쬐는 부분에 홍반이 생기며, 몹시 가렵고 색소가 침착하여 마침내 낙설 현상이 일어난다.

이 증상과 더불어 설사·시력 장애·이명·경련·운동 마비 등을 일으키기도 한다. 다른 종류의 단백질을 먹지 않고 옥수수만을 먹으면 인체의 발육이 제대로 안 되어 성장이 멎는다. 이것이 옥수수 최대의 단점이다.

이런 옥수수의 단점을 보완할 수 있는 가장 우수한 식품이 우유이다. 우유에는 사람이 매일 먹어야 건강을 유지할 수 있는 8가지 필수 아미노산이 골고루 들어 있는데, 특히 옥수수에 적은 라이신과 트립토판의 공급 식품으로 훌륭하다.

콘칩을 먹을 때 우유에 섞어 먹는 것은 매우 합리적인 방법이다. 삶은 옥수수나 팝콘을 먹을 때 콜라 같은 청량음료수를 마시면 영양의 불균형이 더욱 심화하므로 우유와 함께 마시는 것이 좋다.

우유는 거의 완전한 영양분을 가진 완전식품이다. 채식주의자들도 우유와 달걀을 먹는 사람이 많다. 우유에는 비타민 A · B를 비롯하여 비타민 B군(B₁ · B₂ · B₆ · 판토텐산 · 나이아신 등)을 고르게 가지고 있다. 그래서 옥수수나 옥수수 가공품을 먹을 때, 반드시 우유를 곁들이는 것은 영양의 균형을 자연스럽게 바르게 잡아 주기 때문이다.

도움말 · 소화 불량

- 차조기잎을 소금물에 씻어 햇볕에 말렸다가 약한 소금물로 밥을 하여 밥이 다 되어 갈 때 말린 차조기잎을 비벼서 밥 위에 떨어뜨린다.
- 차조기잎, 생강 4g, 검정콩 1컵을 물 180㏄에 넣고 20분가량 삶은 후 걸러서 식힌 후 마신다.
- 산초는 향유 성분이 없는 겉껍질만 쓰는데, 2g 정도를 가루 내어 물에 타서 마신다.
- 인삼과 삽주 뿌리를 가루 내어 꿀로 반죽해서 환을 지어 먹는다.
- 삽주 뿌리 3~5g을 생강과 함께 달여서 매일 먹는다.
- 참마를 강판에 간 다음 양념하여 밥 위에 얹어서 먹는다.
- 쑥은 효소, 비타민류, 무기질, 탄닌 등이 함유되어 있어서 소화력을 증진하고 혈액 순환을 돕는다.
- 칡뿌리를 말려서 가루 내어 먹거나 생즙을 마신다.
- 창출, 칡, 구절초, 익모초를 함께 가루 내어 꿀에 개어 환을 지어 먹는다.

04 우유 · 간

간을 한동안 우유에 담가 두면 간의 나쁜 냄새와 맛이 상당히 많이 없어진다. 이것은 우유의 미세한 단백질 입자가 간의 좋지 않은 성분에 달라붙기 때문이다. 물에 담그면 영양 손실이 거의 없다.

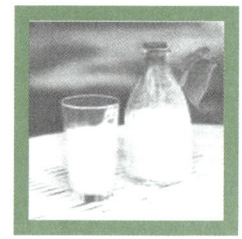

간의 특성

사자가 동물을 잡으면 맨 먼저 찾아 먹는 것이 간이라고 한다. 사자가 간을 몹시 즐기는 것을 보면 사람보다 낫다고 할 수 있겠다. 강인한 스태미나를 갖기를 바라는 사람은 간을 자주 먹는 것이 좋다.

가축의 내장 중에서 간장이 차지하는 비율은 매우 크다. 일반의 살코기와는 달리 염통 · 간 · 이자 · 콩팥 · 지라 · 위 · 혀 등의 내장을 내장육이라고 한다.

소는 내장이 33.9%인데, 간이 1.08%, 돼지는 내장이 15.6%이고 간장은 1.57%나 된다. 간은 위를 반쯤 덮은 암적갈색의 소화선으로 좌우에 두 개의 간엽으로 되어 있고 가운데에 쓸개가 자리 잡고 있다.

간을 떼어 낼 때 쓸개가 터지면 쓴맛 때문에 먹지 못한다. 모든 동물의 간은 신진대사의 중심체이며, 마치 화학 공장과 같은 것으로 분해 · 합성 · 저장 · 해독 · 중화 등온갖 일을 혼자서 수백 가지나 담당하고 있다. 쇠간의 성분은 다음과 같다.

주요성분

쇠간 100g 중의 성분은 수분 73.2%, 단백질 19.9g, 지방 3.5g, 당질 2.2g, 회분 1.7g, 칼슘 5mg, 인 369mg, 철 4mg, 나트륨 55mg, 칼륨 300mg, 비타민 A 40,000IU, 비타민 B_1 0.23mg, 비타민 B_2 3.0mg, 나이아신 13.5mg, 비타민 C 30mg 등이다.

위의 성분을 살펴보면 간이 살코기보다 영양가가 훨씬 뛰어난 것을 알 수 있다. 5g의 간을 먹으면 비타민 A의 1일 필요량이 충당된다. 단백질의 영양가를 판정하는 단백가도 근육보다 간이 매우 높다.

비타민 B 복합체, 적량의 지방 · 철 · 구리 · 코발트 · 망간 · 인 · 칼슘 등 빈혈이나 스태미나 증강에 필요한 무기질이 다른 식품에 비해 비교가 안 될 정도이다. 간의 스태미나 효과를 체험적으로 알게 된 사람들은 강장 식품으로 간은 날것이 좋다고 한다. 그러다 보니 사슴의 간을 비롯해 여러 가지 간을 생식해야 좋은 것으로 알려졌다.

그러나 생식하게 되면 열에 매우 약한 비타민 B나 C 등은 일부 파괴되지 않을지 모르나 위생적인 면에 많은 문제점이 있다.

간에는 각종 효소가 함유되었기 때문에 살코기에 비해 선도의 유지가 매우 어려운데 자가소화 작용이 강해 신선한 상태에서도 자가분해가 빨리 일어나 변질과 부패가 몹시 빠르다. 그뿐만 아니라 기생충 감염이 부담되므로 되도록 생식은 하지 않는 것이 좋다. 가열 조리해도 손실되는 영양은 염려할 정도로 크지 않다.

간은 조리하면 몇 가지 문제점이 생긴다. 첫째, 간의 탄력성과 유연성이 변해서 씹는 촉감이 달라진다. 둘째, 간의 독특한 냄새가 몹시 나서 기호성이 떨어진다. 첫 번째 결점을 보완하기 위해서는 간을 갈아서 다른 식품 재료와 혼합 조리하는 방법이 있다. 독일의 가소시지(레바브르스트) 등이 그러한 것에 속한다. 두 번째 결점을 보완하기 위해서는 마늘·후추·생강 등 향신료가 이용되어 왔다. 그러나 그 효과도 별로 크지 않으며 어린이는 자극성 때문에 몹시 싫어한다.

그러한 단점을 해결하는 식품이 곧 우유이다. 냄새를 뺀다고 조리·가공할 간을 썰어서 물에 담그면 나쁜 냄새와 맛이 약간 떨어진다. 그러나 그 효과가 눈에는 보이지 않으나 물에 녹는 영양소인 일부 단백질, 즉 당질·칼륨 등과 비타민 요와 C 등의 무기질의 손실이 매우 크다. 그런데 이때 우유를 쓰면 상황은 완전히 달라진다.

간을 한동안 우유에 담가 두면 간의 나쁜 냄새와 맛이 상당히 많이 없어진다. 이것은 우유의 미세한 단백질 입자가 간의 좋지 않은 성분에 달라붙기 때문이다.

물에 담그면 영양 손실이 거의 없다. 그 이유는 간이나 우유는 다 같은 생물체이므로 그 무기질·비타민·단백질의 함량이 매우 비슷해서 빠져나가는 역삼투압 현상이 일어나지 않는다. 결코 영양의 손실이 없고 나쁜 냄새와 맛의 제거 효과도 크므로 한꺼번에 두 가지 효과를 거둘 수 있다.

간을 조리할 때 우유에 미리 담그는 것뿐 아니라 함께 조리하는 재료로 우유를 활용하는 것은 매우 좋은 방법이다. 두 가지 다른 종류의 단백질이 합해져 일어나는 상승효과도 매우 높고, 산성 식품인 간과 알칼리성 식품인 우유의 자연스러운 만남도 가능하게 된다.

또 우유 편에서 본다면 자기가 적게 가지고 있는 철분 · 비타민 B_{12} 등이 보강되는 효과도 매우 크다.

간과 우유의 활용은 음식의 기호도를 한껏 높이면서 영양의 균형을 이루는 최상의 궁합이다.

도움말 · 피로회복

- 마늘을 찧어서 콩가루를 섞어 꿀을 넣은 다음 환을 만들어 먹는다.
- 마늘은 하루에 2~3쪽이 적당하다. 지나치게 많이 먹으면 빈혈을 일으킬 수 있고, 공복시에 많이 먹으면 급성 위염을 일으킬 수 있다.
- 구기자는 차나 요리를 만들어 먹을 수도 있고 숙취로 인한 피로회복에 탁월하다.
- 말린 구기자 100g, 꿀 한 컵, 소주 1.8리터를 넣어 둔다. 3개월이 지나면 먹을 수 있으나 1년쯤 지나는 것이 좋다.
- 구기자 술을 한 잔 칵테일 해서 마시면 바람직하다.

05
우유 · 딸기

딸기에 우유를 곁들여 먹으면 궁합이 매우 잘 맞는다. 딸기에 우유를 섞은 것은 한꺼번에 많은 양을 먹을 수가 없어 소화효소의 활동을 돕는 효과가 있으므로 딸기에 우유를 섞어 먹으면 소화 흡수율이 훨씬 향상된다.

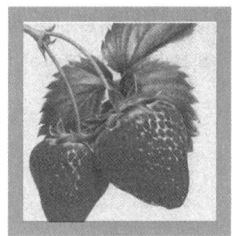

딸기의 특성

딸기의 독특한 맛은 사람에게 신선미를 안겨 주며 색깔과 모양이 예쁜 매우 사랑스러운 과일이다. 딸기는 풀딸기와 나무딸기가 있다. 이른바 양딸기는 풀딸기에 속하는 장미과의 여러해살이풀이며 원산지에 따라 유럽계와 미국계의 두 종류가 있는데, 유럽계는 씨알이 작고 미국계는 씨알이 크다. 딸기 재배는 유럽에선 18세기, 북미에선 19세기에 들어서 시작되었고, 요즘 전 세계에서 많이 재배한다.

재배법으로는 터널 재배, 돌담 재배, 프레임 재배, 비닐하우스 재배 등 차츰 새로운 재배법이 이용되고 있다. 현재는 고랭지 육묘, 냉장 육묘 등 억제재배나 전조재배나 가온재배에 의한 새 기술이 개발되어 거의 1년 내내 소비자들이 먹을 수 있게 되었다.

딸기는 품종 교배가 매우 심한 편이어서 마셜·빅토리아·사탕 딸기 등은 사라지고, 지금은 복우·다나·보교·춘향 등의 품종이 있다.

이른 봄에 출하되어 탐스러운 모양과 독특한 향기와 맛이 있어 날이 갈수록 소비가 증가하고 있다. 음식을 먹은 후 과실로 생식할 뿐 아니라, 잼·젤리·주스·케이크·딸기술 등 그 용도가 매우 다양하다.

신맛이 매우 강하며 단맛이 약했던 재래품은 먹기가 어려웠기 때문에 우유에서 나온 크림과 설탕을 곁들여 먹는 방법이 알려졌다. 크림과 설탕을 치면 딸기의 씁쓸하고 신맛이 중화되어 맛이 매우 좋아지고 영양가도 몹시 높아져 궁합이 잘 맞는다.

영국에서는 '설탕과 크림을 끼얹은 딸기'를 행복한 결혼 생활의 상징으로 노래하며, 딸기의 고운 붉은색과 사랑스러운 모양은 아이들뿐만 아니라 어른들까지도 동심으로 돌아가기에 충분하다.

주요성분과 효능

딸기는 과일 중에서 비타민 C가 가장 많다. 비타민 C라면 흔히 귤을 떠올리게 되나 딸기에 비하면 훨씬 적다. 보통 귤에는 100g 중에 비타민 C가 30mg가량 들어 있는데 딸기에는 80mg이나 들어 있다. 이 비타민 C가 태양광선을 충분히 받은 딸기에 더 많다.

비타민 C의 하루 필요량을 한국에서는 50mg, 미국에서는 60mg으로 설정하고 있으므로 딸기 4~5개만 먹으면 성인의 하루 필요량의 비타민 C를 공급받을 수 있다.

그리고 비타민 C의 부족은 괴혈병의 원인이 되는 것으로 알려져 있는데, 비타민 C가 가지고 있는 생리 작용은 매우 많다. 감기나 세균성 인후염, 편도선염 등에 특효가 있다고 알려져 있다. 무엇보다도 피부 미용 효과와 병후 회복, 수술 후 상처 치유 기능도 있고, 비타민 C를 많이 섭취하면 원기 회복에도 큰 도움이 되며 체력을 증진하는 것으로 잘 알려져 있다. 비타민 C는 인체의 호르몬을 조정하는 부신피질의 기능을 원활하게 해 주기 때문이다.

스태미나를 축적하기 위해서는 매일 200~300㎎의 비타민 C를 섭취하면 효과적이라고 미국의 폴링 박사는 주장하였는데 이것은 비타민제보다는 자연식품에서 섭취해야 더 효과적이다.

비타민 C는 비타민 중에서 소요량이 가장 큰 반면, 곧장 산화되기 때문에 효력을 상실하기 쉽다. 그래서 날것으로 먹는 것이 좋으며, 특히 신맛을 내는 유기산이 있으면 안전성이 있어 잘 파괴되지 않는다.

딸기에는 유기산이 0.7~1.6% 함유되어 있는데, 구연산, 사과산, 주석산이 주체를 이루고 있다. 그리고 딸기는 신경통이나 류머티즘에 특효가 있다고 전래되어 있다. 딸기에는 메칠살리실레이트가 있는데 이 효과도 비타민 C의 덕택이다.

건강한 사람과 장수자들의 식생활을 연구한 조사에 따르면, 유기산이 많이 함유된 식품의 섭취가 많다는 것을 알 수 있다. 발효유인 요구르트엔 유산, 각종 과일에는 구연산·주석산·사과산 등에 들어 있다.

나이가 들면 신맛을 싫어하는 경향이 있으나 장수한 사람들은 신맛이 강한 음식을 좋아한다고 한다. 신신대사를 촉진하는 역할을 하는 유기산을 먹는 방법은 혀에서 느끼는 신맛을 없애는 것이다.

이러한 식품으로 가장 뛰어난 것이 우유이다. 딸기 100g에는 단백질이 0.9g, 지방이 0.2g밖에 들어 있지 않기 때문에 딸기를 먹을 때 우유와 섞어 먹으면 딸기의 신맛을 중화해서 먹기가 훨씬 수월해진다. 이러한 효능 외에도 단백질과 지방 등이 보강되어 영양의 균형을 잘 이룰 수 있다.

인류가 지구상에서 이용하고 있는 식품 중 가장 완전한 것이 우유이다. 우유에는 여러 영양소가 다른 식품보다 골고루 들어 있기 때문에 완전식품이라고 표현하기도 한다.

우유는 양질의 단백질, 비타민 B, 칼슘의 양이 많고 소화 흡수가 매우 잘 되는 식품이다. 우유가 좋은 식품이기는 하나 물 마시듯 마시면 소화가 잘 안 되는 경우도 있다.

우유를 잘 먹는 방법은 한꺼번에 많은 양을 물 마시듯이 하지 말고 한 모금씩 입에서 오랫동안 씹어 먹듯이 천천히 먹어야 우유의 고소한 맛이 더 나고 소화도 잘된다.

딸기에 우유를 곁들여 먹으면 궁합이 매우 잘 맞는다. 딸기에 우유를 섞은 것은 한꺼번에 많은 양을 먹을 수가 없어 소화 효소의 활동을 돕는 효과가 있으므로 딸기에 우유를 섞어 먹으면 소학 흡수율이 훨씬 향상된다.

우유에서 얻어지는 것이 크림인데, 이것은 우유보다 지방과 단백질 함량이 매우 많다. 우유 대신 크림을 끼얹어 먹으면 수분이 적으므로 고영양의 농축이 되는 것이다.

06
카레 • 요구르트

카레 요리에 단단한 치즈를 사용하기도 하는데, 자극성이 매우 강한 카레 요리에 요구르트나
치즈를 섞는 것은 맛뿐 아니라 영양의 균형을 잘 이룬 궁합이다.

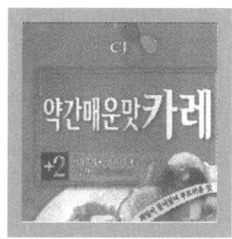

카레의 특성

인도 사람들은 주로 쌀 · 밀 · 잡곡 · 콩 능을 많이 먹는데, ㄱ 요리
법이 매우 다양하다. 몹시 더운 나라이기 때문에 향신료를 많이 쓰는
것이 특징이다. 그래서 인도 요리하면 매콤한 카레 요리를 떠올리게
된다. 카레는 강황 · 후추 · 생강 · 마늘 · 고추 · 코리안다 등으로 만든
노랗고 매운 조미료이다. 우리에게 가장 널리 알려진 것이 카레라이스
인데, 고기 · 채소 등을 익힌 국물에 카레 가루 · 밀가루를 되직하게
섞어 쌀밥에 얹은 요리이다.

더위에 입맛을 잃었을 때 카레를 먹으면 식욕이 돋는 것을 경험한
사람이 많을 것이다. 인도는 몹시 덥기 때문에 식욕을 잃기 쉬우며 식

품의 부패로 인한 식중독의 위험이 매우 큰 나라이다. 그러한 나라에서 생긴 것이 향신료이며 카레였다. 그래서 인도의 가정에는 부엌에 여러 가지 향신료가 항상 준비되어 있다. 그 향신료 중에는 카레의 원료가 되는 것뿐 아니라, 콩 수프를 비롯하여 채소·고기·생선 요리 등 모든 요리에 황색의 타메릭(강황 또는 울금이라는 것으로 카레 분말의 20~40%를 사용)을 비롯해서 몇 가지 향신료를 쓴다.

인도에는 우리나라의 된장이나 간장에 해당하는 것이 없으며 향신료가 그러한 조미료의 구실을 한다.

향신료를 가장 많이 쓴 요리가 카레인데, 치킨카레를 만드는 데 보통 17종의 향신료를 사용한다. 건조된 재료는 절구로 빻고, 푸른 고추나 야자 과육 등 날것은 돌로 갈아 으깨서 쓰며, 마지막에 사용하는 것이 '가람 마사라'이다.

코리안다·카르다몬·흑후추·클로브·쿠민시드·넛메그 등 향이 매우 강한 재료를 혼합한 것이 가람 마사라인데, 이것으로 음식 맛의 끝내기를 한다.

향신료의 배합율은 각기 다른데, 북쪽 지방은 한 사람이 하루에 3g 정도, 남쪽에서는 20g 이상을 먹는다. 가장 많이 쓰이는 황색 향신료 타메릭은 귀신을 쫓는 재료로도 쓰여 왔고, 힌두교를 믿는 신랑 신부는 팔을 이것으로 물들이고, 이것으로 노랗게 물들인 쌀을 결혼식에 쓰기도 한다.

더위에 시달리다 보면 식욕을 잃기 쉽고 식중독과 전염병에 걸리기 쉬운데, 향신료는 식욕 증진 효과와 살균 효과를 동시에 거둘 수 있다. 인도는 향신료를 가진 나라라는 자부심이 대단하다. 카레를 처음 먹는 사람은 혀가 몹시 얼얼해서 정신이 없는데, 인도 사람들은 거기에 요구르트를 섞어 먹기도 한다. 요구르트를 섞으면 매운맛이 줄어들고 카레의 독특한 맛이 생기기 때문이다.

인도에는 소가 매우 많은데 그들은 쇠고기는 먹지 않는다. 그러나 우유나 유제품은 몹시 애용한다. 석가가 수도할 때 우유를 마신 것은 유명하다.

카레 요리에 단단한 치즈를 사용하기도 하는데, 자극성이 매우 강한 카레 요리에 요구르트나 치즈를 섞는 것은 맛뿐 아니라 영양의 균형을 잘 이룬 궁합이다.

도움말 · **가래가 끓을 때**

- 생파인애플을 먹거나 주스를 만들어 마시면 좋다.
- 생강은 담을 없애고, 기를 내리며, 구토를 그치게 하고, 풍한을 다스리며, 경기를 진정시키는 역할을 하므로 파와 함께 달여서 먹거나 홍차에 생강을 넣어 마시면 효과가 크다.

07
피자 · 피자 소스

피자를 만들 때 쓰는 피자 소스는 전분질인 빵과 토핑 재료들을 잘 조화시켜 치즈의 맛이 제대로 느껴지게 하는 역할을 한다. 토마토가 원료인 피자 소스는 그 역할을 가장 잘해 주는 것이다.

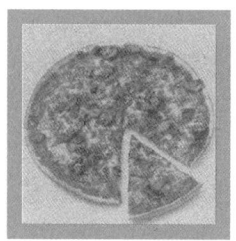

피자의 특성

피자의 원형이라 할 수 있는 음식은 신석기 시대부터 있었던 것으로 추정된다. 당시에는 특별한 토핑 없이 얇게 구워 먹는 빵이었다.

기원전 5세기 페르시아 다리우스 대왕의 병사들이 달군 방패 위에 피자를 구워 먹었다는 설이 전해진다.

토마토 토핑을 기본으로 하는 요즘의 피자는 18세기 이탈리아 나폴리에서 시작됐다. 가난한 주민들이 쉽게 구할 수 있던 토마토를 뿌려 먹었다. 나폴리 최초의 피자가게가 문을 연 섯은 1783년이다.

피자가 미국으로 건너간 것은 19세기 이탈리아 이민자들이 유입되면서다. 당시 샌프란시스코 · 시카고 · 뉴욕 등 대도시에서 이탈리아계

주민들의 거주지를 중심으로 팔리기 시작했다.

1940년대 초반까지만 해도, 주로 이탈리아 후손들이 즐기던 피자를 전 세계인들이 먹게 된 것은 제2차 세계 대전 이후이다.

미군이 이탈리아에 주둔했다가 피자 맛을 보게 된 것으로, 그들은 귀국한 후에도 그 맛을 계속 찾게 됐으며, 1958년 캔자스에서 피자헛이 탄생하면서 하나의 산업으로 자리 잡았다.

우리나라는 1985년 피자헛과 피자인이 차례로 문을 연 후, 불과 25년 만에 대중의 입맛을 사로잡게 됐다.

이탈리아 사람들은 대부분 점심을 잘 먹고 저녁을 가볍게 먹기 때문에 피자는 대개 저녁에 먹는다고 한다. 피자의 맛은 전열기에서 구운 것이 아니라 돌 가마에서 장작으로 구운 것이 매우 맛있다. 우리나라의 장작을 때서 지은 밥맛이 더 좋은 것과 같은 이치일 것이다.

만드는 방법

피자를 만들려면 밀가루 반죽을 구울 수 있는 큰 접시 모양의 받침대와 맛을 내는 소스, 그리고 반죽 위에 올려지는 해물 · 고기 · 채소와 모짜렐라 치즈가 있어야 한다.

피자의 받침이 되는 반죽은 부드러운 빵 같은 두께가 있는 것과 과자와 같이 바삭하고 얇게 만드는 것의 두 종류가 있다.

피자의 양념은 소스인데, 피자의 진미를 맛보려면 피자 소스가 있어야 한다. 피자 소스는 토마토가 바탕이 되며 마늘과 오레가노(향신료)

가 반드시 들어간다. 끓는 물에 데쳐 껍질을 벗긴 토마토 800g이면 샐러드유 1큰술, 마늘 2쪽, 오레가노 1큰술, 월계수 잎 1장과 소금을 조금 준비한다. 껍질을 벗긴 토마토와 마늘은 다지고 팬에 기름을 두르고 다진 마늘로 갈색이 나도록 볶다가 토마토와 월계수 잎, 오레가노를 넣고 중간 불에서 가끔 저어가면서 졸인다.

쉽게 만드는 사람은 이 과정을 생략하고 토마토케첩을 쓰지만 제맛이 나지 않는다. 그다음은 위에 고명을 얹게 되는데, 그것을 토핑이라고 한다. 토핑 재료에 따라 피자의 이름이 달리 붙여진다. 피망이 주재료인 것은 피자 페퍼로니이고, 머쉬룸 피자·올리브 피자·해물 피자·햄 피자·살라미 피자·아스파라거스 피자·튜나 피자·앤쵸비 피자 등이 있다. 올리브·햄·베이컨들도 쓰이는데 얇게 썰어서 사용한다. 양파는 굵게 다져 어느 것에라도 조금씩 섞어 얹는다.

피자에서 가장 중요한 재료가 치즈이다. 뜨거운 피자를 떼어서 덜어낼 때 실처럼 늘어지는 치즈가 피자를 먹는 매력이기도 하다. 그러한 성질을 갖는 것이 모짜렐라 치즈인데, 요즘은 사용하기 매우 편하게 작게 만든 제품이 출시되었다.

밀가루 반죽 위에 토마토소스를 바르고, 치즈 다진 것을 뿌리고, 고명을 여러 군데 얹고 잘게 썬 치즈를 다시 한번 얹는다. 이것을 250℃쯤의 높은 온도의 오븐에 넣고 5분쯤 구우면 피자가 완성된다.

피자를 만들 때 쓰는 피자 소스는 전분질이 빵과 토핑 재료들을 잘 조화시켜 치즈의 맛이 제대로 느껴지게 하는 역할을 한다. 토마토가 원료인 피자 소스는 그 역할을 가장 잘해 주는 것이다.

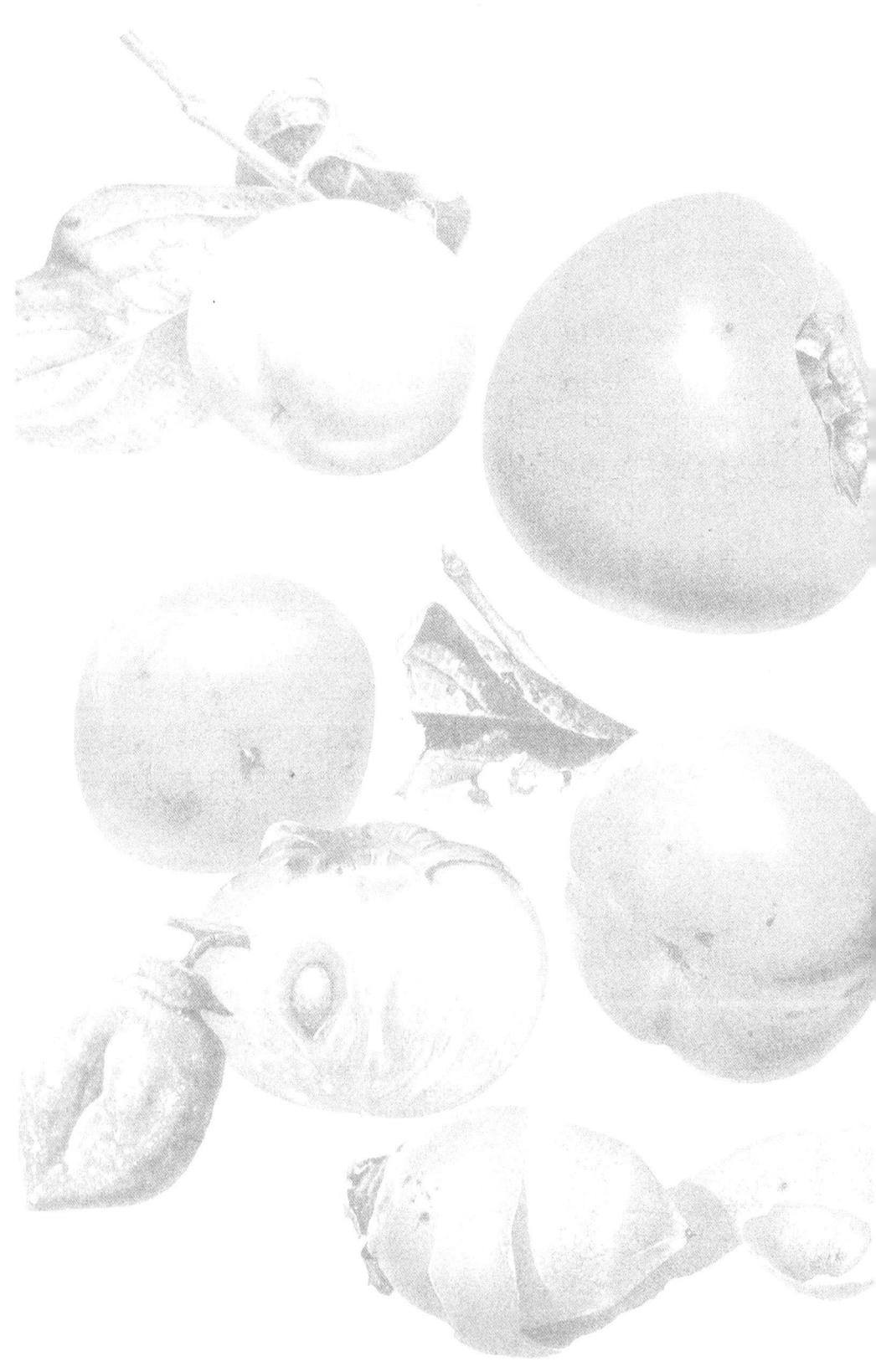

Part 5

고기 종류로 만든

음식 궁합

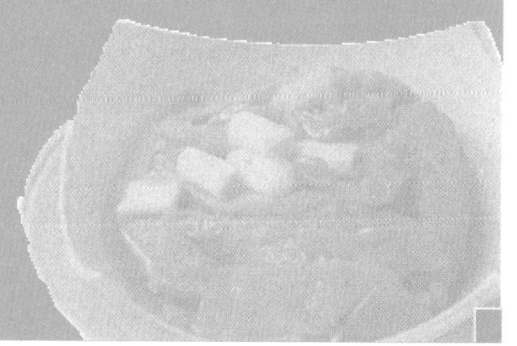

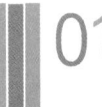

01
간 · 브로콜리 · 양파

중국에서 전해진 양파는 발한 · 이뇨 · 최면 · 건위 · 강장 효과가 있어 중국인들이 거의 끼니마다 식탁에 올리는 일용 식품이 됐다. 코카서스의 장수자들이 양파를 즐겨 먹는 것이 결코 우연한 일이 아니라는 것을 알 수 있다.

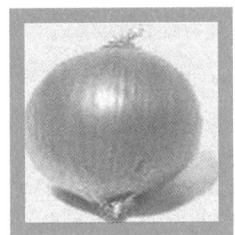

당뇨병을 예방하는 방법

미국의 상원 질병 예방과 영양에 관한 위원회에서는 당뇨병의 예방법을 다음과 같이 제안하였다.

① 지방과 설탕이 많은 고열량 식품의 섭취를 줄이고 비만을 방지한다 ② 알코올 섭취를 몹시 절제하여 200㎉ 이하, 또는 하루 섭취 열량의 10% 이하가 되도록 한다 ③ 채소, 특히 녹황색 채소를 매일 충분히 먹는다 ④ 하루 세 끼 식사 중 되도록 다른 종류의 식품을 여러 가지 먹도록 노력한다 ⑤ 식사를 규칙적으로 하고 한 끼에 절대로 포식하지 않도록 한다.

이러한 예방법은 매우 적절한 것이지만 열량 제한도 중요하다. 그러나 음식 궁합을 잘 맞춰 먹어야 그 효과를 더욱 높일 수 있다. 그러한 궁합이 맞는 요리의 하나로 양파+브로콜리+간을 들 수 있다.

양파는 흰색 채소지만, 다른 채소와는 다른 맛과 향기로운 맛을 가지고 있다. 양파·마늘·달래 등은 공통적인 향기와 맛의 성분을 가지고 있는데, 이들을 예로부터 훈채라 하였다. 자극성 냄새를 갖는 이 훈채는 저마다 독특한 성분을 가지고 있다. 이것은 유기 유황 성분인 알린과 이소시아네이트 그리고 스코르디닌이다.

동물의 간에는 단백질·철·비타민 A가 매우 풍부하고 비타민 B_1이 몹시 많다. 간은 사슴이나 멧돼지 등이 좋은 것이 아니고 비록 닭 간이라도 좋다. 비타민 B_1은 당질을 분해하여 에너지를 만드는 데 중요한 비타민이다. 비타민 B의 흡수를 도와주는 알린이 많은 양파가 간과 궁합이 잘 맞는다.

중국에서 전해진 양파는 발한·이뇨·최면·건위·강장 효과가 있어 중국인들이 거의 끼니마다 식탁에 올리는 일용 식품이 됐다. 코카서스의 장수자들이 양파를 즐겨 먹는 것이 결코 우연한 일이 아니라는 것을 알 수 있다.

브로콜리에는 카로틴과 비타민 C, 그리고 섬유질이 매우 풍부하다. 간에는 비타민 A와 필수아미노산·메티오닌도 많이 들어 있으므로 피부와 간을 튼튼히 하는데, 빼어난 식품인 양파를 곁들여 먹는 것이 매우 좋다.

02
고기 • 겨자

비프스테이크나 생선회 등에 반드시 겨자가 이용된다. 겨자는 몸이 찬 사람에게 좋은 식품이나 위장이 약한 사람은 많은 부담을 주므로 될 수 있는 한 먹지 않는 것이 좋다.

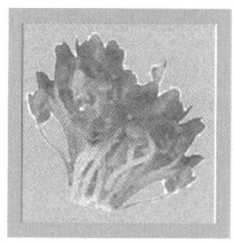

향신료의 특성

고기는 독특한 누린내가 나기 때문에 고기의 맛을 떨어뜨린다. 그래서 고기 요리를 맛있게 먹기 위해 향신료가 쓰이게 되었다.

고기에 쓰는 향신료는 옛날에 조금 변질된 고기를 맛있게 먹는 방법으로 사람들이 창안한 것이다. 고기를 많이 먹는 서양 사람들에게 향신료는 대단히 중요한 위치를 차지했다.

향신료는 종류가 매우 많은데, 좋은 향기와 매운맛을 가진 식물성 물질로서 조미에 이용될 뿐 아니라 조미료의 중요한 원료가 된다. 대부분의 향신료는 열대 지방에서 많이 생산된다.

고기 요리에 많이 쓰이는 향신료로 겨자가 있다. 겨자과에 속하는 식물의 씨앗인데, 서양겨자와 동양겨자의 두 종류가 있다. 서양겨자에는 흑겨자와 백겨자가 있고, 동양겨자에는 백겨자가 있다. 서양겨자는 기름 채취와 그 보존성을 높이기 위해 기름을 약 50% 빼내 가루 내어 쓰고 있다. 동양겨자는 겨자씨를 햇볕에 말려 거칠게 빻아 체질해서 쓰기 때문에 향기와 매운맛이 차츰 약해진다. 그러나 서양겨자는 오랫동안 보존할 수가 있다.

주요성분

겨자 성분 중 가장 중요한 것이 아릴이소시아네이트이다. 이 성분은 겨자씨에 들어 있는 시나루빈(흑겨자 성분)과 시날빈(백겨자 성분)과 같은 유황 배당체에 미로시나아제라는 효소가 작용해서 만들어진다.

시날빈은 매운맛이 매우 약하기 때문에 흑겨자와 백겨자를 섞어서 쓴다. 겨자가루에 40°C가량의 물을 넣고 개면 효소가 작용해서 휘발성 아릴겨자유가 되어 겨자 특유의 향기와 맛이 생긴다. 이때 배당체와 그것을 분리하는 효소가 잘 접촉되게 빨리 개어야 한다.

그래서 겨자는 성급한 사람이 개어야 한다는 말이 생겨났다. 갤 때 술과 식초를 조금 섞으면 보존성이 매우 좋다. 반죽된 겨자는 몹시 맵고 향기로워 육류의 나쁜 냄새를 없애 주는 역할을 한다.

비프스테이크나 생선회 등에 반드시 겨자가 이용된다. 겨자는 몸이 찬 사람에게 좋은 식품이나 위장이 약한 사람은 많은 부담을 주므로 될 수 있는 한 먹지 않는 것이 좋다.

03
고기 · 키위

질긴 고기 위에 얇게 저민 키위를 약 20분간 올려놓으면 연하고 맛있는 고기로 변신한다. 매일 1개씩 키위를 아침 식사 전에 먹으면 변비 치료에 큰 효과가 기대된다.

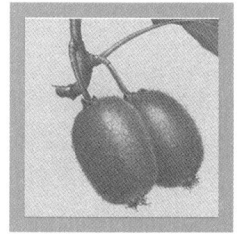

고기의 특성

몸이 찬 사람들에게 육류는 매우 좋은 식품이다. 고기는 위장의 기능을 돕고 위장이 몹시 냉해서 설사와 식욕 부진인 사람에게 효과가 매우 높다. 고기의 맛이 좋은 것은 단백질을 구성하는 아미노산이 여러 가지인데, 그 아미노산이 감칠맛 등 좋은 맛을 돋운다. 그리고 육류에 있는 지방 성분이 좋은 맛을 내는 데 도움을 주고 지방은 부드러운 촉감과 좋은 맛을 준다.

고기는 종류에 따라 육질이 각기 다르기 때문에 같은 동물이라도 부위에 따라 맛과 조직에 차이가 많다. 쇠고기는 조직이 매우 단단해서 돼지고기보다 질긴 특성이 있는데, 질긴 고기를 부드럽고 연하게 하는

데 쓰이는 재료들이 개발되었다. 그런 것을 연육제, 또는 연육소라고 한다.

육회에 무채와 배를 쓰는 것도 그러한 것의 한 방법이며 스테이크에 파인애플을 곁들이는 것도 그 방법의 하나이다. 단단한 고기의 조직을 연하게 만드는 효소를 가지고 있는 것이 특징이다.

최근 시장에 많이 나오고 있는 키위가 그러한 특징을 가지고 있어 육류 요리에 쓰이기도 하고 후식으로 활용되고 있다. 키위는 본디 뉴질랜드에 사는 새의 이름으로, 그 새는 원시적인 새로, 날개는 없고 깃털이 온몸에 났으며, 크기는 닭 정도이다.

부리는 길고 굵고 발에는 4개의 발가락이 있으며, 꽁지가 없다. 낮에는 땅속이나 나무 구멍 속에 있다가 밤에 나와 활동하며, '키위키위' 하고 울기 때문에, 키위라고 부르게 되었다고 한다.

이 새의 모양과 비슷한 갈색 털로 덮여 있는 키위도 뉴질랜드 특산물이며, 차이니즈 구스베리라고도 한다.

키위의 원산지는 중국 양쯔강 연안이며, 그 이름을 양도라고 하는데, 뉴질랜드에서 품종이 개량되었다. 과일의 모양은 타원형이며 1개의 무게는 100g 정도이다. 과육은 비취와 같은 청록색이고 딸기와 멜론의 맛을 합친 것 같은 맛이 있다. 익기 전에 먹으면 단단하고 제맛이 나지 않으므로, 반드시 숙성한 다음 먹어야 좋다.

잘 익은 과일은 젤리 모양이고 물기가 많으며 흑갈색의 작은 씨앗이 동심원상으로 배열되어 있다. 비타민 C는 딸기만큼 들어 있으며 식이성 섬유인 펙틴이 매우 많고 칼륨과 비타민 E도 많다. 나트륨이 몹시 적으므로 소금의 섭취를 줄여야 하는 사람들에게 매우 좋은 과일이다.

키위의 과즙에는 단백질 분해효소인 악티니딘이 들어 있는 것이 특징이고, 고기를 먹고 난 후의 후식으로도 좋고 연육제로도 활용된다. 질긴 고기 위에 얇게 저민 키위를 약 20분간 올려놓으면 연하고 맛있는 고기로 변신한다.

매일 1개씩 키위를 아침 식사 전에 먹으면 변비 치료에 큰 효과를 기대할 수 있다.

도움말 · **눈이 침침할 때**

- 당근, 귤, 레몬, 사과 등을 함께 갈아서 마신다.
- 소의 간을 구워 먹는다.
- 6, 7월의 감잎을 가늘게 채 썰어 말렸다가 달여 그 물로 눈을 씻는다.
- 말린 냉이를 가루 내어 먹는다.
- 눈이 붓고 침침할 때는 냉이 뿌리를 짓이겨 그 즙을 걸러 눈에 떨어뜨린다.

04
돼지고기 • 새우젓

새우젓에는 강력한 지방 분해 효소인 리파아제가 함유되어 있어 돼지고기의 소화를 크게 도와
준다. 돼지고기에 새우젓을 찍어 먹는 것은 맛의 조화와 소화력을 촉진하는 매우 합리적인 음
식 궁합이다.

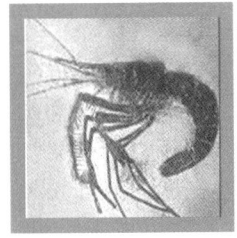

돼지고기의 특성

돼지고기를 가장 맛있게 먹는 방법은 새우젓에 찍어 먹는 것이 좋
다. 기름진 돼지고기에 새우젓을 먹으면 고기의 맛도 매우 좋아질 뿐
아니라, 소화도 잘된다. 돼지고기는 부위에 따라 맛이 다를 뿐 아니라
성분도 각각 다른데, 단백질 12~17g%, 지방 22~44g%를 함유하고
있다. 돼지고기의 단백질을 구성하고 있는 아미노산은 성장과 건강 유
지에 반드시 필요한 필수아미노산을 골고루 들어 있기 때문에 영양가
가 매우 높다.

돼지고기는 다른 고기보다 지방이 많으나 그 품질은 매우 뛰어나다.
쇠고기의 지방과는 그 성분이 달라 쇠기름의 녹는 온도가 40~50℃

인 반면, 돼지기름은 33~46℃로 되어 있다. 이런 이유로 돼지기름은 혀에 닿는 촉감도 매우 부드럽고 맛도 좋다. 기름은 낮은 온도에서 녹을수록 소화 흡수가 잘된다. 돼지기름을 정제한 것이 라드인데, 식품의 가공 조리 재료로 애용되고 있다.

주요성분

특히 돼지고기는 비타민 Bi의 함량이 매우 높아 쇠고기에 들어 있는 비타민 Bi보다 10배나 더 많은 0.6mg%이 된다. 쇠고기는 도살 후에 일정 기간 숙성해야 고기가 연해지고 맛도 좋아진다. 그러나 돼지고기는 조직이 매우 연해서 숙성시킬 필요가 전혀 없다.

이러한 돼지고기이지만, 옛날부터 쌀이나 보리 등 곡물류 위주의 식생활에 익숙해진 한국인에게는 다소 부담을 주는 식품이었다. 담백한 음식을 주로 먹는 사람이 기름진 돼지고기를 먹으면 소화가 잘되지 않는다.

옛날부터 우리 조상들이 돼지고기에 잘 어울리는 조미료로 선택한 것이 바로 새우젓이었다.

만드는 방법

새우젓은 흰빛의 작은 새우에 소금을 뿌려 담근 것인데, 담그는 시기에 따라 오젓과 육젓·추젓·동백젓으로 구분된다. 5월에 담근 것을 오젓, 6월에 담근 것을 육젓이라 하며, 추젓은 가을에 잡은 새우로 담근 것이다. 겨울에 잡은 새우로 담근 것이 동백젓인데, 이것은 오래 두고 먹을 수는 없지만, 맛이 좋아 옛날부터 임금님의 수라상에 올랐을 정도이다.

새우는 껍질이 있어 소금이 육질로 배어드는 속도가 매우 느리고, 내장에 강력한 효소가 들어 있어 다른 어패류보다 쉽게 부패하기 때문에 많은 양의 소금을 넣어야 한다.

소금의 사용량은 새우의 신선도와 계절에 따라 각기 다르지만, 여름에는 35~40%, 가을에는 30% 정도 넣는 것이 좋다.

새우젓이 변질되면 검게 변하고 단맛이 없어지며, 육질이 녹아서 젓국이 매우 혼탁해지고 악취를 풍긴다. 그래서 돼지의 먹이로 주곤 했는데, 무슨 이유인지 새우를 먹은 돼지가 죽는 일이 많았다.

새우 껍질의 주성분은 키틴이라는 단단한 고분자 물질이어서 소화가 잘 안된다. 그뿐만 아니라 부패 물질과 고농도의 소금 때문에 새우젓을 먹은 돼지가 죽은 일이 있었다.

돼지고기의 주성분은 단백질과 지방이다. 단백질이 소화되면 펩타이드를 거쳐 아미노산으로 변하는데, 이때 필요한 것이 단백질 분해효소인 프로테아제다. 새우젓은 숙성되는 동안에 많은 양의 프로테아제가 만들어져 소화제 구실을 한다.

사람들이 지방을 먹으면 췌장에서 나오는 리파아제라는 지방 분해효소의 작용을 받는다. 그러면 지방은 가수분해되어 지방산과 글리세린으로 바뀌어 흡수된다. 지방 분해효소의 작용이 부족하면 지방이 분해되지 못해 설사를 하게 된다.

그런데 새우젓에는 강력한 지방 분해 효소인 리파아제가 함유되어 있어 돼지고기의 소화를 크게 도와준다. 그러므로 돼지고기에 새우젓을 찍어 먹는 것은 맛의 조화와 소화력을 촉진하는 매우 합리적인 음식 궁합이다.

도움말 · 노화 방지

- 표고버섯을 믹서에 갈아서 고기를 섞어 기름에 튀겨 먹는다.
- 생선을 먹을 때 몸통의 살보다 배부분에 있는 골질판에 좋은 성분이 많으므로, 버리지 말고 졸이거나 기름에 튀겨서 먹는다.
- 성게는 젓이나 요리한 것보다 생것을 먹는 것이 좋다.
- 팥은 신장이나 비뇨기 계통의 질환에 좋다. 이뇨 작용을 돕고 노년기에 하체를 강하게 한다.
- 연한 감잎을 그늘에 말린 다음 김 굽듯이 불에 약간 구운 후 뜨거운 물을 부어 차를 만들어 마신다. 카페인이 없어 동맥경화, 고혈압에 좋다.
- 생감을 두 쪽으로 쪼개서 식초에 담은 후 3개월이 지난 다음 윗부분의 맑은 물을 마신다.
- 생감 4쪽을 24시간 지난 후에 청주에 담가 3개월이 지난 다음 그 물을 마신다. 청주와 감의 비율은 2:1로 한다.

05
돼지고기 · 표고버섯

표고버섯은 고단백 · 고지방 식품인 돼지고기와 잘 어울리는 식품이다. 여기에다 표고버섯에는 독특한 렌티오닌이란 향이 있고, 감칠맛을 내는 구아닐산과 아테닐산이 들어 있다. 표고버섯은 독특한 향을 가지고 있고 콜레스테롤 제거하는 효과까지 있다.

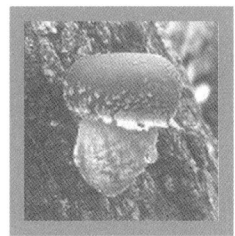

동물성 지방의 특성

요즘 미국 사람들은 콜레스테롤의 공포증에 걸려 있다. 미국인의 5명 중 1명꼴로 심장병 · 고혈압 · 동맥 경화 등 순환기계 질환을 앓고 있기 때문이다. 그래서 스테이크와 햄 · 소시지 등 동물성 지방을 많이 섭취하는 식생활로 인한 콜레스테롤의 피해가 크다고 지적되고 있다. 그러나 돼지고기를 비롯한 동물성 지방을 많이 먹는 중국인은 순환기계 질환이 적어 관심을 끈다.

김해의 패총 능에서 돼지의 이빨이 많이 출토된 것으로 미루어 보면 우리나라에서 돼지고기를 먹어 온 역사가 매우 깊다는 것을 알 수 있다. 그리고 로마의 시저 장군이 갈리아를 정복하고 돼지고기 먹는 방법을 로마에 도입했다고 전해지기도 한다.

　돼지고기는 지방분이 매우 많고 감칠맛이 있어 사람들이 즐겨 먹어 온 육류인데 먹는 방법과 조리법이 나라마다 매우 다양하다. 중국요리에 쓰이는 식품의 재료는 종류가 매우 많은데, 고기 요리, 특히 돼지고기 요리에 곁들여지는 재료가 표고버섯이다. 이러한 배합이 영양의 균형을 이룰 뿐 아니라 콜레스테롤의 폐해를 줄이고 성인병의 예방에 효과가 크다는 것이 입증되었다.

주요성분

　돼지 삼겹살과 마른 표고버섯 100g 중 주요성분을 살펴보면, 다음과 같다. 삼겹살에는 단백질 12.8g과 지방 40.2g, 무기질 0.7g, 칼슘 5㎎, 인 80㎎, 철 0.8㎎, 비타민 B₁ 0.64㎎, 비타민 B₂ 0.17㎎, 나이아신 4㎎ 등이 들어 있고, 표고버섯에는 단백질 18.7g과 지방 1.7g, 당질 60.1g, 무기질 4.8g, 칼슘 19㎎, 인 250㎎, 철 4㎎, 섬유 5.7㎎, 비타민 B₁ 0.64㎎, 비타민 B₂ 1.23㎎, 나이아신 12㎎ 등이 각각 들어 있다.

　돼지고기는 지방이 매우 많아 돼지고기 100g만 먹어도 308㎉가 나오는 고열량의 식품이다. 이 기름은 쇠고기보다 녹는 점이 낮은 불포화 지방산이 주성분이어서 성질이 다르다. 쇠기름에는 필수지방산인 리놀산이 4.1%밖에 안 들어 있는데, 돼지기름에는 26.1%나 들어 있어 차이가 매우 높다.

또 돼지고기는 다른 육류보다 비타민 B_1이 매우 많은데, 겨울철에는 20% 이상 증가해서 1㎎에 이르는 경우도 있다. 돼지고기의 제철은 겨울이다. 영양적으로 이렇게 우수하기는 하나 돼지고기에는 돼지고기의 독특한 냄새와 콜레스테롤의 함량이 많은 것이 단점이다.

그래서 돼지고기 요리에는 생강이나 마늘, 고추 등의 향신료를 적당히 사용하게 되었다. 콜레스테롤의 체내 흡수를 억제하고 혈액 중의 콜레스테롤이 혈관이 눌어붙지 않도록 조리하는 것이 현명하다. 이러한 효과가 기대되는 물질로는 비타민 D와 E, F와 레시틴 등을 들 수 있다.

표고버섯에는 첫째, 양질의 섬유질이 매우 많아 함께 먹는 식품 중의 콜레스테롤이 체내에 흡수되는 것을 억제한다.

둘째로 특별한 생리 작용을 하는 에리타데닌이라는 물질이 들어 있어 혈압을 떨어뜨리는 효능이 있다. 표고버섯 추출물 중에서 이온 교환 수지법으로 이 생리적 활성 물질이 분리, 확인되었다.

셋째로 표고버섯의 당질 중에 렌티날을 비롯한 6종류의 다당체가 있다. 이것은 항종양성을 일으키는 물질임이 실험을 통해 밝혀졌다. 예부터 표고버섯이 항암 효과가 있는 식품으로 전래되어 왔는데 그것이 과학적으로 입증된 것이다. 이 물질은 표고버섯을 뜨거운 물로 우려내면 쉽게 얻어진다.

넷째로 면역 기능을 항진하는 KS-2를 함유하고 있다. 이 물질은 인플루엔자 바이러스의 감염에 항바이러스 역할을 한다.

다섯째로 비타민 D의 모체인 에르고스테롤을 가지고 있어 항꼽추 작용과 화골 촉진 작용을 한다.

이 밖에도 렌티나싱과 인터페론 인듀서도 확인되었다. 이 렌티나싱도 콜레스테롤치를 떨어뜨리는 힘을 가지고 있다.

표고버섯은 고단백·고지방 식품인 돼지고기와 잘 어울리는 식품이다. 여기에다 표고버섯에는 독특한 렌티오닌이란 향이 있고, 감칠맛을 내는 구아닐산과 아데닐산이 들어 있다.

표고버섯은 독특한 향을 가지고 있고, 콜레스테롤 제거하는 효과까지 있다.

도움말 · **치질 예방법**

한국인의 60%가 경험했다고 할 만큼 흔한 질병이면서 통증이 심하고 일상생활에 지장을 주며 수술해도 재발을 잘하는 것이 치질이다.

치질이란 항문에 분포해 있는 정맥의 일부가 늘어나고, 그곳에 피가 모여 혈액 순환이 제대로 되지 않아 혹이 생긴 상태를 말한다. 치질의 일부는 항문 밖으로 나올 수도 있고 항문 안에 있을 수도 있다.

배변 후에 항문 부위를 깨끗이 씻지 않으면 가려움증이 나타나고, 변비와 같은 딱딱한 변을 보는 경우, 치질을 이루고 있는 정맥 일부가 찢어져 출혈하는 수가 많다. 이런 경우 항문을 깨끗이 씻은 다음 항생제 연고에 죽염을 찍어서 환처에 조석으로 발라주면 3일을 넘지 않고 치료된다.

평소 미역, 다시마, 김 등의 해조류를 수시로 섭취해서 칼슘을 보충하는 것이 중요하다. 한편, 연근, 당근, 우엉 등의 뿌리채소를 많이 먹는 습관은 변비를 예방하고 대장을 건강하게 함으로써 변비를 예방할 수 있다.

06
닭고기 · 옻

옻닭은 손발이 차고 월경이 불순한 여성들에게 권장되어 왔다. 그러나 사람에 따라서는 알레르기 증세를 일으키기 때문에 매우 조심해야 한다.

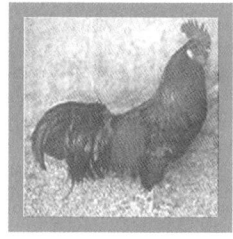

옻의 특성

옻나무에 피부가 닿으면 그 유독 성분 때문에 피부가 헐고 가려워지는 증세를 가리켜 옻이 올랐다고 한다. 이렇게 독이 있는 옻이 우리들의 생활에 쓰이는 곳이 많다.

밥상을 비롯하여 가구류에 옻칠을 하는 데 이용해 왔고, 약용으로도 쓰여 왔다. 『동의보감』에는 다음과 같이 옻을 소개하였다.

옻은 성질이 매우 따뜻하고 어혈을 풀어주는 데 독이 조금 있다. 그리고 옻은 몸을 따뜻하게 하고 골수를 충족시키므로 남성들의 정력을 높인다는 말이 생겨나게 되었다. 생옻을 잘 말려서 벌집같이 된 옻을 약용으로 써 왔다. 옻을 닭과 함께 끓여 먹는 옻닭은 정력을 높이는 강정 식품으로 일부 사람이 애용해 오고 있다. 닭의 내장을 제거하고 뱃속에 새끼손가락 크기의 옻나무 껍질을 100g 정도 넣어 삼계탕을 끓이듯이 끓여 먹게 되면 강장, 강정 효과가 매우 높다.

만드는 방법

옻닭을 만드는 방법은 다음과 같다. 중닭 1마리, 옻나무 껍질 100g, 통마늘 15쪽, 굵은 파 1뿌리, 그리고 물을 준비한다. 닭은 내장을 잘 빼내어 물에 깨끗이 헹구고 옻나무 껍질도 물에 잘 헹구어 준비한다. 내장을 빼낸 닭의 뱃속에 옻나무 껍질과 통마늘을 집어넣고 아물린 다음 냄비에 안친다.

닭이 잠기도록 물을 넉넉히 부어 오랫동안 푹 끓인다. 닭이 다 삶아지면 굵은 파를 어슷하게 썰어 넣고 조금 더 끓이면 된다.

이 옻닭은 손발이 차고 월경이 불순한 여성들에게 권장해 왔다. 그러나 사람에 따라서는 알레르기 증세를 일으키기 때문에 매우 조심해야 한다.

07
닭고기 • 인삼

여름의 별식인 삼계탕은 인삼의 약리 작용과 찹쌀 · 밤 · 대추 등의 유효 성분이 잘 어울려 영양의 균형을 잘 이루고 있어 훌륭한 스태미나 식품이 된다. 인삼에는 특별한 약리 작용이 있는 사포닌이 20여 종이나 들어 있다.

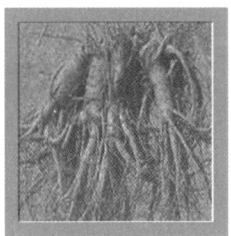

인삼의 특성

삼복더위에 체온이 올라가는 것을 막기 위해 피부 부위에 20~30% 평소보다 많은 혈액이 모인다. 그래서 위장과 근육의 혈액 순환이 원활하지 못하다. 그렇게 되면 식욕이 떨어지고 만성피로 등의 증세가 나타난다. 그리고 땀을 많이 흘려 기운이 빠지고 입맛을 잃기 쉽다. 기운을 못 차리는 것은 대부분의 경우 영양 섭취에 문제가 원인이다.

그래서 우리나라에서는 예로부터 '보신'이란 말이 쓰여 왔고 여러 가지 음식들이 추천되어 왔다. 삼복 중의 보신 식품으로 즐겨 먹는 것이 영계백숙이다.

영계백숙은 닭고기가 주재료이고 찹쌀 · 밤 · 대추 · 마늘이 부재료로 쓰이나, 이때 인삼을 쓰면 삼계탕이라 한다.

삼계탕은 동물성 식품과 식물성 식품이 매우 잘 어울린 음식이다. 인삼은 중국의 삼칠 인삼, 일본의 죽절인삼, 미국의 아메리카 인삼, 히말라야 인삼 등 종류가 매우 다양하다. 그러나 건강식품과 약용으로 쓰이는 것은 고려인삼이 최고이다. 고려인삼은 수천 년 동안 만병통치의 영약으로 잘 알려져 왔으며, 『신농본초경』에는 인삼의 약효를 다음과 같이 소개하였다.

"체내의 오장을 보하며, 정신을 안정시키고 … 오래 복용하면 몸이 가뿐하게 되고 수명이 길어진다."

주요 효능

과학적으로 입증된 인삼의 약효는 매우 다양하다. 스트레스 · 피로 · 우울증 · 심부전 · 고혈압 · 동맥 경화증 · 빈혈증 · 당뇨병 · 궤양 등에 매우 유효하며, 피부를 윤택하게 하고 건조를 방지한다. 그리고 암세포의 증식을 막는 항암 작용이 보고되었다.

인체는 더위라는 스트레스를 받으면 몸 안의 단백질과 비타민 C의 소모가 많아진다. 따라서 양질의 단백질과 비타민 C를 충분히 섭취해야 한다. 닭고기는 매우 훌륭한 고단백식품인데, 영계가 가장 좋다.

닭은 부화되어 6개월이면 알을 낳는데, 알을 낳기 전의 어린 닭을 영계라고 한다. 닭의 영양가는 영계인 5개월에서 7개월까지의 것이 가장 높다. 너무 어리거나 알을 많이 낳은 늙은 닭은 육질이 매우 질기고 영양가도 크게 떨어진다. 닭 100g의 성분을 살펴보면 단백질 19.8g, 지방 14.1g, 회분 0.6g, 철 1.2mg, 비타민 A 140IU 등이다.

닭고기는 쇠고기보다 근육의 섬유가 매우 가늘고 연하다. 그리고 쇠고기처럼 지방이 근육 섬유 속에 섞여 있지 않기 때문에 그 맛이 몹시 담백하고 소화와 흡수가 잘 된다. 닭고기를 구성하는 아미노산은 메티오닌과 라이신 등 필수아미노산의 함량이 쇠고기보다 더 많다.

예부터 임신했을 때 닭고기를 먹으면 낳은 아기의 살결이 매우 거칠어져 닭살이 된다든지, 산모가 먹으면 젖이 귀해진다는 말이 있는데, 이것은 아무런 근거가 없는 말이다.

오히려 양질의 단백질과 소화되기 쉬운 지방질을 많이 섭취해야 하는 임신부에게 권장되는 식품이며, 발육기의 청소년에게는 반드시 필요한 단백질 식품이다. 닭고기는 독특한 냄새 때문에 싫어하는 사람이 있는데, 조리할 때 마늘과 파, 그 밖의 향신료를 적당히 써서 조리하면 그 냄새를 없앨 수 있다.

닭고기는 그 부위에 따라 빛깔과 성분이 각기 다르다. 흰 살코기와 붉은 살코기로 크게 나뉘는데, 가슴 부분은 살이 희고 지방이 적어 맛이 매우 담백하다. 다리 부분은 살이 붉고 독특한 맛을 지니고 있어 좋아하는 사람이 많다.

여름의 별식인 삼계탕은 인삼의 약리 작용과 찹쌀·밤·대추 등의 유효 성분이 잘 어울려 영양의 균형을 잘 이루고 있어 훌륭한 스태미나 식품이 된다. 인삼에는 특별한 약리 작용이 있는 사포닌이 20여 종이나 들어 있다. 이러한 약리 작용뿐 아니라 인삼의 쌉쌀한 맛이 식욕을 돋우는 효능도 매우 높다.

08
닭고기 · 잉어

잉어는 번식력이 매우 강하고 아무것이나 잘 먹으며 성장이 빠르다. 폭포를 오를 만큼 강하고 왕성한 생명력을 가지고 있어 옛날부터 그 피를 마시면 폐렴에 좋고 살은 정력을 증진시킨다고 전한다. 그러나 디스토마의 감염 우려가 있으므로 생식은 하지 않아야 한다.

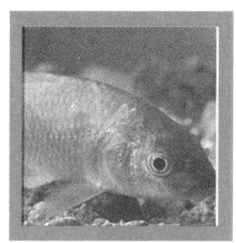

용과 봉황의 특성

용과 봉황은 이 세상에 존재하지 않는 상상 속의 동물로, 용은 거대한 파충류로 몸은 뱀과 비슷하며 비늘이 있고, 네 개의 발을 가지고 있다. 뿔은 사슴에, 눈은 귀신에, 귀는 소에 가깝다고 한다.

깊은 못이나 바다에 살고, 때로는 공중을 날아 구름과 비를 몰아 온갖 풍운과 조화를 부린다고 한다.

유럽 · 인도 · 중국 등에서 민속적인 신앙 숭배의 대상이 되었고, 불교에서는 사천왕의 하나로, 중국에서는 기린 · 봉황 · 거북과 함께 몹시 상서로운 사령의 하나로 취급되고 있다.

봉황은 상서로운 새로 상상하고 있는데, 몸은 닭의 머리, 뱀의 목,

제비의 턱, 거북의 등, 물고기의 꼬리 모양을 하고, 키는 6척가량이며, 몸과 날개는 오색 빛이 찬란하고, 다섯 가지 소리를 낸다고 한다.

오동나무에 깃들고 그 열매를 먹으며 예천의 물을 마신다고 한다. 세상에 성천자가 나타나면 이 새가 나타나는데, 이때 뭇짐승이 따라 모인다고 한다. 수컷을 봉, 암컷을 황이라고 부른다.

이러한 전설적인 동물의 이름을 딴 색다른 음식이 용봉탕이다. 용에 버금가는 것이 잉어이고, 봉에 해당하는 것이 닭인데, 일부에선 잉어 대신에 자라를 쓰기도 한다. 용봉탕은 맛도 매우 빼어나 보신 식품으로도 단연 최고이다. 잉어는 살아 있는 것을 입을 꿰어 매달아 놓고, 꼬리 끝에서 5㎝ 정도를 양쪽에 칼집을 내어 피를 모두 빼고 비늘은 모두 벗긴다.

잉어는 예부터 산모의 젖이 부족할 때나 몸이 쇠약할 때 먹으면 젖이 많아지고 건강을 회복하는 것으로 전해지고 있다. 이러한 말은 잉어의 성분으로 미루어 보아 충분히 그 근거가 있다. 품질 좋은 단백질, 소화성이 좋은 지방, 칼슘과 철분 등 무기질, 비타민 B_1 등은 임신부 · 환자 · 어린이 · 노인에게 매우 좋을 뿐 아니라 사람들의 정력을 증진시킬 수 있기 때문이다.

잉어는 번식력이 매우 강하고 아무것이나 잘 먹으며 성장이 빠르다. 폭포를 오를 만큼 강하고 왕성한 생명력을 가지고 있어, 옛날부터 그 피를 마시면 폐렴에 좋고 살은 정력을 증진시킨다고 전한다. 그러나 디스토마의 감염 우려가 있으므로 생식은 하지 않아야 한다.

잉어를 한자명으로는 鯉魚이어라고 하는데, 축하용 요리에 많이 이용되어 왔으며, 중국에서는 연말연시에 애용해 왔다. 잉어는 황금 색깔의 것이 맛이 가장 좋고 큰 것은 1m 이상인 것도 있다.

12월부터 다음 해 3월까지가 가장 맛있고 영양가가 높다.

한편, 닭고기도 역사가 오래된 육류로 우리에게 매우 친숙하다. 닭고기는 섬유가 가늘고 연한 것이 특징이다. 그리고 쇠고기처럼 지방이 근육 안에 섞여 있지 않아서 맛이 매우 담백하고 소화 흡수가 된다.

예부터 사위가 처갓집에 오면 씨암탉을 잡는다는 말이 있다. 그러나 씨암탉은 질기고 맛도 없다.

잉어와 닭은 고단백식품이다. 잉어는 단백질이 22%이고 닭은 21%나 된다. 두 가지 모두 동물성 식품이며, 모두 산성 식품에 속한다. 따라서 이 용봉탕은 궁합이 안 맞는 것으로 생각하기 쉬우나 이 배합은 과학적으로 입증이 되었다.

첫째가 아미노산의 보완 관계이다. 단백질을 구성하는 아미노산이 약 20종인데 식품마다 그 함량이 각기 다르다. 일반적인 계산에선 1+1=2의 셈이 되나 식품의 경우에는 종류에 따라 1+1=3도 되고 4도 되는 경이적인 효과가 나타난다. 이것을 아미노산의 상승효과라고 하는데 잉어와 닭은 이 효과가 매우 높다.

두 번째가 콜레스테롤 감소 효과이다. 콜레스테롤의 함량을 살펴보면 100g 중에 잉어는 75㎎이고 닭고기는 112mg으로 닭고기에는 매우 많다.

그런데 잉어에는 혈중 콜레스테롤치를 낮추어 주는 불포화 지방산이 3.79%나 들어 있고 용봉탕에는 표고 · 석이 · 목이버섯을 쓰기 때문에 산성을 중화시키며 콜레스테롤의 저하 효과도 기대된다.

09

불고기 • 들깻잎

들깻잎에는 쇠고기에 적은 칼슘 등 무기질이 많고 비타민 A와 C가 많을 뿐 아니라 엽록소를 가지고 있다. 이 엽록소는 직접적인 영양소는 아니나 세포 부활 작용 · 지혈 작용 · 강심 말초 혈관 확장 작용 · 상처 치유 촉진 작용 · 항알레르기 작용 등 특별한 생리 작용을 한다.

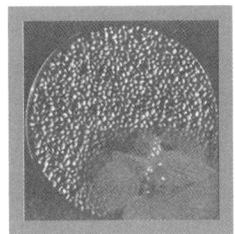

들깨의 특성

들깻잎은 요즘에는 생선이나 불고기를 싸 먹거나 보신탕의 양념에 이르기까지 그 용도가 매우 다양한데, 향기와 맛이 독특하고 영양가가 뛰어나다는 사실이 밝혀졌기 때문이다. 들깨의 원산지는 동부 아시아 지방으로 알려져 있다. 우리나라 · 중국 · 일본 · 이집트 · 인도 등지에서 오래전부터 재배하였으며, 들기름은 주로 불을 밝히는 등잔불용으로 쓰였고, 일부 지방에서는 부침용이나 채소 무침에 이용되기도 하였다. 이 기름은 공기와 접촉하면 쉽게 굳어지는 성질이 있어 니스나 페인트 등 공업 원료로 많이 쓰이게 되었다. 현재 미국 · 소련 · 아프리카 등지에서도 새로운 작물로 많이 재배하고 있다.

우리나라에서는 경기·충남·전북·경북 지방에서 많이 재배되며, 요즘은 온상재배가 늘어 가고 있다. 들깨보다는 들깻잎을 채소로 먹는 양이 더 늘어나고 있다. 들깨는 꿀풀과에 속하는 한해살이풀이기 때문에 잎을 얻기가 매우 쉽다. 높이가 80㎝가량이고 잎이 큰데 짧은 달걀 모양의 것과 넓은 달걀 모양의 것이 있다. 잎 가장자리는 톱니 모양이고 잎의 뒷면이 엷은 자주색을 띠는 것도 있다.

1개의 꼬투리 안에는 4개의 깨알이 들어 있으며 성숙하면 잘 쏟아진다. 들깻잎에 들어 있는 철분의 양은 시금치의 2배 이상이나 되고 쇠간과 맞먹는다. 들깻잎 30g만 먹으면 하루에 필요한 철분이 공급되기 때문에 그 영양 효과가 대단하다는 것을 짐작할 수 있다.

특히 들깻잎에는 칼슘 등 무기질과 비타민 A와 C가 매우 풍부하다. 들깨는 흡비력이 강하고 토양의 선택성이 적으므로 산성이 높은 개간지나 척박한 땅에서도 재배할 수 있다. 또 들깨는 솔잎·도토리·메밀·콩잎·토란·마·연근·고염·개암·팽나무잎·쑥 등의 구황 식품과 함께 우리나라에서 예부터 비상 식품으로 널리 이용되어 왔다.

주요성분

들깻잎 100g의 성분을 살펴보면 다음과 같다. 단백질 3.7g, 지방 0.4g, 당질 5.8g, 섬유 1.9g, 회분 1.8g, 칼슘 215㎎, 철분 2.0㎎, 비타민 A 3,600IU, 비타민 C 46㎎. 한편, 불고기의 재료인 쇠고기의 성분을 살펴보면 매우 대조적이다.

쇠고기의 부위에 따라 성분의 차이가 매우 심한데 살코기 100g의 성분을 살펴보면 다음과 같다. 수분 75.8%, 단백질 22.8g, 지방 3.8g, 회분 1.0g, 칼슘 19㎎, 인 142㎎, 철분 4.8㎎, 비타민 A15IU, 비타민 B₁ 0.12㎎, 비타민 B₂ 0.63㎎, 나이아신 16.3㎎ 등이다.

주요 효능

위의 성분에서 알 수 있듯이 고기의 주성분은 단백질이며 칼슘과 비타민 A가 매우 적고 비타민 C는 전혀 없다. 그런데 들깻잎에는 칼슘과 철분, 비타민 A와 C가 매우 많이 들어 있다. 쇠고기의 단백질에는 동물의 성장에 반드시 필요한 모든 필수아미노산이 골고루 들어 있다.

성인은 하루에 체중 1㎏당 1.2~1.5g의 단백질이 필요하며, 0.5g 이하에서는 건강을 유지할 수 없다. 성장률이 높은 아이들은 하루에 2~3g이 필요하다. 쇠고기에는 15~20%의 단백질이 들어 있어서 쇠고기를 하루에 110g가량 먹으면 23g의 단백질을 얻게 된다.

쇠고기의 단백질 중 아미노산이 만들어지는 것을 살펴보면 어린이 발육에 가장 필요한 필수아미노산인 라이신이 8.4%나 들어 있다. 그리고 쇠고기에는 10~30%의 지방이 들어 있다. 이 지방은 맛을 매우 좋게 하는 부드러움을 주고 많은 열량을 내게 한다.

쇠고기의 지방은 스테아르산이나 팔미트산과 같은 융점이 높은 고급 포화지방산이 많은데 이것을 많이 먹게 되면 필수지방산의 요구량도 매우 커진다. 소금구이를 먹을 때 필수지방산이 많은 참기름을 곁들여 먹는 것은 영양의 조화를 이루는 좋은 방법이다. 또 쇠고기는 성인병의 원인이 되는 콜레스테롤이 많은데 참기름과 같은 식물성 기름과 함께 먹으면 콜레스테롤이 혈관에 눌어붙는 것을 예방한다.

들깻잎에는 쇠고기에 적은 칼슘 등 무기질이 많고 비타민 A와 C가 많을 뿐 아니라 엽록소를 가지고 있다. 이 엽록소는 직접적인 영양소는 아니나 세포 부활 작용 · 지혈 작용 · 강심 말초혈관 확장 작용 · 상처 치유 촉진 작용 · 항알레르기 작용 등 특별한 생리 작용을 한다.

이렇듯 광범위한 효능이 있기 때문에 엽록소를 생명의 근원이라고 주장하는 학자도 있다. 엽록소는 식욕 부진 · 설사 · 변비 같은 위장 장애에 효과가 높은 것으로 증명되었다. 위궤양에서 오는 출혈을 멎게 하는 것은 엽록소가 갖는 지혈 작용 때문이다.

또 암의 예방과도 관련이 있다고 한다. 불고기를 까맣게 태우면 타르질이 생기는데, 이때 그 안에 발암성 물질이 생성된다. 그러므로 불고기를 먹을 때 엽록소와 비타민 A와 C가 풍부한 들깻잎을 곁들여 먹으면 암의 발생을 예방하는 효과도 있다. 엽록소와 비타민 C는 혈액을 깨끗하게 하고 조혈을 돕는 작용도 한다.

사람들이 스트레스를 받을 때 비타민 C가 대량 소비된다. 담배를 많이 피우는 사람의 혈액 속에는 비타민 C의 양이 정상인의 절반밖에 되지 않는다는 사실이 밝혀졌다. 비타민 C는 사람의 면역 능력을 한껏 높여 준다. 들깻잎에는 다른 채소가 따라갈 수 없을 정도의 많은 양의 비타민 C가 들어 있다. 그리고 좋은 섬유소를 가지고 있기 때문에 고기를 많이 먹었을 때 생기기 쉬운 변비를 예방하는 효과도 높다.

불고기와 들깻잎은 매우 잘 어울리는 궁합이다.

10
선짓국 · 우거지

선지가 비록 영양적 가치는 매우 높으나 콜레스테롤 함량이 많고 변비 증세를 나타내기 쉬운
것이 단점이다. 이러한 단점을 잘 보완해 주는 것이 선짓국에 쓰이는 우거지와 콩나물 등이다.

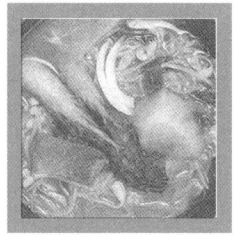

빈혈의 특성

빈혈증이 사람은 안색이 몹시 창백한데, 그 증세가 가벼운 경우에는
안색에 큰 영향을 주지 않는다. 빈혈 증상은 적혈구가 정상치의 3/4
이하가 되면 나타난다. 산소를 특히 많이 필요로 하는 뇌신경 계통이
가장 영향을 받기 쉽다.

산소 결핍 상태에서 가장 문제가 되는 것은 매사에 의욕이 없어지는
것이다. 뇌의 무게는 1㎏가량이지만, 신진대사는 매우 활발하게 이루
어져 몸 전체 대사의 20~25%를 차지하고 있다. 따라서 뇌에 산소가
결핍되면 그 활동이 매우 저하되어 의욕을 상실하게 된다. 산소 결핍
이 온몸에 번지면 몸이 나른하고 쉽게 피로감을 느끼며 식욕이 떨어지

는 증상도 일어난다. 그리고 산소의 절대량이 부족하게 되면 혈류가 감소하여 얼굴이 창백해진다.

피를 만드는 영양소는 단백질·비타민과 철분 등 여러 가지가 있다. 그중에서도 단백질과 철분은 매우 중요하다. 몸 안의 철분은 그 2/3가 혈액 중에 있으며, 나머지의 일부는 저장 철로서 또 일부는 조직의 구성 요소를 이룬다. 식품 중의 철분은 주로 십이지장에서 흡수되며 골수에서 적혈구를 만드는 데 이용된다.

철분이 많은 식품으로는 동물의 간·심장·콩팥 등의 내장 기관이며, 이 밖에도 살코기·콩·달걀·미역·김·톳·조개·녹색 채소 등은 철분이 매우 많다.

그러나 인체에서 가장 중요한 것은 혈액이기 때문에 선짓국이야말로 빈혈인 사람에게는 가장 추천되는 식품이다. 인체 내의 철분은 절반 이상이 혈액의 헤모글로빈 중에 함유된다. 사람들은 예부터 비슷한 것을 연관시키는 단순한 생각을 해 왔는데, 그것이 대물 요법이다. 그렇게 해서 사슴 피나 자라 피 등이 정력제로 애용되게 되었다.

동물의 혈액 중 쉽게 구할 수 있는 것이 소나 돼지의 피였으므로, 우리나라에선 예부터 선짓국을 많이 끓여 먹었다.

선지는 고단백에 철분의 함량이 많지만, 많이 섭취하게 되면 변비 증세를 일으킨다. 선짓국을 끓일 때 우거지와 무·콩나물 등 채소를 많이 넣는 것은 매우 합리적인 방법이다.

우거지와 콩나물 등 채소에는 비타민과 무기질이 몹시 풍부할 뿐 아니라 펙틴·섬유소·리그닌 등 식이성 섬유가 매우 풍부하다. 식이성 섬유는 소화가 되지 않으며 칼로리도 없어서 영양적 가치가 없으나 최근 건강 생리 면에서 이들의 역할이 매우 크다는 사실이 밝혀졌다.

육식 위주의 식생활을 하면서 식이성 섬유의 섭취가 적은 서구인들은 변비에 시달리는 일이 많고 직장암 · 담석증 · 당뇨병 등이 매우 많다는 사실이 밝혀졌다.

서구인의 하루 배변량은 대개 80~120g이라고 한다. 그런데 식이성 섬유를 많이 먹는 아프리카인들은 하루에 300~800g을 배설한다. 이것이 건강과의 상관성이 많다는 것을 밝힌 사람이 바키트 박사이다. 그의 유럽과 아프리카인의 식생활과 질병의 비교 연구가 하나의 계기가 되었다.

당뇨병 환자가 식이성 섬유를 충분히 섭취하면 혈당의 변동이 적어지며, 식이성 섬유가 콜레스테롤치를 낮춘다는 것은 이제 상식이다.

선지가 비록 영양적 가치는 매우 높으나 콜레스테롤 함량이 많고 변비 증세를 나타내기 쉬운 것이 단점이다. 이러한 단점을 잘 보완해 주는 것이 선짓국에 쓰이는 우거지와 콩나물 등이다.

우거지는 푸성귀의 그 겉껍데기를 이르는 것으로 배추나 무잎과 토란대 등이 많이 쓰인다. 이 우거지의 주성분은 섬유소와 펙틴이다. 펙틴은 과일에 많이 들어 있는데, 이것은 잼과 젤리를 만드는 데 중요한 역할을 한다. 이것은 장내에서 정장 작용을 하는 것으로 알려져 있다.

소화기관 내에 자극을 주지 않고 생리에 도움을 주는 섬유소 · 리그닌 · 펙틴 · 알긴 등을 통틀어 다이어트리 화이버(dietary fiber)라고 부른다. 콩나물에는 식이성 섬유뿐만 아니라 비타민 C가 매우 많다. 철분은 단백질이나 비타민 C가 많은 식품과 함께 먹으면 인체의 흡수율이 크게 높아지고 철분의 흡수 이용률은 매우 낮아 식물성 식품에선

1~6%, 생선이나 육류 등은 10~20%가 흡수될 뿐이다.

즉 동물성의 열량이 전체의 10% 이하이면 철분의 흡수율 상한을 10%, 10~25%이면 15%, 25% 이상에선 20%로 잡고 있다. 대개 남자는 하루에 10㎎, 여자는 12㎎을 공급해야 한다.

빈혈이 걸리기 쉬운 원인 중 가장 큰 것은 무엇보다도 만성 출혈이다. 치질·위궤양·암 등으로 미량이기는 하나 계속 출혈하면 빈혈을 일으키기 쉽다.

무잎과 같은 우거지에는 비타민 A의 모체가 되는 카로틴과 엽록소가 많이 들어 있다. 엽록소는 조혈 작용을 촉진하는 작용이 매우 높다. 엽록소는 세포 부활 작용·지혈 작용·말초혈관 확장 작용·항알레르기 작용 등 중요한 생리 작용을 한다.

이러한 조혈에 도움을 주는 성분과 철분 흡수를 돕는 성분, 그리고 변비 예방에 효과가 높은 우거 지와 선지는 궁합이 매우 잘 맞는다.

도움말 · 신경우울증이 있을 때
- 연근 생즙을 내어 하루 두 차례 1회 반 컵 정도로 2~3일간 계속해서 복용한다.
- 인삼, 석창포(천남성과 여러해살이풀), 초롱담에 2홉의 물을 붓고, 1.4홉이 되게 달여서 하루 세 차례로 나누어 장복한다.
- 식혜에 고춧가루를 약간 맵게 타서 자주 먹는다.
- 돼지고기 비계를 삶아서 3~4회 정도 먹는다.
- 생굴에 초를 쳐서 먹는다.

11
선짓국 · 콩나물

선짓국은 몸에 흡수되기 쉬운 철분이 많을 뿐 아니라 균형이 잡혀 있어 매우 좋다. 선지는
고단백이면서 섬유질과 비타민 C가 없어 사람들이 먹으면 변비를 일으키기 쉽다.

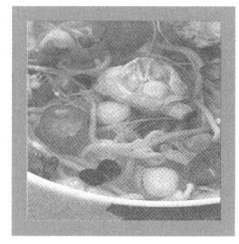

철분의 특성

인체 내의 철분은 매일 적은 양이 몸 밖으로 배설되는데, 남자는
0.7㎎, 여자는 1.2㎎가량이다. 만일 인체에 철분의 공급이 제대로 이
루어지지 않으면 철 결핍성 빈혈에 걸리게 된다. 그렇다고 음식물로
섭취한 철분이 인체에 모두 흡수되는 것은 아니다. 섭취된 철분 중 약
10%가 장에서 흡수되는 것으로 보고되었으므로, 남자는 하루에 10㎎,
여자는 12㎎을 섭취해야 한다.

철분의 흡수를 방해하는 콜라 · 감 · 차 등을 빈혈인 사람은 되도록
피하는 것이 좋다. 콜라에는 인산이 많고, 차와 감에는 타닌이 있어
이것이 철분의 흡수를 방해하기 때문이다.

우리나라의 여성들은 특히 빈혈이 많은 것으로 나타났고, 체중을 줄

이려는 미혼여성에게 의외로 많다.

빈혈인 사람에게 가장 좋은 식품이 동물의 간이라고 하나 그 대물요법으로 추천할 수 있는 식품은 선짓국이다. 선짓국은 몸에 흡수되기 쉬운 철분이 많을 뿐 아니라 균형이 잡혀 있어 매우 좋다.

선지는 고단백이면서 섬유질과 비타민 C가 없어 사람들이 먹으면 변비를 일으키기 쉽다. 변비는 만병의 근원이다.

콩은 단백질과 지방이 매우 풍부한 식품이기는 하나 비타민 C가 전혀 없다. 그런데 콩나물을 먹으면 비타민 C가 만들어지는 것이다. 콩나물 100g에는 16㎎의 비타민 C가 들어 있다.

또 콩나물에는 아미노산으로 아스파라긴산이 있어, 알코올 분해를 촉진하기 때문에 숙취 예방, 제거에 효과가 있다고 한다. 비타민 C도 알코올 분해를 도와주는 생리 작용을 한다.

콩나물에는 뉴크레아제 · 우레아제 · 아미다아제 · 인베르타아제 · 아밀라아제 등 효소가 많다.

잔뿌리가 없고 줄기가 희며 통통한 것이 좋다. 검은 점이 있거나 떡잎이 물렁물렁하고 냄새가 나는 것은 변질된 것이고, 선지는 중금속을 흡착시키는 성질도 있어 매우 서민들이 애호하는 식품이다.

선지와 콩나물은 서로 단점을 보완하는 특징을 가지고 있다.

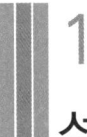

12

설렁탕 • 깍두기

설렁탕은 맛있게 익은 깍두기와 함께 먹으면 궁합이 매우 잘 어울린다. 깍두기는 설렁탕의 누린내를 제거하는 효과가 있으며 무가 소화를 돕는 효과도 매우 높다. 설렁탕과 깍두기는 궁합이 잘 맞는다.

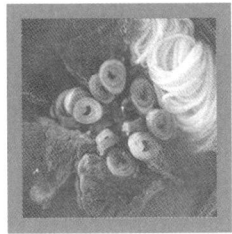

설렁탕의 특성

설렁탕은 필수아미노산을 골고루 가지고 있는 영양가 매우 높고, 소화가 잘되며 먹기 편한 음식으로, 그 맛이 몹시 구수하고 독특한 맛이 있어 입맛을 돋운다.

설렁탕을 담은 그릇은 뚝배기 같은 질그릇이 좋다. 그릇을 끓는 물에 데워 밥 100g 정도를 담고 그 위에 국수를 넣은 다음, 뜨거운 국물을 붓고 고기를 얹고 파를 넣는다. 각자의 기호에 따라 밥과 국을 따로 담아내기도 한다.

오래 끓일수록 국물이 뽀얗게 되고 진한 맛이 우러난다. 처음부터 물을 많이 붓고 끓이되, 끓기 시작하면 천천히 끓여야 제맛이 난다.

처음에 물을 적게 붓고 끓이다가 국물이 졸아들었다고 하여 물을 다시 더 부으면 설렁탕의 맛이 나지 않는다. 물과 불 조절을 잘해야 제맛이 난다.

설렁탕은 미리 간을 맞추거나 양념을 하지 않고 작은 접시에다 소금 · 송송 썬 파 · 막고춧가루 · 후춧가루 등을 조금씩 놓아서 각자 식성에 맞게 쳐서 먹는다.

설렁탕은 맛있게 익은 깍두기와 함께 먹으면 궁합이 매우 잘 어울린다. 깍두기는 설렁탕의 누린내를 제거하는 효과가 있으며 무가 소화를 돕는 효과도 매우 높다.

설렁탕과 깍두기는 궁합이 잘 맞는다.

도움말 · 한 발로 서서 20초 못 버티면 뇌졸중, 치매 위험

나이 들어 한 발로 오래 서 있지 못하면 뇌졸중, 치매, 엉덩이뼈 골절 등 건강상의 위험이 있다는 연구 결과가 있다.

한 발로 오래 서 있지 못한 사람 중 상당수에 무증상 뇌졸중이 숨어 있다는 것이다. 이런 뇌졸중은 자신도 모르게 점차 팔다리 신경과 인지기능도 감소시키므로 한 발로 오래 서 있지 못하면 정밀검사를 받아볼 필요가 있다.

13
쇠고기 • 두릅

동물성 식품과 식물성 식품을 잘 조화시킨 쇠고기두릅산적은 궁합이 매우 잘 맞는 음식이다.

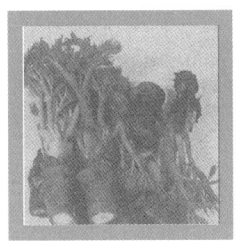

쇠고기의 특성

쇠고기에는 15~20%의 단백질이 들어 있고 필수아미노산이 골고루 들어 있어 영양가가 매우 높다.

한편 쇠고기 중의 지방은 고급 포화지방산이 많아 그 소화 흡수가 좋지 않다. 특히 비타민의 함량이 고르지 않기 때문에 쇠고기를 먹을 때에는 비타민과 무기질의 균형이 잡히도록 신경을 써야 하는데, 이때 채소를 먹는 것이 매우 바람직하다.

비만한 사람은 육식을 하더라도 기름기를 피하고 순살코기만 먹는 것이 콜레스테롤을 줄이고 스태미나를 위해 좋다.

영양 균형과 밋의 조화를 위해 좋은 요리가 쇠고기두릅산적이다. 두릅이란 두릅나무의 어린순인데, 두릅나무 껍질은 당뇨병과 신장병의 약재로 쓰여 왔고, 잎과 뿌리 그리고 과실은 건위제로 이용해 왔다. 어린잎은 예부터 식용으로 쓰여 왔다.

두릅은 단백질과 무기질이 많고 비타민 C도 매우 많다. 풋나물이나 산나물은 그 나물 특유의 향기와 맛이 있는데, 그것이 입맛을 돋우고 다른 재료와 잘 어울리게 된다.

우리나라의 대표적인 육류 요리가 쇠고기두릅산적이다. 이것은 어린나무의 잎을 조금 데쳐서 길이로 쪼개 양념을 한 것과 다진 쇠고기를 대꼬챙이에 꿰어 조리한 것이다.

이것을 목두채적이라고도 하는데, 이를테면 한국식 바비큐인 셈이다. 동물성 식품과 식물성 식품을 잘 조화시킨 쇠고기두릅산적은 궁합이 매우 잘 맞는 음식이다.

도움말 · 식은땀

- 참마 생것을 갈아 먹거나 장방형으로 잘라 매일 먹으면 좋다.
- 굴, 조개로 여러 가지 요리를 만들어 먹으면 좋다.
- 현미를 볶은 다음 3배가량의 물을 부어 반이 되게 끓여 수프를 만든다. 소금으로 간을 하여 수프를 먹고, 남은 현미도 먹도록 한다.

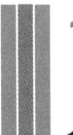

14
스테이크 · 파인애플

쇠고기의 단백질에는 사람의 성장에 필요한 모든 필수아미노산이 골고루 들어 있어 영양가가 매우 높기는 하나, 비타민이 적고 산성 식품이므로 반드시 채소류나 과일과 곁들여 먹는 것이 매우 좋다.

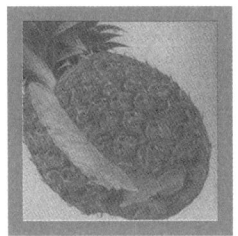

스테이크의 특성

세계적으로 가장 공통적인 식품이 비프스테이크다. 큼직한 쇠고기 덩어리를 맛있게 구운 것에 약간의 감자와 당근 · 완두 · 옥수수 등을 곁들인 음식이다. 좋은 스테이크 감은 칼을 대면 아주 쉽게 잘리는 두툼한 고기다.

목장에서는 그러한 고기를 만들어 내기 위해 소에게 먹이를 잘 먹이고, 마사지까지 해가면서 키운다고 한다. 심지어 소에게 음악을 들려주고 맥주까지 먹이는 곳도 있다.

그렇게 키운 것은 기름이 고기 사이에 고르게 퍼진 차돌박이로 형성되어 있어 살결이 매우 부드럽고 연하며 맛이 좋다. 등심은 가장 좋은 고기로 전골과 구이용으로 쓰이며, 안심도 구이와 전골에 좋다. 고기 사이에 기름기가 적당히 섞여 있는 등심과 안심이 스테이크용으로 최고상품이다.

도살된 쇠고기 근육은 한동안 굳게 수축하는 강직한 현상이 일어나고, 이것이 최고도에 이른 후에는 수축이 풀리면서 부드러워지고 미생물에 의해 쉽게 부패한다.

소 한 마리를 잡으면 품질이 좋은 등심과 안심은 얼마 되지 않고 대부분이 질긴 고기다. 질긴 고기를 부드럽고 연하게 하기 위해 여러 가지 연육제가 고안되었다.

냉장법과 연화제(연육제)를 사용하는 것이 대표적이다. 소는 부위나 종류, 나이에 따라 맛이 다르지만, 대개 냉장고에 넣어 둔 상태로 도살한 후 7~13일 사이가 가장 맛이 좋고 연하다. 또한 온도가 높을수록 숙성도가 빨라진다. 9℃이면 5일, 16℃ 정도일 때는 3일이면 연화 숙성된다.

연육이란 사람이 고기를 먹고 위장에서 소화되는 과정의 일부가 진행되는 것과 같다.

우리나라에서 전통적으로 사용해 온 연육제는 배와 무이다. 배와 무에는 단백질 분해 효소와 지방 분해 효소가 들어 있기 때문에 고기와 함께 재어 두면 연육 효과가 뛰어나다.

다른 나라에서는 무화과와 파파야, 파인애플 등을 연육제로 사용한다. 단백질 분해효소로 무화과에는 피신이, 파파야에는 파파인이, 파인애플에는 부로멜린이 각각 함유되어 있는데, 배와 무에 함유된 효소와는 비교가 안 될 정도로 그 성질이 강력하다.

파인애플의 브로멜린은 0.005%의 미량을 고기 표면에 살포해도 연육 효과가 매우 높다. 스테이크 요리를 할 때 파인애플을 브로멜린 처리를 하지 않더라도, 스테이크라 곁들여 먹거나 스테이크를 먹고 후식용 과일로 파인애플을 먹으면 소화가 촉진된다.

주요성분

파인애플은 독특한 향으로 사람들의 구미를 돋우는 과실이다. 아스나스과에 속하는 상록 초본의 열매인데, 잎 사이에서 솔방울 모양의 자색 꽃이 피고 타원형의 열매가 익는다.

잘 성숙한 과일은 수분 88.5%, 단백질 1.7g, 지방 0.4g, 당질 8.7g, 섬유 9.4g, 회분 0.3g, 비타민 A와 비타민 C가 31㎎으로 매우 많다. 부패하기 쉬워 생식용보다는 가공용으로 재배하는 일이 많다.

파인애플의 당분은 주로 자당이며, 과당과 포도당이 각기 들어 있다. 새콤한 맛을 주는 구연산과 사과산이 0.5~3% 정도 함유되어 타액과 소화 효소 분비를 촉진하는 효과도 매우 높다. 고운 노란색을 띤 카로틴계 색소가 2~ 3㎎이나 들어 있다.

칼슘이 비교적 풍부한 편이며 좋은 향기는 초산에틸 성분이다. 과육 중에 단백질 분해 효소인 브로멜린이 골고루 함유되어 있어 고기를 먹을 때 함께 먹는 것은 가장 좋은 방법이다. 고기를 요리하기 전 브로멜린과 같은 효소 처리하면 맛이 좋아지고 연해지는 현상을 숙성이라고 한다.

쇠고기는 암소 고기가 매우 연한데, 그 이유는 지방 축적이 고르게 분포되어 있기 때문이다. 수소에는 단단한 결체 조직이 많이 형성되는 데 암소에는 비교적 결체 조직이 적기 때문에 연하다. 수소는 노린내가 나지만, 암소는 냄새가 나지 않는다. 그래서 사람들은 암소 고기를 선호한다.

고기의 맛은 소의 나이에 따라서도 다르다. 늙은 소의 고기는 매우 질겨서 맛이 없고, 너무 어린 것은 연하기는 하나 수분이 많고 맛이 밋밋하다. 가장 연한 고기는 안심이고 그다음이 등심이다.

고기는 빛이 검붉고 섬유가 굵게 드러난 것은 변질되었거나, 아니면 늙은 고기 인 경우가 많다.

쇠고기의 단백질에는 사람의 성장에 필요한 모든 필수아미노산이 골고루 들어 있어 영양가가 매우 높기는 하나, 비타민이 적고 산성 식품이므로 반드시 채소류나 과일과 곁들여 먹는 것이 좋다.

도움말 · **입덧**

- 연근을 강판에 갈아 즙을 내어 반 컵씩 마신다.
- 연밥 6개를 볶아 분말을 만들어 따뜻한 물에 타서 마신다.
- 토란은 알칼리성 식품으로 뱃속의 열을 내려 구토와 복통 입덧에 효과적이다.
- 생토란 2개를 씹어 먹든지 달여서 그 물을 마신다.

15

보신탕 · 들깨 · 방아

보신탕을 먹을 때 들깨가루를 많이 넣어 먹는데 음식 궁합으로 살펴보면 그 방법은 매우 합리
적인 것이다. 들깨가루에는 콜레스테롤치를 떨어뜨리는 불포화지방산이 많기 때문에 개고기
중의 콜레스테롤을 줄일 수 있고 개고기의 누린내 제거 효과도 있기 때문이다.

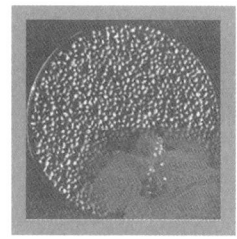

보신탕의 특성

『동국세시기』〈삼복조〉에 다음과 같이 쓰여 있다. 개를 삶아 파를
넣고 푹 끓인 것을 개장이라 한다. 이때 닭이나 죽순을 넣으면 더욱
좋다. 또 개장국에 고춧가루를 타고 밥을 말아서 먹는다. 그리고 땀을
흘리면 더위를 물리치고 몸이 허약한 것을 보충할 수가 있다.

북한에서는 개고기를 단고기, 보신탕을 단고깃국이라고 한다.

개장의 맛은 매우 구수하고 진하다. 각자의 식성에 따라 된장을 넣
을 수도 있고 뿌옇게 고아서 소금으로 간을 맞추기도 한다. 그리고 방
아잎이나 고사리를 넣으면 누린내를 없앨 수 있다. 단백질의 섭취 부
족으로 인한 폐병 환자에게 영양보충식으로 가장 큰 효과를 얻은 것이

보신탕이었다.

조선 시대 문헌에 개고기 요리법이 많이 기술되어 있다. 개를 애완용으로 기르는 서양 문화와 다르기 때문에 문화적인 마찰을 일으키는 대표적인 음식이다.

보신탕을 먹을 때 들깻가루를 많이 넣어 먹는데 음식 궁합으로 살펴보면, 그 방법은 매우 합리적인 것이다. 들깻가루에는 콜레스테롤치를 떨어뜨리는 불포화 지방산이 많기 때문에 개고기 중의 콜레스테롤을 줄일 수 있고 개고기의 누린내 제거 효과도 있기 때문이다. 분말로 만든 들깨는 시일이 지나면 과산화지질이 잘 만들어지는 식품이므로 될 수 있으면 신선한 들깻가루를 먹어야 한다.

방아잎 숭숭 썬 것을 국을 끓일 때 마지막에 넣고 한소끔 끓이면 누린내가 사라진다. 방아잎이 없으면 들깻잎을 써도 효과가 있다.

방아는 꿀풀과에 속하는 다년초인데 배초향이라고도 한다. 잎은 심장형 달걀꼴이다. 7~9월에 자색 꽃이 줄기 끝이나 가지 끝에 밀착하여 피고 수과는 달걀꼴이다.

산과 들의 습지에 자생하는데 한국 각지에 널리 분포하고 있다. 약용과 관상용이며 어린잎은 식용한다. 배초향은 매우 좋지 않은 냄새를 없애는 효과가 있다.

16
양고기 • 박하

양고기 요리를 먹을 때 대표적인 향신료가 박하이다. 약간 풋내가 나는 스피아민트향은 양고기 요리에 많이 쓰인다. 램이나 머튼 요리에 중동이나 유럽 등에선 박하잎이나 건조된 잎을 많이 쓰인다.

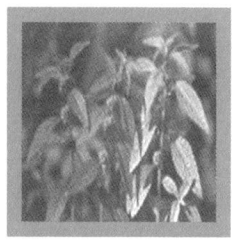

양고기의 특성

최근에는 양고기 요리가 세계적으로 많이 보급되었다. 회교국에선 부인을 넷까지 둘 수 있는 법률이 있다고 하는데, 남성들의 정력을 보완해 주는 식품이 바로 양고기이다.

한 살이 안 된 어린 양의 고기를 램, 그 밖의 양고기는 머튼이라고 한다. 머튼은 부드러운 고기를 얻기 위해 수컷을 거세한다는 말에서 비롯되었다.

양고기는 근육 사이에 지방이 많이 끼어있어 쇠고기나 돼지고기 보다 지방의 함량이 매우 많다. 그러나 부위에 따라 성분의 차이가 각기 다르다.

그 성분은 수분 74.4%, 단백질 16.4%, 지질 8%로 구성된다. 지질을 구성하는 지방산은 고급 포화지방산이 많으므로 녹는 점(44~55℃)이 매우 높아 비교적 단단하다. 그래서 소화 흡수성이 떨어진다.

양고기의 냄새는 카프릴산, 펠라르곤산과 같은 지방산이 주요성분이다. 요리가 식으면 금세 지방이 굳으므로 뜨거울 때 먹어야 한다. 이때 녹는 점이 낮은 리아드(돼지기름)를 섞어 쓰면, 매우 부드러워 먹기 좋다. 양고기의 나쁜 냄새를 없애기 위해서는 열탕에 씻거나 마늘·고추 등 향신료를 쓴다. 그리고 양고기를 삶을 때 포도주를 이용하기도 한다.

양고기 요리를 먹을 때 대표적인 향신료가 박하이다. 약간 풋내가 나는 스피아민트향은 양고기 요리에 많이 쓰인다. 램이나 머튼 요리에 중동이나 유럽 등에선 박하잎이나 건조된 잎을 많이 쓰인다.

음식점에서는 싱싱한 잎을 쓰기가 어려우므로 박하유를 젤리에 흡착시켜 청록색 모양으로 사용한다. 민트의 주요성분인 멘톨은 진통·방부·살균성·교취 등의 효과가 있어 의약용으로 많이 쓰이는데 양고기의 냄새 제거와 소화 촉진 효과도 매우 높다.

17
육회 • 배

배의 까슬까슬한 부분은 변통을 촉진하는 성질이 있다. 고기를 많이 먹으면 변비에 잘 걸리는
데 고기를 먹을 때 배를 섞어 먹으면 변비 예방을 위해서도 매우 바람직하다.

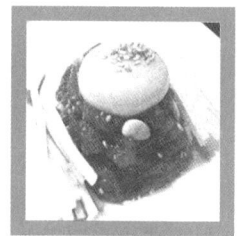

스테이크의 종류

여러 가지 고기 중 쇠고기는 잡스러운 맛이 적고 맛이 좋아 생식하
는 재료로 쓰인다. 서양 사람들이 즐기는 타르타르스테이크는 붉은 피
가 그대로 스며 나오게 거의 생고기 상태로 익힌 것이다.

구워서 먹는 스테이크라도 진짜 고기 맛을 음미하려면 표면만 살짝
익은 상태인 '레어'가 좋다고 식도락가들은 말한다. 중간쯤 구운 것이
'미디움'이고, 바짝 구운 것이 '웰던'인데, '웰던'은 맛이 좋은 고기즙
이 다 빠지고 질겨서 맛이 좋지 않다.

주요 효능

우리나라에서도 쇠고기는 날것으로 먹으면 기운을 돋게 하는 보신용으로 좋다고 해서, 예부터 애용해 왔다. 쇠고기에는 위액의 분비를 돕는 후춧가루·마늘·파 등의 양념을 써 왔고 육회로 만들 때는 배가 중요한 재료로 쓰인다.

배는 89%가 수분인데, 소화 효소가 들어 있기 때문에 고기의 소화를 돕는 힘이 있다. 단맛 성분은 자당과 과당이며 신맛을 내는 유기산은 매우 적다. 비타민의 함량도 매우 적다.

그리고 해열 작용도 하므로 열로 인한 증상의 완화에 큰 도움을 준다. 그래서 목이나 폐의 염증을 완화하고 감기나 편도가 부어 목이 몹시 아플 때, 기침과 가래가 심할 때, 더위를 먹어 목이 마를 때, 매우 좋은 식품이다. 그리고 주독을 없애는 데도 효과가 좋다.

배의 까슬까슬한 부분은 변통을 촉진하는 성질이 있다. 고기를 많이 먹으면 변비에 잘 걸리는데, 고기를 먹을 때 배를 섞어 먹으면 변비 예방을 위해서도 매우 바람직하다.

사과는 성질이 매우 따뜻하지만, 배는 냉하여 몸을 차게 하므로 설사나 냉증이 있거나 여름을 타는 사람은 많이 먹지 않아야 한다.

Part 6

채소 종류와 식물로

만든 음식 궁합

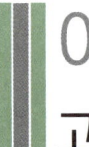

01
고사리 · 파 · 마늘

사람은 날고사리를 먹지 않으며 삶으면 독소 성분이 대부분 빠진다. 그리고 암을 유발할 정도로 많이 먹을 수는 없다.

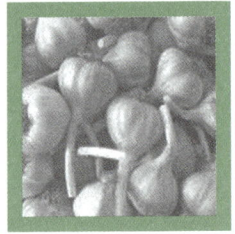

고사리의 특성

산나물 중에서도 우리와 가장 진숙한 식품이 고사리다. 그런데 예부터 이러한 고사리가 오래 먹으면 남자의 양기를 약화하고 다리의 힘을 약하게 하는 것으로 전해 오기도 했다. 그리고 오래 복용하면 눈이 침침해진다고 전해지기도 한다.

주요성분

날고사리의 일반 성분은 아래와 같다. 수분 90%, 단백질 2.1g, 지방 0.4g, 당질 2.6g, 섬유질 3.3g, 회분 1g, 철분 1.2mg, 비타민 A와 B_2가 소량 들어 있다. 이러한 성분을 살펴보면 수분을 제외한다면 단백질이 꽤 많은 편이고 섬유질이 특히 많은데, 비타민류로서 비타민 B_1이 거의 들어 있지 않다.

그뿐만 아니라 고사리에는 특수 성분으로 비타민 B_1을 분해하는 아네우리나아제라는 효소가 들어 있고 내열성이 매우 강한 비타민 B_1 분해 인자가 들어 있다. 따라서 고사리를 너무 많이 먹으면 비타민 B_1의 결핍을 초래할 수도 있다. 그러나 그러한 단점을 제외한다면 고사리는 독특한 맛과 향을 가지고 있기 때문에 영양이 좋은 식품이다.

전통 식품으로 햇고사리국과 고사리장찌개, 고사리나물 등이 우리들 밥상에 자주 올랐다. 고사리를 기름에 볶아 만든 나물이 고사리나물인데, 나물 감으로는 연한 고사리가 좋다.

고사리나물에는 고춧가루를 넣지 않아야 고사리의 고유한 맛을 살릴 수 있다. 조금 억센 고사리를 사용할 때는, 다진 마늘을 넣으면 맛이 매우 부드러워 고사리나물의 재료는 마른 고사리 200g, 파 40g, 마늘 10g, 간장 80g, 기름 30g, 깨소금 10g 등이다.

만드는 방법

마른 고사리를 쌀뜨물에 삶아 주름이 퍼질 정도가 되면 건져서 물에 헹군다. 고사리를 쌀뜨물에 삶으면 매우 부드러워지고 빨리 퍼질 뿐 아니라 영양 손실도 적어서 좋다. 물을 3~4번 갈아 부으면서 6~7시간 정도 두어 쌉쓸한 맛을 우려낸다. 센 줄거리를 다듬고 4~5㎝ 길이로 썬다. 냄비에 기름을 두르고 고사리를 볶다가 간장을 넣고 뒤적이면서 고깃국물이나 물을 한 국자 넣고 끓인다. 나물 속까지 간이 잘 배도록 뜸을 들인 다음 파와 마늘 으깬 것을 섞고 잘 볶아서 마지막에 깨소금을 뿌려서 먹는다.

이렇게 만든 고사리나물은 비타민 B_1을 많이 가지고 있을 뿐만 아니라, 알리신이라는 성분을 갖는 파와 마늘이 보완되어 고사리의 영양적인 단점을 없애 준다.

그리고 고사리에 부족한 지방 성분과 비타민 B_1, 칼슘 등을 보완하는 재료로 깨소금이 한몫하므로 매우 좋은 것이다.

그런데 최근 고사리가 발암성이 있다고 언론에 보도되어 문제가 되기도 하였으나 그 이유는 브라켄톡신이라는 독성 물질 때문이라는 것으로 알려졌다.

고사리를 많이 먹은 소가 장암과 방광암을 일으켰기 때문에 문제가 되었었는데, 이 물질의 독성은 섭취량과 개인차 등이 매우 심해 일률적으로 다루기는 어렵다. 그러나 우리 사람은 날고사리를 먹지 않으며 삶으면 독소 성분이 대부분 빠진다. 그리고 암을 유발할 정도로 많이 먹을 수 없는 식품이다.

02
그린 샐러드 · 양파

그린 샐러드에 드레싱으로 사용하는 비네그렛트 소스의 식초는 채소의 비타민 C의 안정성을
높여 주기도 한다. 샐러드에 양파를 넣으면 스태미나 식품이 된다.

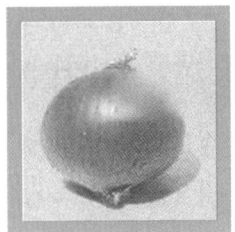

만드는 방법

　서양 요리를 먹을 때 맨 먼저 샐러드를 먹는다. 생채나 과일을 주로
하여 냉육류를 섞고 마요네즈 등에 버무린 음식을 샐러드라 하는데,
재료에 따라 야채샐러드 · 과일샐러드 · 햄 샐러드 · 치즈 샐러드 등으
로 각기 나눈다.

　샐러드 중에서 생채 위주로 만든 것을 그린 샐러드라고 한다. 재료
인 채소는 다음과 같다. 양상추 즉, 레터스 1포기, 토마토 2개, 양파
1/4개, 오렌지 1개 등인데, 매우 부드럽고 씹히는 맛이 좋은 양상추가
주요 재료이다.

이 양상추는 물에 한 장 한 장 벗기면서 깨끗이 씻어 찬 얼음물에 담가서 사용하기 때문에 매우 맛이 좋다. 한 장 한 장 벗겼기 때문에 부피는 꽤 커 보이나 사실은 얼마 되지 않는다. 양상추의 성분은 100g 중 수분 95.8%, 단백질 1.9g, 지질 0.3g, 당질 0.6g, 섬유 1.4g, 회분 0.7g, 칼슘 38mg, 인 34mg, 칼륨 180mg, 비타민 A 278IU, 비타민 B_1 0.11mg, B_2 0.04mg, 비타민 C 8mg 등이며 열량은 10kcal이다.

토마토의 성분은 수분 92%, 단백질 2.0g, 지질 0.3g, 당질 3.3g, 섬유 1.0g, 회분 1.1g, 칼슘 9mg, 인 70mg, 철 0.6mg, 칼륨 230mg, 비타민 A 625IU, 비타민 B_1 0.1mg, B_2 0.03mg, 비타민 C 20mg 등이며 열량은 20kcal이다. 양파의 성분은 수분 90.5%, 단백질 1.0g, 지질 0.3g, 당질 7.6g, 섬유 0.5g, 회분 0.4g, 칼슘 15mg, 인 117mg, 칼륨 160mg, 비타민 B_1 0.1mg, 비타민 C 24mg 등이며 열량은 35kcal이다.

이상의 주성분을 살펴보면 칼로리는 매우 낮고 영양 성분도 몹시 적음을 알 수 있다. 평소 육식을 많이 해서 영양의 불균형을 초래한 서구인들의 식단에 채소를 먹기 위해 마련된 것이 그린 샐러드이다. 고단백·고지방인 스테이크를 먹고 적은 양의 샐러드를 먹었기 때문에 채소가 공급해야 할 비타민과 미네랄은 몹시 부족하다. 그래서 미국 사람들은 5명에 1명꼴로 순환기계 질환을 앓고 있다.

순환기계 질환의 발생 원인은 혈액 순환에 장애가 일어나기 때문이다. 혈액이 오염되면 혈액 순환에 장애가 일어나는데, 이때 콜레스테롤의 양이 증가하는 것이 그 원인이다. 그리고 점질 물질이 많아지면 순환기계 질환의 발생이 늘어나는데, 그런 경우에 채소를 충분히 먹으면 예방과 치료 효과가 매우 높다.

채소는 종류가 매우 많고 영양적인 특징도 각기 다르다. 영양학과 식품학에서는 채소를 담색과 녹황색의 두 가지로 나눈다. 녹황색 채소보다 담색 채소는 꽤 부드럽기는 하나 비타민 A · 비타민 C · 섬유질 등의 함량이 훨씬 낮다. 담색 채소로 만드는 그린 샐러드는 비타민 A · C · 칼슘 · 칼륨 등 미네랄과 섬유질을 공급하는 영양분이 들어 있다.

그린 샐러드를 만들 때 양파는 두 가지로 쓰는데, 5㎜ 두께로 둥글게 썰어 한 줄씩 빼어 냉수에 담가 매운맛을 우려내고 물기를 가시게 하여 섞는다. 토마토는 꼭지를 떼고 여덟 조각으로 잘라 넣으면 된다. 그리고 맛있게 먹고 영양 보강을 위해 소스를 끼얹어 먹는다. 그린 샐러드에 쓰이는 소스는 비네그렛트 소스이다.

비네그렛트 소스는 다음과 같이 만든다. 양파를 강판에 곱게 갈거나 곱게 다진다. 그릇에 샐러드기름 · 백후추 · 식초 · 소금 · 다진 양파를 섞고 거품기로 잠깐 젓는다. 그러면 묽은 크림 상태가 되는데, 이것이 비네그렛트 소스이다. 이처럼 그린 샐러드에는 양파가 주요 재료이다.

양파는 백색 채소로 다른 채소와는 다른 맛과 향기로운 맛을 가지고 있다. 양파 · 마늘 · 달래 · 부추 등이 공통적인 향기로운 맛과 성분을 가지고 있어 이들을, 예로부터 훈채라 하였다.

자극적인 냄새가 나는 이 훈채에는 다른 채소에 없는 독특한 성분이 있는데, 그 하나는 유기 유황 성분인 알린이고 다른 하나는 스코르디닌이다. 양파를 짓찧으면 알리나아제라는 효소가 작용해서 알린을 알리신이라는 물질로 변화시킨다. 이 알리신은 비타민 B_1과 결합해서 알리티아민이 되는데, 이것은 장내 세균에도 결코 파괴되지 않고 흡수가 매우 잘 되므로 활성 지속성 비타민 B_1이라고 부른다. 그러므로 샐러드에 양파를 섞게 되면 양상추와 토마토가 가지고 있는 비타민 B_1을 흡수 촉진한다. 비타민 B_1은 당질을 분해해서 에너지를 만드는 데 매우 중요한 비타민이다.

활성비타민 B_1은 남성과 여성의 성기를 일시적으로 긴장시키는 힘이 있다고 주장하는 학자도 있다. 왜냐하면 활성비타민 B_1은 부교감신경의 말단에서 분비되는 아세틸콜린을 분해하는 효소 콜린에스테라제의 작용을 억제하는 힘이 있다. 그래서 아세틸콜린이 많아져 성기의 긴장을 원활하게 한다. 성기의 발기는 해면체가 충혈되기 때문인데 아세틸콜린이 해면체에 있는 혈관을 확장해서 혈액의 흐름을 원활하게 하는 것이다.

또 하나의 특수 성분인 스코르디닌은 냄새가 없는 물질로 강장, 강정 효과가 매우 빼어난 사실이 밝혀졌다. 고대 이집트 시대부터 먹기 시작한 양파는 지금은 전 세계 곳곳에서 애용되고 있다. 그 이유는 맛이 독특하고 강장 효과가 뛰어나기 때문이다. 양파는 발한 · 이뇨 · 최면 · 건위 · 강장 효과가 인정되어 끼니마다 식탁에 등장하는 식품이 되었다. 코카서스의 장수자들도 항상 양파를 즐겨 먹는다.

그린 샐러드에 드레싱으로 사용하는 비네그렛 소스의 식초는 채소의 비타민 C의 안정성을 높여 주기도 한다. 샐러드에 양파를 넣으면 스태미나 식품이 된다.

03

김치 · 고구마

찐 고구마나 군고구마에 김치를 곁들여 먹는 것은 궁합이 매우 잘 맞는다는 것을 알 수 있다. 김치의 원료인 배추에는 나트륨이 5mg밖에 들어 있지 않지만, 배추를 소금에 절이고 젓갈 등을 쓰기 때문에 염분이 많다.

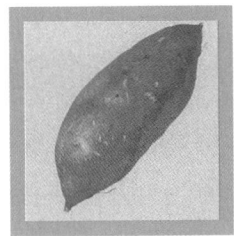

주요 효능

　고혈압은 그 발생 요인이 매우 많다. 본태성 · 신경성 인자 · 내분비성 인자 · 신성 인자 · 대사성 인자 · 단백 대사 · 지방 대사 · 염류 대사 · 유전과 환경 등 몹시 다양하다. 이 중에서도 염류 대사, 소금과의 관계가 한국인에게는 매우 많다. 고혈압과 관계가 있는 것은 소금이다. 소금은 염화나트륨으로 나트륨과 염소로 구성되어 있는데 혈압과 관계가 있는 것은 나트륨이다. 소금을 많이 먹으면 나트륨이 혈액 중에 승가해 마침내 혈관 벽의 세포 속까지 들어가게 된다. 나트륨은 수분을 끌어들이는 성질이 있기 때문에 세포 속까지 수분을 끌어들여 세포는 퉁퉁 부어오른 상태가 된다. 이렇게 혈관 벽의 세포가 부어오르면 상대적으로 혈관의 내부는 가늘고 좁아지므로 혈액이 순환할 때 혈관 벽에 강한 압력이 생겨 혈압이 상승하는 것이다. 그러므로 혈압을 낮추기 위해서는 이 세포 내의 나트륨을 끌어내야 하는데, 그 역할을 담당하는 것이 칼륨이다.

칼륨은 나트륨과 화학적으로 비슷한 성격을 가지고 있는데, 인체 내에서는 이 두 가지가 서로 경쟁적으로 작용한다. 이러한 작용을 길항 작용이라고 하며 세포 내부에는 칼륨, 외부에는 나트륨이 많이 들어 있다. 이 두 가지의 균형은 세포막에 있는 '나트륨 펌프'에 의해서 조절된다. 소금의 과잉 섭취 때문에 세포 내에 나트륨이 증가해도, 체내에 칼륨의 양이 충분하면 이 나트륨 펌프가 칼륨을 세포 안으로 끌어들이고 나트륨을 밖으로 배출되게 하는데, 밖으로 배출된 나트륨은 신장에서 오줌에 섞여 배설된다. 그러므로 칼륨을 충분히 섭취하면 짜게 먹어서 생기는 소금의 피해를 줄일 수 있다.

찐 고구마나 군고구마에 김치를 곁들여 먹는 것은 궁합이 매우 잘 맞는다는 것을 알 수 있다. 김치의 원료인 배추에는 나트륨이 5㎎밖에 들어 있지 않지만, 배추를 소금에 절이고 젓갈 등을 쓰기 때문에 염분이 많다. 김치는 비타민 · 무기질 · 아미노산의 성분이 있으며 유산균과 유산 등 유기산을 가지고 있기 때문에 인체에 영양 공급을 할 수 있을 뿐 아니라 정장 효과까지 있어 훌륭한 발효 식품으로 평가되고 있다. 그러나 김치의 한 가지 단점은 나트륨의 함량이 많다는 점이다. 따라서 고혈압의 염려가 있는 사람이 김치를 먹을 때 칼륨이 많은 고구마를 먹어야 한다.

04
녹즙 • 식초

녹즙에 식초를 넣으면 산상으로 변해서 아스코르비나제가 활동하기 매우 어렵게 된다. 그리고 매실이나 유자처럼 새콤한 맛이 센 것을 섞어도 된다. 이처럼 녹즙에 식초를 섞는 것은 비타민 C의 파괴를 막는 좋은 방법이다.

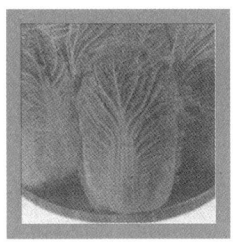

심장병의 원인

녹색 채소를 거의 먹지 않는 서양 사람들은 콜레스테롤 때문에 심장병 등 순환기계 질환을 많이 앓는다. 미국도 원래는 심장병이 많지 않았다. 1900년의 통계에 의하면 심장병은 폐렴과 인플루엔자·결핵·설사나 장염에 이어서 네 번째의 사망 원인으로 전체 사망자의 불과 8%에 지나지 않았다. 그런데 지금은 37%로 1위가 되고 말았다. 이렇게 심장병이 늘어난 것은 식생활의 변화 때문이다. 크리체브스키 박사는 식생활의 변화를 다음과 같이 말하였다.

"지방과 동물성단백질의 증가가 두드러진 반면 식물성 식품의 섭취 감소가 가장 큰 원인이었다."

식물성 식품의 섭취량이 줄었을 뿐 아니라, 양상추 등 담색 채소 위주의 것으로 바뀐 것이다. 그러므로 녹색 채소, 즉 녹황색 채소를 먹지 않는 것이 영양의 불균형을 초래한 것이다.

핀란드의 경우는 지방의 섭취가 많은데도 서부 핀란드 사람들은 심장병이 매우 적어 주목받았다. 다른 지방과 자세히 비교해 보니 채소의 공급에 많은 차이가 있었다.

미국인은 하루에 550㎎이나 되는 콜레스테롤을 동물성 식품에서 섭취하고 있다. 그래서 하루 300㎎ 이하로 억제하라고 권장하고 있다.

동물성 식품에는 콜레스테롤이 들어 있으므로 식생활에서 콜레스테롤을 조절한다는 것은 매우 어려운 일이다. 그러므로 동물성 식품을 먹을 때, 그 피해를 줄이기 위해 녹색 채소를 먹는 것이 가장 현명한 방법이다. 여러 가지 녹색 채소를 섞어서 짠 녹즙이 유행하게 된 원인이 거기에 있다. 녹색 채소에는 비타민 A, C와 무기질과 엽록소가 많이 들어 있다. 엽록소가 식물체에서 광합성 해서 녹말을 만들고 사람에게 전해 주어 생명을 유지하게 된다.

엽록소는 엽록체 안에 들어 있는데, 한 개의 엽록체는 수십 개에서 수백 개의 입자가 모인 것으로 그 한 입자는 단백질과 지방질의 둥근 판이 엇갈려 있다. 이러한 엽록소는 세포 부활 작용·지혈 작용·강심 말초·혈관 확장 작용·상처 치유 촉진 작용·항알레르기 작용 등등의 생리 작용을 한다.

이렇듯 여러 분야에 고루 빼어난 효능이 있기 때문에 엽록소를 생명의 근원이라고 말하는 학자도 있다. 그래서 녹즙을 짜서 먹으면 건강에 좋다는 말이 생긴 것이다.

만드는 방법

신선한 푸른 잎을 잘 씻고 잘게 썰어 유발에서 갈고 헝겊으로 거르면 녹즙이 된다. 수분이 적은 잎으로 만들 때는 물을 조금 붓고 갈면 되는데 믹서기를 쓰면 효소와 비타민의 파괴가 많아 좋지 않다.

그러나 푸른 잎이라고 모두 녹즙의 재료로 좋은 것은 아니고, 다음과 같은 것이 좋다. 무잎·양배추·부추·들깻잎·미나리·파슬리·셀러리·머위·상추·쑥·쑥갓·질경이·민들레·컴프리·고춧잎·호박잎·감잎·보릿잎·솔잎·케일 등.

시금치나 근대는 수산이 들어 있어 날것으로 먹으면 좋지 않다. 오이는 비타민 C를 파괴하는 아스코르비나제라는 효소가 들어 있어 녹즙 중의 비타민 C를 파괴하게 된다. 녹즙의 가장 소중한 성분은 비타민 C이다. 이 비타민 C는 여러 가지 생리적 특성이 있는데, 스트레스 해소에 큰 도움을 준다.

비타민 C는 다른 비타민과 다른 점이 있다.

첫째는 사람들에게 필요한 양이 많다는 것이다. 예를 들면 비타민 B1은 하루에 1.2mg이면 충분하다. 그런데 C는 50mg이나 된다.

둘째는 몹시 예민해서 파괴되기 쉽다. 따라서 비타민 C는 많이 먹어야 하고 되도록 파괴되지 않도록 신경을 써야 한다. 채소나 과일을 잘라서 공기에 접촉하면 비타민 C는 시간이 흐름에 따라 점점 상실되는데, 이것은 산화가 일어나기 때문이다.

채소나 과일을 다듬어서 주스나 녹즙을 만들어 먹을 때 반드시 주의해야 할 일은 빨리 만들고, 만든 것을 바로 먹는 것이다. 무를 강판에 갈면 두 시간 후에는 27%의 비타민 C가 파괴된다. 무에 당근을 20% 섞고 갈면 두 시간 후에 95%의 비타민 C가 파괴, 손실된다. 오이에 들어 있는 비타민 C 분해효소인 아스코르비나제가 당근과 호박에도 들어 있기 때문이다.

이 아스코르비나제의 성질을 알면 비타민 C의 파괴를 막을 수 있는데 녹즙을 만들 때 식초 몇 방울만 떨어뜨리면 비타민 C의 손실을 막을 수 있다.

그 물질은 pH로 이것은 0~14까지의 숫자로 표시하는데 7이 중성이다. 당근이나 오이 등에 함유된 아스코르비나제는 pH 5.6에서 가장 활발하게 작용한다. 식초의 pH는 3이므로 산성이다.

녹즙에 식초를 넣으면 산성으로 변해서 아스코르비나제가 활동하기 매우 어렵게 된다. 그리고 매실이나 유자처럼 새콤한 맛이 센 것을 섞어도 된다.

이처럼 녹즙에 식초를 섞는 것은 비타민 C의 파괴를 막는 좋은 방법이다. 녹즙과 식초는 궁합이 매우 잘 맞는 셈이다. 녹즙에 많이 들어있는 비타민은 A와 C이다. A는 시력, 피부 보호와 항체의 생성과도 관련이 매우 깊은 중요한 비타민인데, 녹즙을 만들어도 별로 손실되지 않는다.

당근 · 식용유

당근은 날것으로 먹지 말고 익히거나 기름과 곁들여 먹는 것이 좋다. 생당근 · 생오이 · 샐러드 등을 주재료로 한 샐러드만을 먹어 건강 악화를 자초한 사람이 의외로 많다. 이러한 일은 채소는 날것이어야 한다는 잘못된 생각 때문에 빚어지는 일이다.

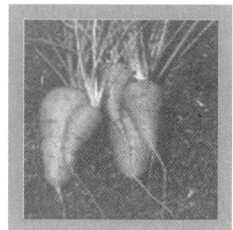

당근의 특성

당근의 특성을 살펴보면 첫째, 비타민 A의 모체인 카로틴이 식물성 식품 중에서 가장 많다. 둘째, 양질의 섬유질과 칼슘 · 인 · 철 · 마그네슘 · 칼륨 등 무기질의 공급원으로 매우 뛰어나다. 비타민 A가 부족하면 점막이 각질화되어 떨어지고 암에도 잘 걸린다고 보고되었다.

그리고 담배를 많이 피우는 사람은 비타민 A가 부족하면 폐암에 걸리기 쉽다. 비타민 A가 많은 식품인 녹황색 채소를 많이 섭취하면 항암 효과가 있을 뿐 아니라, 발육 촉신 · 피부 보호 · 야맹증 예방에 큰 도움을 준다.

그러므로 당근의 소비가 늘어나는 것은 당연한 일이다. 그런데 문제는 어떻게 먹느냐 하는 것이다. 토끼나 말처럼 통째로 먹는 사람이 있는가 하면, 녹즙 재료로 이용하기도 하고 수프나 카레용 채소로 쓰기도 한다.

당근은 날것으로 먹거나 조리해서 먹는 두 가지 유형으로 나뉜다. 요즘 당근 주스를 애용하는 사람이 나날이 증가하고 있다. 당근을 믹서에 갈거나 강판에 간 것을 거즈에 받쳐서 얻은 주스를 아침마다 마시고 출근하는 사람이 많다.

더구나 요즘은 재료를 넣기만 하면 손쉽게 만들 수 있는 주서라는 기구가 출시되어 편하게 주스를 만들 수 있다. 흔히 채소는 날것으로 먹어야 좋다는 생각이 있어 가열 조리보다는 생식이 좋다고 생각하는 사람이 많다. 그러나 사실은 경우에 따라 다르다는 것을 알아야 한다.

주요 효능과 성분

비타민은 물에 녹는 수용성과 기름에 녹는 지용성으로 나뉘어진다. 물에 녹는 비타민으로는 B_1 · B_2 · B_6 · B_{12}, 판토텐산 · 엽산 · 이노시톨 · 콜린 등 비타민 B 복합체와 비타민 C, 그리고 비타민 P가 있다. 지용성 비타민에는 비타민 A · D · E · F · K 등이 있다.

이러한 것을 잘 이해하고 먹는 것이 영양소의 손실을 방지하며 소화 흡수에 큰 도움을 주게 된다.

비타민 A의 모체인 카로틴은 기름에 안 녹는 지용성 비타민이다. 요즘 가정에서 가장에게 당근 주스를 만들어 주는 주부가 많다고 한다. 이것은 잘못된 일이다. 더구나 믹서에 갈면 비타민이 파괴된다는 말을 듣고는 강판을 구해 열심히 만든다. 이렇게 정성들여 간 것을 마시면 소화력이 떨어질 염려가 있다고 생각해서 여러 겹의 거즈에 받쳐 거른 것을 마신다.

이러한 당근 주스 중에는 카로틴과 섬유질이 거의 들어 있지 않다는 것을 알아야 한다. 비타민 A와 카로틴은 열에 비교적 강하므로 일반 조리법으로는 거의 손실되지 않는다. 더욱이 비타민 A는 기름에 녹지 않으므로 기름으로 조리해서 먹는 편이 훨씬 영양의 효과를 높인다는 사실을 알아야 한다.

자장면이나 고기 요리에 당근을 이용할 때 중국인은 라드와 같은 동물성 지방을 주로 쓴다. 샐러드드레싱으로 쓰는 마요네즈는 샐러드유, 즉 식물성 기름이 주체이며 튀김용 기름도 대개 식물성 기름을 사용하고 있다. 비타민 A나 카로틴의 소화 흡수를 돕기 위해 어느 기름이 더 좋은가 하는 차이는 없다. 다만 콜레스테롤과 순환기계 질환 등 성인병을 걱정하는 사람은 식물성 기름인 콩기름 · 채종유 · 면실유 · 해바라기씨 기름 · 참기름 등을 이용하는 것이 좋다.

당근의 붉거나 노란 색소는 카로틴인데, 색깔이 짙은 당근에는 0.24mg이 들어 있다. 비타민 A로 환산해 보면 400IU(성인의 1일 필요량 2,000IU)나 된다. 날것으로 먹으면 거의 흡수되지 않으나 기름과 곁들여 먹으면 50% 정도가 흡수되고 익혀서 먹으면 30% 정도가 흡수된다. 생당근에는 비타민 C를 파괴하는 아스코르비나아제가 함유되어 있으나, 이 효소는 열에 매우 약하기 때문에 당근을 익히거나 튀기면 그 힘이 없어진다.

당근은 날것으로 먹지 말고 익히거나 기름과 곁들여 먹는 것이 좋다. 생당근·생오이·샐러드 등을 주재료로 한 샐러드만을 먹어 건강 악화를 자초한 사람이 의외로 많다. 이러한 일은 채소는 날것이어야 한다는 잘못된 생각 때문에 빚어지는 일이다.

비타민 A는 피부를 곱게 하고 매끄럽게 해 주기 때문에 이것이 부족하면 살결이 매우 거칠어지고 병균에 대한 면역력이 약해져 여드름이 돋기 쉽고 잘 곪는다. 그리고 시력의 회복에 좋으며 아토피성 피부염을 치료하는 효과도 있는데, 비타민 C의 파괴를 막기 위해 당근은 기름을 적당히 이용한 조리법이 좋다.

종합 비타민제를 많이 먹으면 비타민 A와 D 등 지용성 비타민이 과잉 축적되어 해로운 증상이 나타나기도 하나 당근과 같은 식품을 섭취하면 그런 일은 거의 없다.

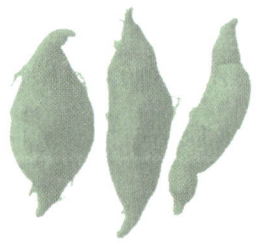

06
당근 · 오이 · 식초

일반 채소에 오이를 섞을 때는 채 재료에 식초를 조금 치면 이 효소의 작용이 억제된다. 그러나 식초를 너무 많이 치면 카로틴이 파괴된다. 녹즙을 만들 때도 식초를 약간 치면 비타민 C의 손실을 막을 수 있다. 그러므로 당근 · 오이와 식초는 궁합이 매우 잘 맞는다.

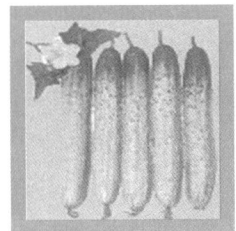

오이의 특성

우리나라 사람들이 날채소로 가장 잘 먹는 식품이 오이와 당근이다. 오이는 90% 이상이 수분이고 비타민 A와 C가 약간 들어 있으며, 무기질로는 칼륨과 칼슘이 들어 있는 식품이다. 영양가보다 맛이 좋아 식욕을 돋우는 채소이다. 오이는 이뇨 작용을 하므로 신장이 약해 부종을 일으키는 사람에게 매우 좋은 식품이다.

오이의 쓴맛은 쿠쿨피타신이라는 성분 때문인데 이 성분은 항종양성이 있다고 알려져 있다. 구굴피타신은 오이뿐 아니라 침외에도 들어 있는데, 이 성분은 물에 잘 녹지 않고 열에도 매우 강하기 때문에 쓴맛을 없애려면 그 부분을 잘라 버리는 수밖에 없다. 당근은 카로틴(비타민 A의 모체)이 가장 많아 영어로 당근을 캐롯이라고 하는데, 이 말은 카로틴에서 비롯된 것이다.

독일어에 카르티나제' 라는 말이 있다. 독일 사람들은 아기를 이유시킬 때 당근 주스를 만들어 먹이는데, 이 당근 주스를 마신 아기는 당근에 들어 있는 카로틴 때문에 코가 노랗게 변한다는 것이다.

주요 효능

당근 50g만 먹으면 비타민 A의 하루 필요량이 충족된다. 카로틴 외에도 여러 가지 비타민과 칼륨·칼슘·식이성 섬유 등을 골고루 들어 있어 녹황색 채소의 최고라고 할 수 있다.

오이는 호흡기 점막 보호 작용이 있어 감기 예방에도 좋고 피로한 눈이나 야맹증, 결막염 예방에도 매우 좋은 식품이다. 피부가 몹시 건조하거나 거친 사람에게도 좋은데, 요구르트·벌꿀·사과 등을 섞어 먹으면 맛이 매우 좋아진다. 설사를 멈추는 효과가 있는데, 이것은 당근에 들어 있는 수용성 섬유 펙틴 때문이다. 이 펙틴은 장벽을 부드럽게 보호해 준다.

당근에는 호박산 칼륨이 들어 있는데, 이 성분은 혈압을 내리게 하는 작용도 하고 고혈압에도 매우 좋다.

오이나 당근은 이와 같이 여러 가지 장점이 있는 채소이기는 하나 비타민 C를 파괴하는 산화효소 아스코르비나아제가 들어 있어 날것으로 다른 채소와 같이 먹는 것은 좋지 않으므로 아스코르비나아제의 특성을 알게 되면, 오이를 섞어도 비타민 C의 손실을 방지할 수 있다. 아스코르비나아제는 산성과 열에 매우 약한 특성이 있다.

일반 채소에 오이를 섞을 때는 채 썬 재료에 식초를 조금 치면 이 효소의 작용이 억제된다. 그러나 식초를 너무 많이 치면 카로틴이 파괴된다. 녹즙을 만들 때도 식초를 약간 치면 비타민 C의 손실을 막을 수 있다. 그러므로 당근·오이와 식초는 궁합이 매우 잘 맞는다.

도움말 · **허약 체질**

- 메뚜기를 달여서 먹는다.
- 메뚜기를 참기름에 볶아 먹거나 가루 내어 꿀을 섞어 배꼽에 붙인다.
- 마(山芋)를 즐겨 먹는다.
- 뱀장어를 탕으로 끓여 먹거나 구워 먹는다.
- 달걀은 빼놓을 수 없는 건강을 돕는 식품이다.
- 균형 잡힌 식사란 선택적 식품이 아니라 풍부하고 종류가 다양한 식사를 꾸준히 섭취할 때 건강한 육체를 보존할 수 있다.

07
더덕 · 고추장

더덕구이는 향기롭고 매우 감칠맛이 나는데 이때 고추장이 큰 역할을 하므로 더덕과 고추장은
궁합이 매우 잘 맞는다.

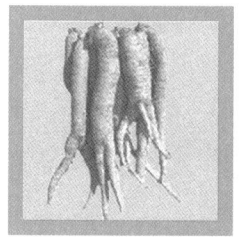

더덕의 특성

더덕은 초롱꽃과에 속하는 여러해살이식물로, 우리나라의 산시에 많이 자생하고 있다. 더덕 뿌리는 한약 재료로도 쓰이는데, 그 이름이 많다. 양유 · 통유초 · 산해라 · 백하차 · 토당삼 · 사삼 등인데, 그 모양이 인삼과 매우 비슷한 데서 붙여진 이름이 많다.

더덕은 진해 · 거담 · 해독 · 건위 강장제로 쓰였고 식용으로는 더덕구이 · 생체 장아찌 · 누름적 · 더덕무침 · 수프 등으로 이용하고 있다.

더덕은 덩굴성 식물로 줄기가 2~3m 자라며 독특한 더덕 향기를 내는 젖물을 분비한다. 산후에 젖이 부족한 산모에게 더덕이 몹시 좋다고 전해 내려오는 이유가, 더덕이 모유와 비슷한 젖물을 분비하기

때문이다.

뿌리는 비대하고 방추형이며 8~9월에 자색의 종 모양의 꽃이 가지 끝에 핀다. 더덕의 일반 성분은 다음과 같다.

수분(80.2%), 단백질(2.5g), 지질(3.8g), 당질(4.7g), 섬유(6.5g), 회분(1.2g), 칼슘(95㎎), 철분(2.2㎎), 비타민 B₂(0.23㎎).

더덕 뿌리에는 물에 잘 녹으며 거품이 일어나는 물질인 사포닌이 들어 있는 것이 특징인데, 이 더덕을 물에 불려 먹으면 미끈한 사포닌을 우려낼 수 있다.

만드는 방법

더덕을 물에 불려 양념을 발라 구운 더덕구이는 그 맛이 매우 좋아 식욕을 잃었을 때 좋다. 더덕구이에 쓰이는 재료는 아래와 같다.

더덕 500g, 고추장 30g, 파 30g, 마늘 20g, 간장 20g, 기름 10g, 설탕 10g, 깨소금 5g. 더덕을 방망이로 자근자근 두드려 껍질을 벗기고 잘 손질한다. 한가운데를 길이로 쪼개고 칼등으로 두드려 연하게 만든 다음, 고추장에 간장을 섞고 설탕 · 기름 · 다진 마늘과 파 · 깨소금을 넣어 양념장을 걸쭉하게 만들어, 이것을 더덕에 바르면서 차곡차곡 놓아 약 30분 동안 재웠다가 석쇠에 올려놓고 슬쩍 구워 낸다.

더덕구이는 향기롭고 매우 감칠맛이 나는데, 이때 고추장이 큰 역할을 하므로 더덕과 고추장은 궁합이 매우 잘 맞는다. 고추장은 매운맛ㆍ단맛, 그리고 독특한 향기 등이 잘 어울려서 맛이 있고 색깔이 좋아서 음식을 만드는 데 많이 쓰인다.

고추장에는 자극성이 센 고춧가루가 들어 있기 때문에 입맛을 돋운다. 이것은 맵고 구수하며 향기가 있어 재료에 따라 적당히 사용하면 더덕의 특징을 살릴 수 있다.

도움말 · 주근깨, 기미

- 율무차 40~50g으로 달인 율무차와 율무 경단, 율무죽을 매일 먹는다.
- 달걀흰자에 율무 가루를 섞어 팩을 한 다음 다시 오이즙을 바른다.
- 비파잎을 갈아서 밀가루와 섞어 팩한다.
- 비파잎을 달인 물로 세안한다.

08
마늘 • 식초

마늘장아찌는 강한 살균력과 자극성 냄새는 줄어들었지만 생리적 활성 물질인 스코르디닌은
결코 변하지 않으며 비타민과 무기질의 손실도 거의 없다.

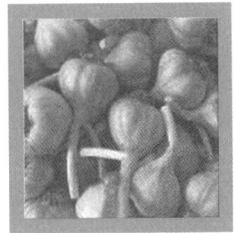

주요 효능

마늘에는 특유의 영양소인 생리 활성 물질이 들어 있는데, 이것은 스코르디닌이라는 물질로 인체의 내장을 따뜻하게 하고 신진대사를 높여 저혈압 증세를 개선한다. 그리고 마늘에는 단백질 · 당질 · 비타민 B_1 · B_2 · C · 칼슘 · 인 · 철분 등이 매우 풍부하며 보온 효과와 강한 살균 작용이 있어 감기나 냉증에도 매우 효과적이다.

마늘의 특징은 그 독특한 강한 냄새이다. 이것은 강한 항균 작용을 하며, 비타민 B_1과 결합하면 아릴치아민이 되어 활성이 강한 지속적 비타민 B_1의 효과가 있다. 이것은 신진대사를 활발하게 할 뿐 아니라 정력 증강에도 효과를 나타낸다. 강한 살균 작용과 보온 효과로 감기

나 냉증에도 매우 좋다. 가래도 잘 삭기 때문에 기관지염에도 큰 도움이 된다. 그런데 마늘은 자극성이 몹시 강한 식품이므로 공복에 날것으로 먹으면 안 된다.

마늘은 장기간 저장하기 어려우므로 장기 보존을 위해 고안해 낸 것이 마늘장아찌이다.

만드는 방법

마늘장아찌를 만드는 방법은 다음과 같다. 재료로 마늘 50통, 식초 3컵, 물 4컵, 간장 7컵, 설탕 1컵을 준비한다. 마늘은 하지夏至 전에 수확한 것으로 겉껍질만 한 겹 벗긴다. 통마늘을 항아리에 차곡차곡 담아 식초물을 만들어 항아리에 마늘이 충분히 잠기게 한다.

10일 정도 담가 두었다가 마늘의 매운맛이 빠지면 식초물을 따라 버리고 간장에 설탕을 섞어서 항아리에 붓고 2~3일이 지나면 간장물을 따라 끓여 차게 식힌 다음 항아리에 붓고 밀봉하여 서늘한 곳에 1개월 정도 두면 숙성된다.

이렇게 만든 마늘장아찌는 강한 살균력과 자극성 냄새는 줄어들었지만, 생리적 활성 물질인 스코르디닌은 결코 변하지 않으며 비타민과 무기 질의 손실도 거의 없다.

09

머위 · 들깨즙

잎과 줄기는 몹시 쓰므로 데치거나 삶아서 먹어야 한다. 잎에는 비타민의 모체인 베타카로틴을
비롯해서 비타민이 골고루 들어 있으나 줄기에는 적다. 칼슘이 많은 알칼리성 식품인 머위는
영양보다는 향채로써 쓰인다.

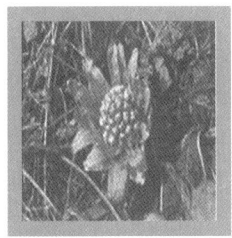

머위의 특성

머위는 잎이 매우 둥글고 줄기는 굵고 길며 꽃이 오랫동안 수꽃과 암꽃이 따로 핀다. 수꽃은 황백색이고 암꽃은 백색이다. 우리나라의 산에 많이 자생하는데 집 안 장독 뒤에 심어서 재배하기도 했다. 지방에 따라 머우 · 머구 등으로도 불리는데, 그 독특한 맛은 계절에 향과 맛을 주는 산나물이다.

잎과 줄기는 몹시 쓰므로 데치거나 삶아서 먹어야 한다. 잎에는 비타민 A의 모체인 베타카로틴을 비롯해서 비타민이 골고루 들어 있으나 줄기에는 적다. 칼슘이 많은 알칼리성 식품인 머위는 영양보다는 향채로써 쓰인다. 껍질을 벗긴 머위잎과 줄기를 토막 쳐서 설탕을 넣

고 끓인 장물에 넣어 조린 머위장아찌로 먹기도 한다. 머위의 잎을 삶아 물에 불려서 쓰고 아린 맛을 빼고 먹는 머위잎 쌈도 있다.

만드는 방법

머위를 잘 삶으려면 다음과 같이 해야 한다. 잎을 따고 펄펄 끓는 물에 뿌리 쪽을 먼저 넣어 뚜껑을 덮고 열탕 속에서 삶는다. 녹색으로 변했을 때 꺼내어 곧장 찬물에 담그면 고운 색깔이 된다. 머위를 삶을 때 공기에 닿으면 갈색으로 색깔이 변한다. 이렇게 머위가 쉽게 색깔이 변하는 것은 클로로겐산과 폴리페놀이라는 성분 때문인데 줄기의 색깔이 변하지 않게 삶으려면 쌀뜨물을 쓰거나 2%가량의 소금물을 쓰는 것이 좋다.

머위 줄기는 통통한 것이 매우 좋으며 찬물에 담갔다가 물기를 빼고 껍질을 한 겹 벗겨 낸 다음 5㎝ 길이로 썬다. 들깨는 물에 씻어서 채에 받혀 물기를 뺀 후 분마기에 간다. 들깨 1/4컵 간 것과 쌀가루 2큰술을 한데 섞고 물 1컵을 부어 고루 저어서 들깨즙을 만든다.

이렇게 손질한 머위를 다진 파와 마늘과 소금을 넣고 양념하여 기름을 두른 다음 살짝 볶는다. 그리고 들깨즙을 넣고 살짝 볶으면서 소금 간을 한다. 이렇게 먹으면 조금 씁쓰름한 머위의 맛이 부드러워지고 봄의 향과 맛을 한껏 맛볼 수 있고 영양상으로도 균형식이 되어 매우 좋다.

10

목이버섯 • 율무

목이버섯 율무죽이 있는데 죽을 끓일 때 목이버섯을 넣고 조미를 해서 먹는다. 율무는 노인들의 검버섯을 없애는 효과도 있고 닭살 같은 거친 피부나 사마귀 제거와 기미 주근깨 여드름에도 매우 좋다.

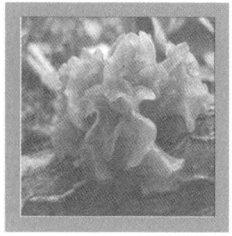

목이버섯의 특징

버섯은 곰팡이의 한 가지 종류로 독특한 향과 맛이 있기 때문에 세계 어느 나라에서 애용되는 식품이다. 버섯의 종류는 매우 많아 수천 종이나 되고 식용버섯만도 수백 종이 넘는다. 밤나무 · 상수리나무 · 줄참나무 등 고목 사이에서 자라나는 버섯에 목이버섯이 있다. 생김새가 매우 특이해서 마치 사람의 귀와 같다고 해서 붙여진 이름이 목이 木耳인데, 서양 사람들은 유대인의 귀라고 하기도 하며, 그 종류는 빛깔이 흰 백목이와 빛깔이 검은 흑목이가 있다. 중국에서는 백목이를 은이라 하여 몹시 귀한 것으로 여긴다.

주요 효능

버섯은 어떤 요리에나 매우 잘 어울리므로 많이 쓰이는데, 우리나라에서는 잡채를 만들 때, 흔히 쓴다. 목이버섯이 피부 미용에 좋은 것은 아교질 성분 때문인데, 이 아교질 성분은 보정과 보혈에 도움이 되는 무기질 등을 가지고 있어 강정 효과와 빈혈 치료 효과도 높다.

특별한 음식으로는 목이버섯 율무죽이 있는데, 죽을 끓일 때 목이버섯을 넣고 조미를 해서 먹는다. 율무는 노인들의 검버섯을 없애는 효과도 있고 닭살 같은 거친 피부나 사마귀 제거와 기미 주근깨 여드름에도 매우 좋다.

만드는 방법

목이버섯 율무죽은 다음과 같이 만든다. 목이버섯 불린 것 30g, 율무 1컵, 물 4컵, 소금 약간을 준비한다. 버섯을 이용한 실험으로는 다음과 같은 사례가 있다. 어떤 집단에게 일주일간 매일 60g의 버터를 먹게 하고, 다른 집단에는 버터와 85g의 버섯을 함께 먹게 한 뒤 두 집단을 비교하였는데, 버터만 먹은 집단은 콜레스테롤 수치가 14% 올라갔으나 버터와 버섯을 함께 먹은 집단은 반대로 4%가 내려갔다.

11
보쌈김치

김치에는 비타민 B군과 비타민 C 그리고 비타민 A의 모체가 되는 카로틴이 매우 많고 무기질도 골고루 들어 있어 여러 가지 영양소를 보급해 준다. 또한 김치 중의 유산균은 정장 효과가 있고 고유한 신맛이 있어 김치의 특성을 잘 살린다.

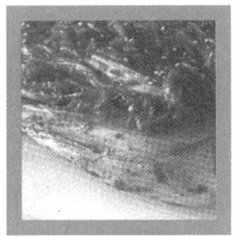

김치의 특성

김치는 우리나라 음식의 대표적인 식품인데, 이제는 세계적인 식품으로 되어 가고 있다. 김치류는 여러 가지 채소류를 소금에 절이고 양념을 해서 발효시킨 식품이다. 고대에는 채소를 소금과 쌀죽 등에 섞은 것 또는 장에 절인 김치가 많았으나 품질이 좋은 무가 재배되면서 채소가 가지고 있는 비타민을 많이 보유할 수 있는 침채형 김치가 만들어지게 되었다. 무의 재배는 삼국 시대 때 이루어졌으므로 고려보다 이전에 농지미가 만늘어진 것으로 주측된다.

채소류를 소금에 절이고 유산발효가 된 제품이 김치류인데 사용하는 재료에 따라 각기 이름이 다르고 지역적으로도 여러 종류가 있다.

그 종류로 배추김치 류 11종, 무김치 류 21종, 나물 김치 20종, 물김치 19종, 기타 김치류 46종 등 무려 117종에 달하고 깍두기류 16종, 동치미류 10종 등 모두 143종이나 된다.

통배추김치에는 배추·고추·마늘·생강·파·무·소금·미나리·새우젓 등 20여 종이 쓰이고, 보쌈김치에는 배추·무·고춧가루·미나리·배·잣·마늘·생강·소금·낙지·밤·실고추·표고버섯 등 30여 종이 사용되는데, 이러한 재료를 적당히 선택하여 만든다.

육류를 적게 먹었던 옛날에는 양념이나 생선을 많이 써서 맛을 진하게 했으나, 요즘 사람들은 매우 담백하고 산도가 다소 높은 개운한 맛을 주는 국물이 많은 김치를 선호하게 되었다.

김치류 중에서 가장 많은 재료가 쓰이는 것이 보쌈김치이다. 배추에 부족한 영양 성분을 넣는 재료 단백질(오징어·새우·편육 등)이나 지방(잣)과 무기질과 비타민을 가지고 있는 여러 가지 재료를 배합함으로써 영양의 균형을 이루게 하며, 흰 색깔의 배추가 기본이 되는데, 붉은색과 녹색, 황색 등 여러 가지 재료가 어우러져 시각적인 효과도 매우 높은 것이 보쌈김치이다.

주요 효능

배추나 무·미나리 등의 섬유질과 펙틴은 장의 연동 작용을 도와주어 소화 흡수를 도와주는 기능을 한다. 변비의 예방 효과도 있고 김치에 있는 섬유질은 콜레스테롤을 흡착 제거하는 기능이 있으며 유해 물질의 제거 기능도 있다. 고추·마늘·생강 등 향신료는 미각을 돋우어 주어 소화 효소의 분비를 촉진하고 살균 효과도 있으며, 강장 효과도 있다.

또한 김치에는 비타민 B군과 비타민 C 그리고 비타민 A의 모체가 되는 카로틴이 매우 많고 무기질도 골고루 들어 있어 여러 가지 영양소를 보급해 준다. 또한 김치 중의 유산균은 정장 효과가 있고 고유한 신맛이 있어 김치의 특성을 잘 살린다.

도움말 · **통증에 대한 응급처치**

통증은 질병의 초기에 나타나는 하나의 증세이다. 통증을 느낀다는 것은 그 기관 내부에 질병이 생겼음을 의미한다. 가장 견디기 어렵고 가장 두려운 것이 또한 통증이다. 두통의 원인은 세균성 뇌막염, 두개골 내의 종양, 월경, 축농증, 치통 등 그 원인은 다양하다.

① 급성 질환이나 사고에는 냉찜질한다.

② 만성질환이 원인인 통증에는 온찜질을 한다.

③ 급만성을 막론하고 가벼운 마사지가 도움이 된다.

12
샐러드 · 드레싱

프렌치드레싱에 우리 입맛에 맞는 간장이나 실파 등을 재료에 따라 섞을 수도 있다. 프렌치드레싱에 딸기 · 사과 · 키위 등을 으깨어 넣기도 하는데 이런 것은 패주를 섞은 샐러드나 흰살생선 샐러드와 매우 잘 어울린다.

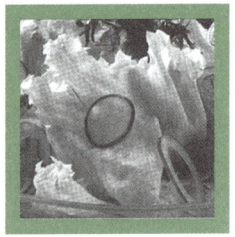

드레싱의 특성

모든 음식은 알맞게 양념을 해야 그 독특한 맛이 살아난다. 서양 요리에서는 소스가 반드시 필요한데, 우스터 소스 · 칠리소스 등이 있고 소스의 하나로 드레싱이 있다.

드레싱이란 말은 'dress'에 ing를 붙여 만든 말로 옷을 입히듯이 겉에 살짝 입혀서 먹는다는 의미에서 생긴 말이다.

드레싱은 재료를 끓이지 않고 혼합해서 만드는 것이 특징이며, 샐러드와 매우 잘 어울리는 것이 샐러드드레싱이다. 샐러드의 종류와 재료에 따라 드레싱도 여러 가지인데, 그 기본적인 것은 두 종류이다. 식초와 식용유를 주로 한 프렌치드레싱과 달걀 노른자위 · 식용유 · 식초로 만든 마요네즈 드레싱이다. 프렌치드레싱은 향과 맛이 있는 채소와 향신료를 첨가하여 만든 것으로 여러 재료에 어울리는 샐러드가 있다. 양파 · 파슬리 · 카레 · 겨자 · 피망 · 토마토 · 레몬 · 사과 · 파프리카 · 마늘 등의 재료가 될 수 있다. 우리나라에서는 날기름을 먹는 것이 익숙지 않아 초고추장이나 양념장을 매우 선호하는 경향이 있지만 샐러드 채소에 프렌치드레싱을 먹을 때 반드시 알아둘 일이 있다. 첫째는 마요네즈에 콜레스테롤(달걀 노른자위가 원인)이 많으므로 콜레스테롤을 걱정하는 순환기계 질환을 앓는 사람은 삼가는 것이 좋다. 둘째는 채소는 수분이 주성분인 식품이므로 체력 유지에 칼로리가 필요한 사람은 식용유를 써서 만든 프렌치드레싱을 먹는 것이 좋다.

프렌치드레싱에 우리 입맛에 맞는 간장이나 실파 등을 재료에 따라 섞을 수도 있다. 프렌치드레싱에 딸기 · 사과 · 키위 등을 으깨어 넣기도 하는데, 이런 것은 패주를 섞은 샐러드나 흰살생선 샐러드와 매우 잘 어울린다. 밀가루를 묻혀 튀긴 생선에 오이 · 토마토 · 양파 · 레몬 등을 잘게 썰어 프렌치드레싱에 섞으면 생선튀김에 매우 잘 어울린다. 당근 채 썬 것과 참치 · 양파를 섞은 재료에는 프렌치드레싱이 매우 잘 어울린다.

신맛을 내려면 레몬즙이나 사우어크림(우유를 발효시켜 신맛이 나는 크림) 또는 토마토가 좋고 짠맛을 내려면 피클 · 간장 · 앤쵸비(서양식 멸치젓), 쓴맛을 내려면 호두나 애샤로트라는 향초가 쓰인다. 단맛을 내기 위해서는 과일 주스 · 마른 과일 · 꿀 · 설탕 등이 쓰이고 매운맛을 내기 위해서는 후추 · 겨자 · 양파 · 마늘 · 피망 · 파프리카 등을 쓴다.

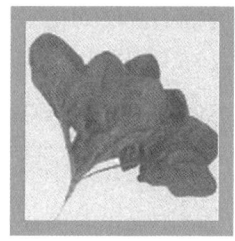

13 시금치 • 참깨

시금치나물과 참깨는 시금치에 부족한 단백질 · 지방 · 칼슘 · 비타민 B 등을 원활하게 공급할 수 있을 뿐 아니라 풍부한 칼슘과 리진으로 건강에 해로운 결석 생성을 예방하는 좋은 식품인 것이다.

시금치의 특성

전 세계적으로 가장 애용되는 채소가 시금치이다.

시금치는 명아주과에 속하는 한두해살이풀로서 줄기는 속이 비었고, 뿌리는 빛이 붉고 여름에 녹색의 잔꽃이 줄기 끝에 피며, 씨앗은 가시가 있는 것과 없는 것이 있다. 서남아시아가 원산지인데, 페르시아에서 아라비아와 지중해 연안 여러 나라를 거쳐 유럽으로 전해졌고 중국을 통해서 우리나라와 일본으로 전파되었다.

그 성분을 살펴보면 비타민 종류가 골고루 많이 들어 있는데, 비타민 A와 C가 많다. 비타민은 인체에 약으로 공급하는 것보다는 식품으로 섭취하는 것이 좋다. 그뿐만 아니라 칼슘과 철분, 그리고 요오드 등이 매우 풍부해 발육기의 어린이는 물론, 임신부에게 좋은 식품이다. 예로부터 시금치를 강장 보혈에 효과가 있는 채소로 일컬어 왔다.

시금치에도 한 가지 단점이 있다. 미국의 샤먼 박사가 시금치를 너무 많이 먹으면 결석이 생긴다고 발표해서 관심을 끌게 되었다. 결석이 만들어지는 이유는 수산, 즉 옥살산의 과잉 섭취에서 온다는 것이다. 수산은 체내에서 칼슘과 결합하여 신장 결석이나 방광 결석을 만들기 때문이다. 요즘은 재래종이 아닌 서양종의 시금치가 대부분이어서 식품에 신경을 써야 하는데, 함께 먹는 식품을 잘 배합해서 반드시 이러한 단점을 줄이도록 해야 한다. 그리고 칼슘이 많은 식품을 잘 섭취하여 수산을 무력화시킨다. 시금치도 칼슘을 가지고 있으나 칼슘에 비해 수산의 양이 더 많아 자가 대사를 할 수가 없다.

서양의 시금치는 잎이 매우 두껍고 일 년 내내 재배되고 있다. 재래종에 비해 아미노산인 글루타민산의 함량이 적어 감칠맛이 적다. 시금치를 삶으면 수산이 꽤 많이 분해되어 빠져나가기는 하나 상당량이 남아 있어 맛이 좋지 않다. 그 이유는 수산이 사람의 미각을 방해하기 때문이다. 결석이 가장 잘 형성되는 것은 칼슘과 수산의 비율이 1:2이었을 때로 알려졌다.

그러므로 결석을 방지하기 위해선 이 비율을 바꾸어야 한다. 칼슘이 조금만 더 많아져 1.1:2가 되면 결석은 결코 생기지 않는다. 그러한 비율이 되면 수산은 몸 밖으로 배출된다. 칼슘이 풍부한 깨를 곁들여 먹으면 매우 좋다. 시금치에 참깨 볶은 것이나 깨소금을 뿌리고 먹으면 고소한 맛이 어우러져 맛도 좋아진다.

주요성분

볶은 깨 100g의 주요성분을 살펴보면 다음과 같다.

단백질 20.5g, 지방 54.3g, 당질 15.4g, 회분 5.5g, 칼슘 1,210㎎, 인 570㎎, 비타민 B₁ 0.49㎎, B2 0.25㎎ 등이다.

여기에서 보듯이 단백질과 지방이 주성분이나, 무기질로 칼슘이 매우 많은 것이 특징이다.

시금치는 단백질의 품질이 매우 뛰어나 그 구성 아미노산은 동물성 단백질에 비해서 조금도 뒤처지지 않는 가장 우수한 것에 속한다. 참깨를 볶을 때 나오는 고소한 향기는 아미노산의 한 가지인 시스틴이다. 참깨는 고소한 향기와 맛을 가지고 있을 뿐 아니라, 어느 식품에도 뒤지지 않는 장점을 가지고 있다.

결석 방지에는 아미노산의 하나인 리진도 매우 효과가 있는데, 그 이유는 참깨에 많이 들어 있기 때문이다. 이러한 것으로 볼 때 시금치나물과 참깨는 시금치에 부족한 단백질 · 지방 · 칼슘 · 비타민 B 등을 원활하게 공급할 수 있을 뿐 아니라, 풍부한 칼슘과 리진으로 건강에 해로운 결석 생성을 예방하는 좋은 식품인 것이다.

14
연근 · 식초

연근즙은 저혈압인 사람에게 매우 좋다. 그리고 숙취 해소에 좋은 아스파라긴을 가지고 있고 두뇌 계발과 치매 예방에 좋은 레시틴이 들어 있으며, 정장 효과를 갖는 펙틴 등의 특성을 가지고 있다.

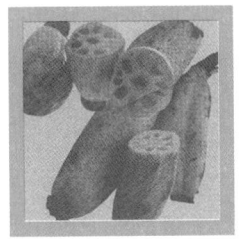

주요성분

연은 장수 · 건강 · 명예 · 행운 · 군자 등을 상징한다. 중국에서는 연을 장수 불로 식품으로 매우 귀하게 여겨 잎 · 꽃 · 열매 · 뿌리의 모든 것을 약재나 식품으로 이용해 왔다. 그중에서도 뿌리와 열매가 특히 널리 쓰인다.

연의 뿌리를 연근이라고 하는데, 구멍이 많아 잘라 놓으면 모양이 예뻐 정과 등으로 이용된다. 연근의 주성분은 당질이며 대부분이 녹말이나. 아미노산으로는 아스파라긴 · 아르기닌 · 티록신이 많으며 레시틴과 펙틴도 매우 많다. 일반 식물에는 적은 비타민 B_{12}가 들어 있다. 뿌리를 자를 때 생기는 끈끈한 성분은 단백질과 당분의 결합이다. 이 끈끈이를 이별하기 아쉬워하는 남녀의 정으로 비유하기도 한다.

연꽃은 분홍색과 흰색의 두 종류가 있는데, 흰 연근은 날것으로 먹어도 맛이 있고, 분홍색 연근은 일반 조리용으로 많이 쓰인다. 연근에는 클로로겐산과 폴리페놀이라는 물질이 들어 있어 흑갈색으로 변하기가 쉬우므로 색깔이 변하는 것을 막기 위해서는 식초에 담가 요리하면 본래의 색깔을 유지할 수 있다.

연뿌리는 삶을 때 약간 삶는 것이 좋으며, 식초를 넣고 삶으면 잡맛도 없어지고 빛깔도 선명해진다. 식초는 연근의 색깔이 변하는 것을 막을 뿐만 아니라 유효 성분의 손실을 방지하는 특징을 가지고 있다.

연근즙은 저혈압인 사람에게 매우 좋다. 그리고 숙취 해소에 좋은 아스파라긴을 가지고 있고 두뇌 계발과 치매 예방에 좋은 레시틴이 들어 있으며, 정장 효과가 있는 펙틴 등의 특성이 있다.

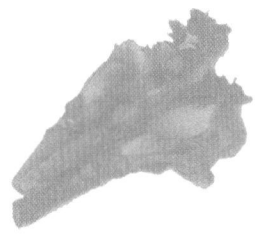

15
익모초 · 조청

조청이 들어간 익모초는 쓴맛이 없어져 마시기가 매우 좋다. 역겨운 맛 때문에 먹기 힘든 익모초에 조청을 넣어 먹으면 좋다. 익모초와 조청은 매우 좋은 궁합이다.

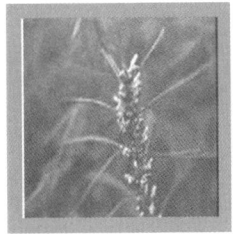

주요 효능

익모초는 꿀풀과의 두해살이풀로 익모초 · 백화익모초 · 세엽익모초 · 터키익모초 등의 4종류가 있다. 우리나라 어느 곳에서나 자생한다. 여름철에 채취하여 햇볕에 말리거나 날것으로 사용한다.

옛날부터 단옷날 오시에 익모초와 쑥을 뜯어서 말려 두었다가 약으로 쓰면 효과가 매우 크다고 전해 내려온다. 먹는 방법은 물에 달이거나 환과 가루약으로 복용하고 즙을 내어 마시기도 한다.

익모초는 여름을 타서 입맛이 없을 때도 좋고 월경 불순, 이뇨, 해독, 보정 등의 작용이 있다. 월경이 일찍 또는 늦게 올 경우, 월경 기간이나 양이 일정치 않을 경우, 월경 중에 복통과 빈혈 등이 있는 경우 등에 익모초를 사용하면 매우 좋다.

익모초를 오랫동안 끓는 물에 삶아서(말린 익모초 23g에 물 7컵을 붓고 반으로 졸아들 때까지 끓인다) 마신다. 생것을 믹서에 갈아서 생즙을 내어 하루 3회 공복에 40㎖씩 마시기도 한다.

옛날에는 생즙을 낸 것을 밤에 장독대 위에 올려놓아 이슬 맞은 것을 마셨다.

주요성분

익모초의 성분으로는 레오루린·정유·수지 등이 있는데, 쓴맛이 매우 강하다. 쓴맛이 강하기 때문에 마시다 토하는 경우가 있으며 익모초 조청을 만들어 먹는데, 익모초 조청 만드는 방법은 익모초를 물에 붓고 달여 조청처럼 만든다.

이것을 냉장고에 보관해 두고 하루 3번 한 번에 5g 정도를 더운물에 마시면 된다. 이때 꿀을 타서 마시기도 한다.

이렇게 쓴맛이 강한 익모초에 조청이나 꿀을 넣어 마시는데 조청이 들어간 익모초는 쓴맛이 없어져 마시기가 매우 좋다.

역겨운 맛 때문에 먹기 힘든 익모초에 조청을 넣어 먹으면 좋다. 익모초와 조청은 매우 좋은 궁합이다. 그러나 임신부는 익모초를 먹으면 태아에게 독성의 영향을 끼치게 되므로 좋지 않다.

16

인삼 · 벌꿀

인삼을 먹을 때 꿀을 찍어 먹거나 인삼정과를 먹으면 힘을 낼 수 있듯이 인삼과 꿀은 매우 합리적인 궁합인 것이다.

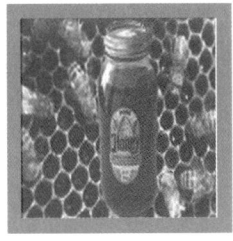

인삼의 특성

인삼은 오가과의 다년초로 길이는 60㎝ 내외이며 줄기는 매우 짧고 마디가 있다. 일본의 죽절인삼, 중국의 삼칠 인삼, 미국의 아메리카 인삼, 히말라야 인삼 등 여러 가지 종류가 있으나, 건강식품과 약용으로 쓰이는 것은 우리나라의 고려인삼이 최고이다. 그래서 한국의 인삼이 유명하게 된 것이다. 고려인삼의 학명은 파낙스 진생이다. 진생은 인삼을 중국식으로 발음한 것이고, 파낙스는 만병통치약이라는 뜻이다.

옛날부터 우리 민족에게 고려인삼은 수천 년 동안 만병통치의 영약으로 알려져 왔으며 중국의 『신농본초경(神農本草經)』에는 인삼의 약효를 다음과 같이 소개하였다.

"체내의 오장을 보하며 정신을 안정시키고 몸이 가뿐하게 되어 수명이 길어진다."

주요 효능

지금까지 과학적으로 입증된 인삼의 약효를 살펴보면 다음과 같다. 스트레스 · 피로 · 우울증 · 심부전 · 고혈압 · 동맥 경화증 · 빈혈 · 당뇨병 · 궤양 등에 매우 효과가 있으며, 피부를 윤택하게 하고 건조를 예방한다. 그리고 암세포의 증식을 막는 항암 작용이 보고되었다.

주요성분

인삼의 일반 성분을 살펴보면 당질 67.5%, 단백질 13.9%, 지방 3.5%, 무기질 3.8% 등이다. 인삼에는 약리 작용을 하는 사포닌이 20여 종이 들어 있는데, 이 사포닌의 종류와 비율이 약효와 관계되는 것으로 추측된다. 그러나 인삼의 그 오묘한 신비는 아직도 밝혀지지 않고 있다. 인삼은 극히 미량으로 함유되어 있는 성분의 복합성이 그 이름을 높이고 있다고 보는 것이 옳을 것이다. 인삼은 오랫동안 먹어도 독성이 없기 때문에 식품에 속한다고 해석되기도 한다.

건강식품으로 각광을 받게 된 인삼은 세계 각국에서 100여 종이 넘는 제품이 출시되어 있다. 특히 간 기능에 효과가 있는데 공해나 술

등으로 인해 생기는 간장의 손상에 예방이나 보호 작용을 한다.

일반적으로 한방에서는 인삼이 원기를 돋우고 위를 튼튼히 하며 식은땀을 흘리는 데 좋다고 한다. 인삼의 효과가 인체에 직접적인 자극 효과를 주는 것은 극히 적으나 비정상 상태의 인체를 정상으로 회복시키는 효과가 있다.

인삼을 먹는 방법은 여러 가지인데 식품으로 활용한 예를 들면, 다음과 같다. 인삼을 날것으로 씹어 먹기도 했고, 그 쌉쌀한 맛 때문에 꿀에 찍어 먹는 것이 보편화되었다. 또한 생즙을 내어 마시기도 하고 쌀과 조를 함께 넣어 인삼 죽을 끓여 먹기도 하며, 한여름 삼복더위 중의 보신 식품인 삼계탕은 우리의 대표적인 전통 식품이었다. 그리고 껍질 벗긴 생삼을 어슷어슷 썰어 꿀에 버무려서 약한 불에 조린 음식인 인삼정과라는 것이 있다. 이 인삼정과는 정력에 매우 좋다고 해서 예부터 안방의 은밀한 음식으로 전해 내려왔다.

이처럼 인삼은 강장 효과 등 여러 가지로 인체에 좋은 효과가 있지만, 열량은 매우 낮다. 사람이 활동하는 데 필요한 열량은 칼로리이다. 사람이 먹는 식품 중에서 열량을 가장 손쉽게 얻을 수 있는 것이 벌꿀이다. 꿀 100g을 먹으면 약 300㎉의 열량을 얻을 수 있다. 인삼을 먹을 때 꿀을 찍어 먹거나 인삼정과를 먹으면 힘을 낼 수 있듯이 인삼과 꿀은 매우 합리적인 궁합이다.

인류가 자연 감미료로 가장 오래전부터 이용해 온 것이 꿀이다. 그 역사는 1만 년 이상이나 되는 것으로 추측된다. 1만 년 이상이 지났다고 추측되는 동굴의 벽화에서 꿀을 뜨는 그림이 발견되었기 때문이다.

서양 의학의 비조 히포크라테스도 꿀을 치료 약으로 이용하였다. 꿀은 꽃의 꿀샘에서 화밀을 채집하여 겨울철의 먹이로 저장해 둔 것인데, 처음 꽃에서 수집한 것은 설탕 성분이지만 벌의 소화효소로 모양이 바뀐다. 지금은 시중에 대부분 양봉 꿀이 유통되고 있다. 꿀은 꽃철에 따라 뜨게 되는데, 아카시아꿀·싸리꿀·밤꿀·메밀꿀 등 그 종류가 매우 다양하다. 꿀의 종류에 따라 색깔과 맛이 제각기 다르다. 밤꿀은 쓴맛이 있고 색깔이 매우 검다.

벌꿀의 주성분은 대부분이 당질이며, 그중 과당이 35∼39%, 포도당이 35∼37%이고, 설탕과 덱스트린이 2∼5%이다. 꿀은 만병통치의 효능을 가진 식품이다.

꿀은 위장이 약한 사람에게 좋고 원기 회복에 좋으며, 꿀을 매일 계속 먹으면 신체를 보하게 되고 피부가 부드러워진다. 딸꾹질이나 기침이 매우 심할 때 먹으면 빨리 낫는다.

특히 계속되는 기침에는 대나뭇잎을 검게 태운 가루를 꿀에 개어 조금씩 먹으면 매우 좋다고 전한다.

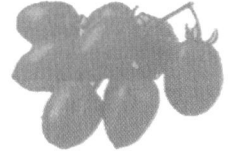

17

인삼 • 오미자

오미자는 자양, 강장제로 쓰기도 하며 폐를 돕는 효능이 있어 담이 들어 목이 쉰 데 진해 · 거담 · 갈증에 효과가 있으며 땀과 설사를 멈추게 하는 데도 쓰인다.

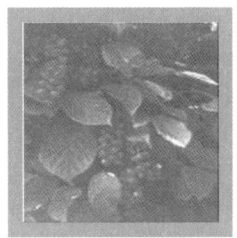

오미자의 특성

요즘은 여름에 감기 걸리는 사람이 많다. 그 이유는 더위에 지쳐 몸을 움직이기 싫어하며 잠도 제대로 못 자 체력이 떨어져 건강을 잃는 사람들이 많다는 이유다. 냉방시설이 잘된 곳에 있게 되면 기온 차이가 매우 심해 자율신경의 조절에 문제가 생겨 감기에 걸리기 쉬워지는데, 그럴 때 몸을 따뜻하게 해 주는 인삼과 피로를 잘 풀어주고 기침을 진정시키는 오미자차를 끓여 마시면 매우 효과가 있다.

인삼과 오미자 각각 5g과 맥문동 9g을 넣고 물 8컵을 부은 다음 약한 불에 끓여 절반 정도로 졸인 것을 차처럼 마시면 원기 회복에 좋고 감기에도 효과가 있다.

또한 스트레스 · 피로 · 우울증 · 심부전 · 고혈압 · 동맥 경화증 · 빈혈증 · 당뇨병 · 궤양 등에 매우 효과가 있으며, 또 흥미 있는 것은 암세포의 증식을 막는 항암 작용도 보고되었다.

인삼에는 당질 · 단백질 · 무기질 · 비타민 B 복합체 등이 포함되어 있는데, 특별한 약리 작용을 하는 사포닌이 20여 종 들어 있다. 이러한 인삼의 효능을 상승시켜 주는 것이 오미자이다.

오미자는 단맛 · 신맛 · 쓴맛 · 짠맛 · 매운맛의 5가지 맛을 가진 데서 붙여진 이름으로 오미자의 과육은 주로 사과산 · 주석산 등 유기산 때문에 신맛이 매우 강하다.

더운물에 오미자를 담가 붉게 우러난 국물을 오미자국이라 하는데 화채나 녹말편을 만들 때 쓰인다. 달걀을 오미자국에 넣으면 녹아 버리므로 전체가 녹아 없어진다.

오미자는 자양, 강장제로 쓰기도 하며 폐를 돕는 효능이 있어 담이 들어 목이 쉰 데 · 진해 · 거담 · 갈증에 효과가 있으며, 땀과 설사를 멈추게 하는 데도 쓰인다.

오미자는 대뇌피질의 흥분과 억제 작용을 조절해서 인체의 주의력을 상승시키고 인내력을 증진한다. 황밤과 대추를 섞어서 넣고 끓이거나 미삼을 넣고 달이면 훌륭한 차가 된다.

오미자를 뜨거운 물에 부어서 우리면 신맛이 유난히 더하고 떫은맛이 강하므로 냉수에 하루 반쯤 재워 천천히 우려내는 것도 좋다.

한국산 오미자가 약용으로 가장 좋다고 한다. 이러한 오미자는 인삼의 효능을 한층 더 높여 주므로 인삼과 오미자는 궁합이 매우 잘 맞는 식품이다.

도움말 · 몸이 보내는 경고

• 뇌졸중中風 : 두통이나 현기증이 반복된다. • 동맥경화증動脈硬化症 : 현기증, 귀울림, 머리가 무겁다. • 견비통肩臂痛 : 근육통으로 당기면서 무거운 감이 든다. • 요통腰痛 : 척추골 요추에 통증이 있다. • 고혈압증高血壓症 : 가슴이 두근거리고 숨이 가쁘다. • 심근경색증心筋梗塞症 : 가슴의 심장 중심으로 극심한 통증이 있다. • 빈혈증貧血症 : 얼굴이 창백하고 현기증이 나며 숨이 가쁘다. • 저혈압증低血壓症 : 가슴이 두근거리고 가끔 현기증이 난다. • 심장판막증心臟瓣膜症 : 운동을 하거나 계단을 오를 때 숨이 멎는 듯한 증상이 있다. • 위경련胃痙攣 : 배 위쪽 부분이 경련을 일으킨다. • 설사泄瀉 : 화장실 출입이 잦으며 물과 같은 변이 나온다. • 변비증便祕症 : 3일 이상 변을 못 본다. • 체증滯症 : 헛배가 부르고 트림과 구역질이 난다. • 위궤양胃潰瘍 : 가슴이 쓰리고 공복시 통증이 있다. • 장염腸炎 : 느닷없이 설사, 구역, 구토, 열이 난다. • 폐결핵肺結核 : 늘 피로감에 젖어있고 기침 가래가 있다. • 동풍痛風 : 손, 발 부위가 잠을 못 이룰 정도로 아프다. • 관절염關節炎 : 팔이나 무릎, 관절에 통증이 있다.

18
죽순 · 쌀뜨물

죽순에는 단백질이 2.7% 들어 있고 비타민 B군과 C도 가지고 있으며 다이어트리 화이버가
매우 풍부해 영양적 특성이 있다. 고기나 연한 채소를 먹을 때 죽순의 단단하고 사각사각한
느낌과 맛은 매우 일품이다.

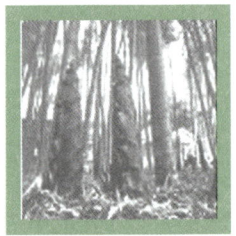

대나무의 특성

사군사는 매화 · 국화 · 난초 · 대나무를 가리킨다. 대나무는 인도
· 말레이시아가 원산지이다. 북쪽으로는 중국 · 한국 · 일본에까지 널
리 분포되어 있는데, 서양에서는 대나무가 없기 때문에 대나무는 동양
고유의 나무라고 할 수 있다.

대나무는 드물게 벼 이삭 모양의 황록색 꽃이 피고, 꽃이 핀 다음에
는 대부분 말라 죽는다. 수명은 150년이다.

대의 뿌리에서 돋아나는 연한 싹을 죽순이라고 하며, 오래전부터 먹
어 왔다. 죽순은 비늘 모양의 껍질에 싸여 밖으로 나오는데, 그 성장이
비교적 빠르다.

스리랑카에서 조사한 바에 따르면, 하루에 75㎝나 자란 것도 있다. 죽순은 두 줄로 호생하는 경질의 죽피로 보호된다.

이 죽순을 이용한 우리나라 음식으로는, 다음과 같은 것이 있다. 죽순밥 · 죽순채 · 죽순탕 · 죽순정과 등이다.

이것은 한국이나 중국이나 일본에서도 매우 다양하게 이용되고 있고, 그 밖에도 인도네시아 · 필리핀 · 인도 · 베트남 등 동남아시아 사람들이 흔히 먹는 식품이다. 죽순에는 시아노겐이라는 유독 물질이 있어 날것으로는 먹지 못하지만 삶으면 대부분 없어진다.

죽순 캔 것을 백자라고 하며, 땅 위에 나온 것을 흑자라고 부른다. 백자에는 감칠맛이 매우 많고 잡맛은 0.1% 정도밖에 되지 않다. 감칠맛 성분은 아스파라긴산 · 티록신 · 글루타민산 등 아미노산의 복합체이다. 이 성분은 햇볕이나 공기와 접촉하면 대사 작용이 진행되어 옥살산 · 호모겐티딘산 등으로 변한다. 옥살산과 호모겐티딘산 등은 좋지 않은 맛을 나타낸다.

채취 후 시간이 지남에 따라 잡맛 성분이 증가하므로 곧장 가공 처리해야 한다. 그렇지 않으면 죽순은 호흡을 계속하면서 신진대사가 진행되기 때문이다. 이 맛을 제거하는 방법으로 가장 좋은 것이 쌀뜨물이다.

만드는 방법

뜨물이란 곡식을 씻어 낸 뿌옇게 된 물로 쌀뜨물 · 보리 뜨물 등 여러 가지가 있다. 밥을 짓기 전에 물로 쌀을 씻으면 처음에는 매우 혼탁한 유백색의 뜨물이 나온다. 쌀뜨물에는 전분·물에 녹는 단백질·지방·섬유 등이 섞여 있는데, 그 분량은 백미의 0.1~2% 정도이다. 특히 비타민 B_1은 백미의 30~60%가 씻겨 나온다.

처음 받는 뜨물과 두 번째, 세 번째 받는 뜨물은 혼탁과 성분이 다르고 용도 또한 다르다. 죽순의 잡맛을 없애고 조직을 부드럽게 하려면 쌀뜨물을 쓰면 된다.

처음 받은 혼탁한 쌀뜨물에 고추 3~4개를 넣고, 꼭지를 자른 죽순을 껍질에 세로로 칼집을 내어 30~50분가량 데친다. 죽순의 뿌리 쪽이 익으면 재빨리 건져 식힌다. 이렇게 된 것의 껍질을 벗기고 잠시 물에 담가 둔다. 이렇게 하면 맛이 매우 좋아질 뿐만 아니라 조직이 부드러워져 요리하면 조미료가 잘 스며들게 된다.

삶을 때 죽순 끝은 절단하고 껍질이 있는 채로 요리하는 것이 좋다. 껍질에 들어 있는 아황산염 등의 작용으로 섬유질이 부드러워지며 더욱 하얗게 된다.

다 삶고 난 뒤 저절로 식히는 것은 잡맛 성분과 함께 영양소가 물로 헹구면 빠져나가는 것을 막기 위한 것이다. 식은 다음 넉넉한 양의 물에 30분 이상 담그는데, 이때 쌀뜨물을 쓰게 되면 영양 성분의 손실이 적으며, 죽순에 들어 있는 1.2%가량의 섬유질을 부드럽게 하는 효능이 있다. 그 효능은 쌀뜨물에 들어 있는 전분·물에 녹는 단백질·무기질 등 복합적인 성분의 작용이다.

옛날에는 설거지할 때 뜨물을 사용했다. 최근 환경보호를 위해 밀가루를 세제 대용으로 사용하는 경우가 있는데, 물의 부영양화 면에서

볼 때 더 나쁜 결과를 가져오므로 밀가루나 세제보다는 세척 효과가 덜하지만, 쌀뜨물을 이용하면 물을 재활용할 수 있는 이점과 함께 생활 하수의 오염도 크게 줄일 수 있다.

죽순에는 단백질이 2.7% 들어 있고, 비타민 B군과 C도 가지고 있으며, 다이어트리 화이버가 매우 풍부해 영양적 특성이 있다. 고기나 연한 채소를 먹을 때 죽순의 단단하고 사각사각한 느낌과 맛은 매우 일품이다.

도움말 · (급성) 설사

- 찹쌀과 멥쌀을 같은 양으로 볶아서 두 순갈가량 4홉의 물로 20분간 달여 하루에 5~6차례씩 복용하면 설사를 멎게 할 뿐만 아니라 몸에도 이롭다.
- 하지(夏至) 전후에 채집한 마를 밥솥에 쪄서 하루 3끼 1회에 1개 정도씩 먹는다.
- 연근즙이나 연근에 소금을 넣고 달여 마시면 낫는다.
- 부추와 계란을 함께 데쳐서 먹는다.
- 흰 파 뿌리를 달여 마시든가 현미로 함께 죽을 쑤어 먹으면 효과가 있다.
- 매실 엑기스를 물로 마신다.
- 그늘에 말린 이질풀 20g을 300cc의 물로 반이 되게 달여 마시면 만성적인 설사도 즉시 멎게 된다.
- 생쑥으로 즙을 내어 마시면 효과가 있다.

19

참죽 · 찹쌀 풀

참죽나무 뿌리의 껍질에는 설사를 멈추게 하거나 종기 등이 났을 때 피막을 잘 만들어 주는
수렴제의 효과가 뛰어나다. 참죽순에도 이 성분이 약간 들어 있다.

참죽나무의 특성

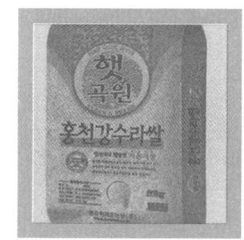

참죽나무는 멀구슬나무과에 속하는 낙엽 활엽 교목으로 10m 이상
자란다. 6월에 흰 꽃이 피고 10월에 다갈색의 삭과가 익는다. 정원수
로도 심고 목재는 가구나 농기구에 이용된다. 남쪽 지방의 농촌에서
많이 볼 수 있으며 농촌의 울타리용으로 많이 심는다. 자라서 잎이 우
거지면 여름철 시원스럽게 울어 대는 매미의 안식처가 된다. 봄에 돋
은 어린순을 먹는데 붉은색의 순은 빛깔이 매우 곱다.

일명 가죽나무라고도 하며 큰 것은 높이가 20m가 넘는다. 생무침
· 튀김 · 전 · 튀각 등을 해 먹는데, 독특한 참죽의 향기가 있어 몹시
미각을 돋운다.

만드는 방법

봄에 돋아나는 연한 새순이나 가지 끝에서 13～15㎝ 정도 되는 부분에서 자른다. 날로 무치거나 데쳐 먹기도 하지만 찹쌀풀을 발라 말렸다가 먹고 싶을 때 조금씩 튀겨 먹는다.

어린 순을 끓는 물에 살짝 데쳐 물기를 없앤 다음 고추장과 들깨를 섞은 찹쌀풀을 고루 발라 채반이나 소쿠리에 펼쳐 햇볕에 잘 말린다. 바짝 말랐을 때 비닐봉지에 담아 봉해 두었다가 먹고 싶을 때마다 조금씩 튀겨서 먹는다.

튀김을 바삭하게 하려면 새 기름을 쓰는 것이 좋다. 기름의 온도는 재료의 성질이나 크기에 따라 다른데 되도록 고온(180℃)에서 재빨리 튀겨 내야 한다.

이때 쓰는 찹쌀풀은 찹쌀을 1～2시간쯤 불렸다가 가루를 내어 가루 1컵에 물 2컵을 붓고 주걱으로 풀이 눌어붙지 않게 잘 저어가며 풀을 쑨다. 조금 되직한 편이 좋다.

참죽순 부각의 재료는 다음과 같다.

참죽순 1kg, 찹쌀풀 5컵, 고추장 5큰술, 들깨 1/2컵. 이 독특한 참죽순 부각은 베타카로틴과 비타민 C, 그리고 칼슘과 칼륨 등이 있는 참죽순을 효과적으로 먹을 수 있는 좋은 방법이다.

참죽순 중에는 각종 효소가 들어 있어 말리는 과정에서 성분의 손실을 가져오기 쉽다. 그러나 끓는 물에 살짝 데치면 효소의 활성이 상실되고 찹쌀풀을 바르면 공기와의 접촉이 차단되어 유효 성분의 변화를 막을 수 있다.

찹쌀풀에 고추장과 들깨를 섞는 것도 매우 효과적인 조리법이다. 참죽순의 독특한 자극성 향기를 중화시키는 것이 고추장과 들깨인데, 특히 들깨는 참죽순에 부족한 지방질과 레시틴을 보강해 주는 역할을 하므로 매우 좋은 궁합이 된다. 맛도 고소하므로 큰 효과를 거둔다.

참죽나무 뿌리의 껍질에는 설사를 멈추게 하거나 종기 등이 났을 때 피막을 잘 만들어 주는 수렴제의 효과가 뛰어나다. 참죽순에도 이 성분이 약간 들어 있다.

도움말 · **변비증**

- 당근에 사과를 갈아서 매일 아침 공복에 반 공기씩 1개월간 먹으면 만성변비도 완쾌된다.
- 삶은 팥물을 하루 3컵가량 마시면 신기하게 효과를 본다. 다시마를 넣고 삶으면 더욱 좋다.
- 찻숟갈 분량의 꿀을 공복에 먹는다.
- 아침마다 일어나는 즉시 레몬 1개나 매실 1개를 먹는다.
- 성냥갑 크기의 다시마를 냉수에 담가 두었다가 물과 함께 먹는다.
- 매일 아침 식전에 냉수를 한 사발씩 마시던가, 무화과 열매를 달여 마시면 통변이 잘 된다.
- 맹물로 효과를 보는 사람도 있다.
- 잠자리에 들기 전에 소금물 1컵을 마시고 자면 효과가 있다.
- 현미를 주식으로 삼는다. 현미의 껍질에 들어 있는 섬유질이 장의 연동 운동을 촉진케 하므로 통변이 확실하다.

20
취나물 · 깨두부

두부 요리를 할 때는 간장의 기능을 높여 주고 해독 작용을 향상시키기 위해 참깨 볶은 것을 으깨서 먹는 것이 좋다. 몸에 들어간 알코올은 간에서 분해되어 탄산가스와 물이 되는데 처리 능력이 넘치게 되면 분해 중인 아세트알데히드가 그대로 혈액 중에 쌓이게 되어 두통이나 구토 증세를 일으킨다.

주요 효능

숙취에 시달리면 몸이 무겁고 몹시 피로하다. 그런 증세는 마침내 지방간이나 간경변이 되어 크게 고통을 받는다. 그러나 술을 마실 때 안주에 신경을 써서 마시면, 그 피해를 어느 정도 예방할 수가 있다.

그러한 경우 좋은 음식 궁합은 취나물과 두부를 함께 먹어야 한다. 취나물은 비타민 A의 모체가 되는 카로틴과 비타민 B 복합체가 들어 있고 칼슘과 철분 등의 성분을 골고루 들어 있다.

취나물 중의 비타민 C가 알코올 분해에 큰 도움을 주며, 그리고 비타민 B₂는 간의 해독 작용을 도와주기도 한다. 그리고 두부에는 비타민 B의 복합체인 콜린도 들어 있는데, 이 콜린은 간장에 지방이 축적되는 것을 막아 주는 항지간 작용을 한다.

이러한 두부 요리를 할 때는 간장의 기능을 높여 주고 해독 작용을 향상하기 위해 참깨 볶은 것을 으깨서 먹는 것이 좋다. 몸에 들어간 알코올은 간에서 분해되어 탄산가스와 물이 되는데, 처리 능력이 넘치게 되면 분해 중인 아세트알데히드가 그대로 혈액 중에 쌓이게 되어 두통이나 구토 증세를 일으킨다.

그런데 참깨에 들어 있는 단백질, 특히 그 구성 아미노산인 메티오닌이 간장에서 알코올 분해를 도와준다.

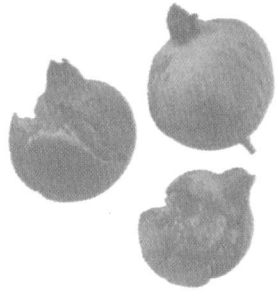

21

토란 · 다시마

다시마는 곤포라고 하는데 말린 다시마에는 당질이 43.5%, 섬유 7.6%나 함유되어 있다. 특히 알긴이라는 당질이 20%나 되며, 무기질로 요오드의 함량이 매우 높다. 이 두 가지 성분이 토란의 수산석회를 비롯한 유해 성분의 체내 흡수를 억제하는 특성이 있다.

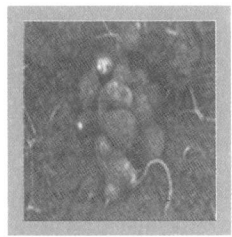

토란의 특성

토란은 열대 · 온대 지방에서 많이 재배되는 여러해살이풀로 기온이 낮고 습한 곳에서 잘 자란다. 높이는 80~120㎝가량으로 땅속에 살이 많은 구근이 있다. 잎은 매우 두껍고 구멍이 많은 수질의 잎은 연하고 육질이다.

옛날 들판에서 소나기를 만났을 때, 장난꾸러기 소년들이 우산 대용으로 곧잘 쓰던 것이 방패 모양의 토란잎이다. 뿌리줄기를 토란이라고 하는데, 한자명으로는 우사 · 토련 · 토지라고 불린다.

주요 효능

토란은 위장의 열을 내리고 위와 장의 운동을 원활하게 해 주는 식품으로 잘 알려져 있으며, 종기가 났을 때 먹으면 잘 낫지 않고 자국이 남는다고 한다. 토란을 많이 먹는 태평양의 여러 섬 사람들은 굽거나 삶거나 기름에 볶는 등 조리해서 먹는다. 그리고 토란을 발효시켜 포이라는 발효 식품을 만들어 먹기도 한다.

주요성분

토란의 성분을 살펴보면 수분 60~85%, 단백질 1.5~3.0g, 지방 0.2~0.5g, 전분 15~19g, 섬유소 0.7~1.2g, 무기질 0.7~1.3g 등이 함유되어 있다. 그리고 그 외에 비타민 B가 조금 들어 있고 비타민 C가 5㎎ 등도 들어 있다.

토란의 주성분은 녹말이며, 덱스트린과 설탕도 조금 들어 있어 토란의 독특한 단맛을 낸다. 특히 토란의 녹말은 입자가 매우 작기 때문에 가루 낸 것으로 음식을 만들어 먹으면 소화가 매우 잘 된다.

주요 효능

토란은 알칼리성 식품이며 소화를 돕고 변비를 치료 · 예방해 주는 완화제인데, 수산석회가 들어 있어서 그대로 먹으면 아려서 먹기에 매우 힘들다. 그래서 토란은 껍질을 벗기고 물에 담가 우려내야 한다. 특히 토란 껍질을 벗길 때 손이 가려운 경우가 있는데, 이때는 소금물로 씻어 내면 쉽게 사라진다.

또한 독충에 쏘였을 때 토란 줄기를 짠 즙을 바르면 잘 낫고, 치통으로 볼이 부었을 때 토란과 생강 간 것을 바르면 효과가 있다. 토란의 미끈미끈한 성분은 갈락탄인데, 이 성분은 소화성이 매우 좋지 않다.

이러한 성분 때문에 말레이시아에서는 뱀에 물렸을 때 약으로 바르기도 한다. 토란잎은 주로 식료품의 포장용으로 쓰이고, 토란은 알코올 제조 원료로 사용되고 있다.

토란은 습기가 있는 땅에 재배해 왔는데, 그 품종은 여러 가지가 있다. 토란의 품종 개량은 꽃이 좀처럼 피지 않기 때문에 다른 식물에 비해 어렵다. 조생종은 따뜻한 지방에서는 7월 중순부터 수확하지만 대부분 10월 중·하순에 수확한다.

특히 토란의 아린 맛 성분인 수산석회는 많은 양이 몸 안에 축적되면 결석의 원인이 된다. 이 성분을 우려내려면 쌀뜨물에 담가 두면 효과가 매우 높다. 쌀뜨물에는 인지질과 단백질 등이 들어 있어 수산석회를 비롯한 여러 가지 잡맛 성분을 없애는 특성이 있다.

만드는 방법

껍질을 두껍게 깎은 토란을 냄비에 넣고 식초 몇 방울을 떨어뜨린

다음, 토란을 삶아 건진 것을 토란탕의 재료로 한다. 토란탕을 끓이기 위한 부재료와 만드는 방법은 아래와 같다.

쇠고기는 양지머리 부위로 덩어리째 준비한다. 다시마는 물에 불려 끈끈한 액을 문질러 잘 닦아 낸다. 무는 수분이 많은 것을 골라 깨끗이 껍질을 벗기고 3등분하고, 파는 어슷어슷하게 썰고 계란은 지단을 부쳐 네모꼴로 썬다. 쇠고기는 덩어리째 물 10컵을 붓고 무와 다시마를 함께 넣어 오랫동안 끓인다.

고기가 부드럽게 익으면 고깃덩이와 무와 다시마를 건져 내어 납작하게 같은 크기로 썬다. 육수가 식으면 기름기를 걷어 내고 삶은 토란과 고기·무·다시마를 넣고 함께 끓여서 음식의 맛이 어우러지면 간장이나 소금으로 간을 맞춘다. 그릇에 토란탕을 붓고 위에 계란 지단을 띄우면 된다.

다시마는 곤포라고 하는데, 말린 다시마에는 당질이 43.5%, 섬유 7.6%나 함유되어 있다. 특히 알긴이라는 당질이 20%나 되며, 무기질로 요오드의 함량이 매우 높다.

이 두 가지 성분이 토란의 수산석회를 비롯한 유해 성분의 체내 흡수를 억제하는 특성이 있다. 요오드는 갑상선호르몬을 잘 만드는 역할을 하며 인체의 신진대사를 촉진하고, 다시마의 감칠맛은 토란의 맛을 매우 부드럽게 해 준다.

22

파슬리 · 식용유

파슬리는 밀가루나 찹쌀가루 옷을 입혀 튀김으로 먹으면 비타민 A의 흡수도 매우 좋아지고
고열에 단시간에 처리되므로 비타민 C의 파괴도 적어진다. 그래서 파슬리와 기름은 당근과
궁합이 매우 잘 맞는 식품이다.

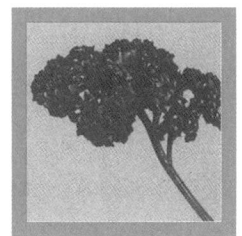

파슬리의 특성

여러 가지 요리에 쓰이는 채소에 파슬리가 있다. 파슬리는 향기가
매우 독특하고 영양분이 몹시 많아서 요리의 액세서리에 활용될 뿐 아
니라, 잘게 다져서 스파게티나 필라프, 그리고 수프 같은 음식에 뿌려
먹는다. 파슬리만 먹을 때는 소금을 뿌리거나 레몬즙을 뿌려 먹기도
한다.

파슬리는 미나리과에 속하는 두해살이풀인데 독특한 향기가 있어
식용으로 쓰여 왔다. 유럽의 남동부와 북아프리카가 원산지이나 습기
가 알맞은 땅에서 잘 자라 지금은 세계 각지에서 재배하고 있다.

칼슘 함량(200㎎)이 많은 알칼리성 식품인 파슬리에는 비타민

C(200㎎) 또한 어느 채소보다 많이 들어 있다.

특히 체내에서 비타민 A(1,800IU)로 변하는 카로틴 성분이 매우 풍부하여 당근과 함께 건강 채소로 잘 알려져 있으며, 비타민 B₁, B₂는 다른 채소에 비해 10배 이상이나 함유하고 있다. 이밖에 조혈 작용을 하는 철분이 많이 들어 있는 것도 특징이다.

주요 효능

파슬리를 자주 먹으면 여드름과 거칠어진 피부가 부드러워진다고 한다. 그 이유는 비타민 A의 모체가 되는 베타카로틴의 함량이 매우 많아 성인이 하루에 필요한 비타민 A는 파슬리 100g이면 충분하다. 비타민 A는 병에 대한 저항력을 높여 줄 뿐 아니라 피부를 몹시 매끈하게 한다. 그리고 비타민 C가 많아 그 효과를 상승시킨다.

파슬리에 많이 함유되어 있는 비타민 A의 모체인 베타카로틴은 기름에 안 녹는 비타민으로 기름과 함께 먹어야 몸 안에서 더욱 흡수가 잘 된다.

그래서 파슬리는 밀가루나 찹쌀가루 옷을 입혀 튀김으로 먹으면 비타민 A의 흡수도 매우 좋아지고 고열에 단시간에 처리되므로 비타민 C의 파괴도 적어진다. 그래서 파슬리와 기름은 당근과 궁합이 매우 잘 맞는 식품이다.

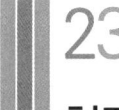

23

화전 · 진달래

찰떡은 만들어진 직후에는 소화가 잘되는 알파형이지만 차게 식으면 소화가 잘 안되는 베타형이 되기 때문에 찰떡은 굳은 채로 먹지 말고 반드시 찌거나 구워서 먹는 것이 훨씬 좋다. 화전은 소화가 잘되는 떡이다.

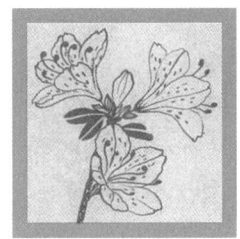

화전의 특성

여러 가지 빛깔로 물들인 찹쌀가루를 반죽하여 진달래 · 국화잎 · 대추 · 석이버섯 등을 색깔을 맞추어 여러 가지 꽃 모양으로 장식하여 동그랗게 기름에 지진 떡이다.

일명 꽃전, 두견화전이라고도 하는데, 예부터 삼월 삼짇날 음식으로 전래된 것이다. 계절에 따라서 봄에는 진달래꽃, 여름에는 황장미 잎, 가을에는 황국화를 쓴다. 이러한 꽃잎은 영양적인 의미는 없다. 꽃수술에는 약산의 독성분이 있으므로 먹지 않는 것이 좋다. 특히 진달래와 비슷한 철쭉은 독이 있어 가끔 식중독의 원인이 되기도 한다.

계절에 알맞은 꽃잎을 따다가 씻어서 곱게 빻은 찹쌀가루에 버무려 동글납작하게 빚어 참기름에 지진다. 놀이를 가서 천렵 등을 할 때 해 즐겨 먹던 음식으로 보기에도 아름답고 향이 있는 전통음식으로서, 다른 떡 위에 얹어 장식하는 데 써 왔다.

재료는 다음과 같다.

찹쌀 300g, 꿀 50g, 대추 30g, 석이버섯 7g, 국화잎 20g, 소금 3g, 기름 80g.

찹쌀로 떡가루를 만들고 대추는 깨끗이 씻어 씨를 뽑고 굵게 채 썬다. 석이버섯도 깨끗이 손질하여 약간 굵게 채 친다. 국화잎은 연한 속잎만 따서 깨끗이 씻어 채반에 건져 물기를 빼고 찹쌀가루에 끓는 물을 부어 경단 반죽보다 조금 늙게 반죽하여 젖은 보를 덮는다.

이때 찰반죽은 냉수로 하면 반죽이 엉기지 않고 가장자리가 갈라지므로 반드시 익반죽해야 한다.

반죽해 놓은 떡을 큰 밤알만큼씩 떼어 지금이 5㎝ 정도로 동글납작하게 만들어 불에 달군 지짐판에 기름을 두르고 떡 반죽을 얹어 지지면서 대추와 국화잎 등을 장식한다. 화전이 식기 전에 꿀에 재워 접시에 담는다. 멥쌀로 화전을 만들면 끈기도 없고 맛도 없으므로 찹쌀을 써야 한다.

찹쌀은 멥쌀에 비해 겉모양이 더욱 희고 부드러워 보인다. 찹쌀에는 비타민 B 종류가 멥쌀보다 많고 소화가 잘되는 식품이라 젖이 부족한 산모에게 매우 좋은 식품이다. 위와 장이 나빠져서 설사할 때는 콩을 조금 넣고 죽을 쑤어 먹으면 좋다. 찹쌀의 끈기는 전분의 아밀로펙틴 성분인데 이것은 삶거나 구울 때 열을 받으면 끈기가 생긴다. 찰떡은 소화가 매우 잘 되지만, 소화 시간이 매우 길어서 과식하면 위가 꽉 찬 것 같은 느낌이 든다.

찰떡은 만들어진 직후에는 소화가 잘되는 알파형이지만, 차게 식으면 소화가 잘 안되는 베타형이 되기 때문에 찰떡은 굳은 채로 먹지 말고, 반드시 찌거나 구워서 먹는 것이 훨씬 좋다. 화전은 소화가 잘되는 떡이다.

도움말 · 타박상
- 치자나무 열매 분말과 메밀가루를 차 숟갈 2술을 달걀흰자 1개로 개어 천에 펴서 환부에 붙인다.
- 토란 껍질을 까서 갈아 같은 양의 밀가루를 넣고 잘 갠다. 이것을 천에 펴서 환부에 바른다. 천이 마르면 갈아준다.
- 딱총나무 생잎을 갈아 으깨 천에 펴서 환부에 바른다. 나뭇가지와 잎을 목욕물에 넣어 약탕을 만들어 목욕하면 효과를 본다.

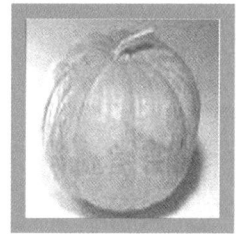

24

호박 · 강낭콩

강낭콩에는 비타민 B 복합체가 많아 당질 대사를 도와주는 식품이기도 하다. 호박은 위장이 약하거나 당뇨가 있는 사람 또는 회복기 환자에게 매우 좋고 어린이의 간식으로도 좋은 식품이다.

만드는 방법

범벅은 낟알 기룩(밀가루 · 보릿가루 · 옥수숫가루 · 수숫가루 등)에 물을 뿌리고 비벼서 고슬고슬하게 만든 다음, 팥 · 콩 · 무 · 호박 · 감자 등과 같이 끓여서 버무려 만든 음식이다.

범벅에는 여러 가지가 있는데 잘된 범벅은 가루가 절반쯤은 풀어지며 절반쯤은 덩어리가 된다.

호박범벅은 만들기 쉬운 고농축 영양식품으로 늙은 호박의 씨를 파내고 숟갈로 긁어서 껍질을 벗긴 다음 살을 얇게 썰어 놓는다. 이때 호박과 강낭콩을 함께 물을 붓고 삶는다. 찹쌀가루와 멥쌀가루를 3 : 1 의 비율로 섞어 뜨거운 물로 덩어리지게 반죽한다.

물기가 많게 푹 삶은 호박과 강낭콩에 멍울지게 반죽한 쌀가루를 얹어 다시 한번 푹 끓인 후 소금으로 간하고 주걱으로 호박을 으깨면서 저으면 범벅이 된다.

주요 효능

호박범벅은 비타민 A의 모체인 베타카로틴이 매우 많고 강낭콩에는 단백질인 글로불린이 많아 단백질을 올릴 수 있는 좋은 처방이 된다. 강낭콩에는 필수아미노산으로 라이신 · 로이신 · 트립토판 · 트레오닌이 몹시 풍부해서 쌀 등 곡류와 섞으면 단백질의 상승효과가 커진다. 강낭콩에는 비타민 B 복합체가 많아 당질 대사를 도와주는 식품이기도 하다. 호박은 위장이 약하거나 당뇨가 있는 사람 또는 회복기 환자에게 매우 좋고 어린이의 간식으로도 좋은 식품이다.

우리나라에서는 예부터 동지에 호박을 먹으면 중풍에 걸리지 않고 장수한다는 말이 전래되었는데, 이것은 비타민 A · B · C와 무기질 등의 효과가 있기 때문에 생긴 말일 것으로 추측된다.

겨울철에 비타민 등 영양 섭취가 매우 어려웠던 시절에 늙은 호박을 먹는 것은 매우 합리적인 방법이었다. 또 호박에는 이뇨 작용도 있어 산후 부종으로 고생하는 산모에게 매우 좋은 식품이다.

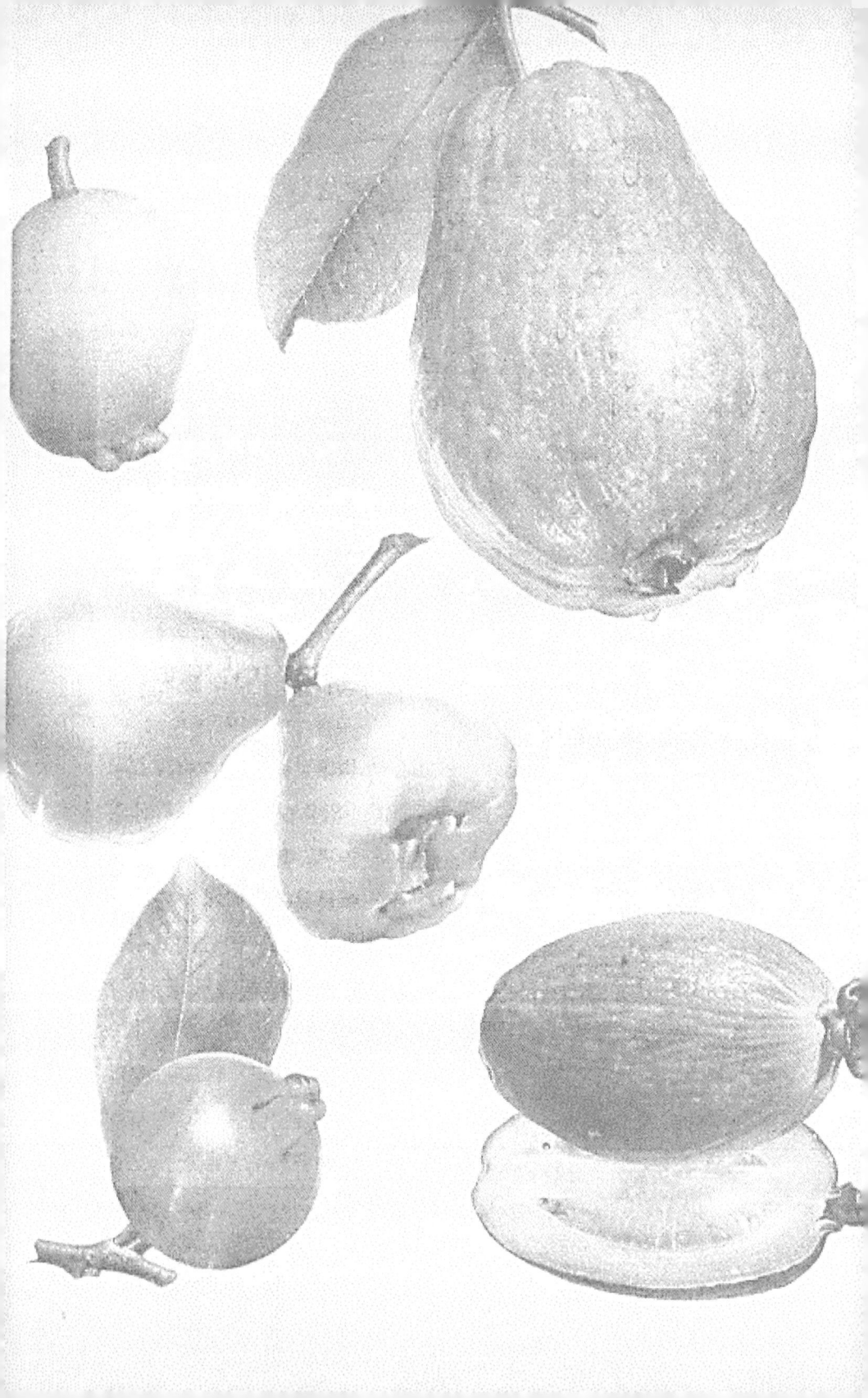

Part 7

술과 안주류로

만든 음식 궁합

01
고량주 · 중국요리

고량주를 만주 지방에서는 무색투명하므로 백주라고 불러왔다. 그 술은 고량 · 조 · 수수 등이 원료가 되고 누룩을 써서 발효시킨 것을 증류한 술이다. 산시성의 분주, 구이저우성의 모태주 · 죽엽청주 · 대국주 · 오냥액 등을 가리켜 중국의 5대 명주라 일컫는다.

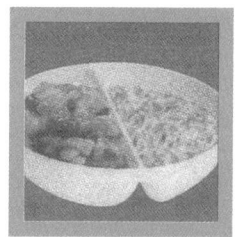

중국요리의 특성

프랑스 요리는 향기, 중국요리는 맛, 일본 요리는 눈으로 즐겁게 해 준다는 말이 있다. 식생활 문화가 매우 발달한 나라로 서양에서는 프랑스, 동양에서는 중국으로 알려져 있다. 중국 사람은 요리를 생활 문화로 삼고 있으며 요리를 통한 그들의 독특한 문화와 철학을 세계에 자랑한다. 프랑스 요리는 향기와 맛을 가장 중요시한다고 하는데, 중국요리는 그뿐만이 아니고 건강에 도움이 되어야 한다는 것이 최대의 조건이 된다.

중국의 식사는 매우 합리적이며 개인주의가 아니다. 중국요리에는 우리나라처럼 1인분이라는 개념이 없다. 대개 10인 이상이 둥근 식탁에 둘러앉아 식사하며, 호화로운 연회에는 무려 20가지가 넘는 요리가 차려진다. 차린 요리를 자기가 좋아하는 만큼 적당히 조절해서 먹고 즐기는데, 여러 가지 요리가 한 가지씩 계속해서 식탁에 나온다. 그리고 서양 요리처럼 복잡한 예법도 필요 없고 자유롭게 식욕을 충족시키면서 즐긴다.

우리나라 사람들은 찬밥을 예사로 먹지만, 중국인들은 찬밥을 먹지 않는다고 한다. 그들은 음식의 찬 것과 뜨거운 것도 맛의 한 가지로 여기기 때문이다. 그래서 뜨거운 음식이 식으면 먹으려 하지 않는다. 그 이유의 하나로, 중국인의 요리에는 기름과 고기가 많이 쓰이기 때문이다. 이미 식어 버린 음식을 먹지 않는 것은 맛뿐 아니라 위생적으로도 매우 좋다.

기름진 음식을 더욱 맛있게 먹으려면 반드시 반주가 필요하다. 그래서 중국의 남부에서는 소흥주와 같은 곡식을 발효한 술을 가장 많이 마셔 왔고, 북부 지방에서는 발효주를 증류한 고량주를 마셔 왔다. 우리나라에서 배갈이라고 부르는 중국술은 '백건아'의 중국식 발음이고 고량주의 한 가지이다. 고량주를 만주 지방에서는 무색투명하므로 백주라고 불러왔다. 그 술은 고량 · 조 · 수수 등이 원료가 되고 누룩을 써서 발효시킨 것을 증류한 술이다.

산시성의 분주, 구이저우성의 모태주 · 죽엽청주 · 대국주 · 오냥액 등을 가리켜 중국의 5대 명주라 일컫는다. 이 술들은 알코올 도수가 50~60%나 된다. 이러한 고량주는 기름진 음식을 산뜻하게 먹을 수 있고, 소화액의 분비도 잘 도와주므로 궁합이 매우 잘 맞는다.

02
더덕 · 술

더덕 술은 성장, 강장제로도 좋고 가래가 많은 사람이 자기 전에 조금씩 마시면 효과가 높다. 술의 주성분인 알코올이 더덕 중의 사포닌 등 기능성 성분을 쉽게 추출하므로 더덕 성분을 빨리 활용하는 데는 좋은 알코올이 몹시 좋다.

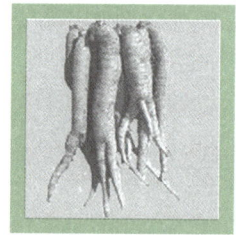

더덕의 특성

너덕은 건위제일 뿐만 아니라 강장 식품으로도 널리 유명해서, 폐와 비장 · 신장을 튼튼하게 해 주는 식품이다.

예부터 물 먹고 체한 데는 더덕이 가장 좋다고 한다. 2월과 8월에 채취하여 햇볕에 말려서 쓰는데, 뿌리가 희고 붉으며 곧게 뻗은 것일수록 약효가 매우 좋다.

더덕을 사용하여 술을 만들어 마시면, 그 독특한 별미를 맛볼 수 있고, 약효를 빨리 나타낼 수 있다.

만드는 방법

말린 더덕이든, 생더덕이든 3~6㎝가량으로 잘게 썰어 술항아리에 담는다. 더덕 양의 3배의 소주를 붓고 뚜껑을 잘 밀봉하고 서늘한 곳에서 숙성시킨다.

단술을 좋아하는 사람이라면 설탕이나 꿀을 더덕술 담근 지 한 달후에 첨가한다. 더덕은 반드시 3개월 숙성시켜야 한다. 숙성이 끝나면 더덕을 건져 내고 헝겊으로 걸러서 술병에 담는다. 이때 엷은 황갈색의 술이 만들어지는데, 그 특유한 향기와 맛이 매우 좋으며, 그대로 마셔도 좋으나 새큼한 맛이 있는 매실주나 석류술과 칵테일해서 마시면 더욱 좋다.

주요 효능

더덕 술은 정장, 강장제로도 좋고 가래가 많은 사람이 자기 전에 조금씩 마시면 효과가 높다. 술의 주성분인 알코올이 더덕 중의 사포닌 등 기능성 성분을 쉽게 추출하므로 더덕 성분을 빨리 활용하는 데는 좋은 알코올이 더 좋다.

03
막걸리 • 간

간이 가지고 있는 영양 성분의 파괴와 손실을 막으면서 간의 나쁜 냄새를 제거하는 데 우리의 막걸리가 최고이다. 막걸리는 알코올 도수가 매우 낮고 단백질을 비롯한 비타민 B 등 영양 성분이 몹시 많아 간을 담가도 영양의 손실이 전혀 없고 잡맛을 제거하는 뛰어난 힘이 있다.

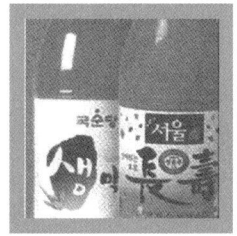

간의 특성

　인체 내에서 간만큼 매우 중요한 기관은 없다. 간은 영양 성분을 인체의 여러 기관에 공급해 주는 중요한 생리적인 일을 담당하므로 건강 유지를 위해선 튼튼한 간을 갖도록 반드시 신경을 써야 한다. 인체에서 가장 중요한 일을 담당하는 간은 참을성이 매우 커서 그 절반가량의 조직이 기능을 상실해도 아프다고 호소하지 않기 때문에 모르고 지나치다 귀중한 생명을 잃게 되는 경우가 많다.

　옛날부터 건강에 문제가 생기면 그것과 비슷한 것을 먹어서 병을 고치려고 하는 대물 요법이 있었다. 이를테면 동물의 골을 먹으면 뇌에 좋고 머리가 좋아지며, 동물의 위를 먹으면 소화가 잘되고, 동물의 간을 먹으면 간이 튼튼해진다는 등의 일이다.

간은 독특한 냄새 때문에 간을 싫어하는 사람들이 많은데 요리할 때 지금까지 쓰여 온 것은 적당량의 향신료를 사용한다. 또 간을 썬 것을 우유에 한동안 담가 두거나 적포도주에 담그면 나쁜 냄새가 사라지기 때문에 그 방법을 쓴다. 그러나 적포도주를 쓰면 간 값보다도, 오히려 포도줏값이 비싸게 들게 되므로 배보다 배꼽이 더 커지는 일이 생길 수도 있다.

비싼 포도주를 사서 쓰지 않고 집에서 담근 포도주를 쓰면 된다고 생각할지 모르나 설탕을 듬뿍 쓰고 알코올 도수가 높은 소주를 사용하였기 때문에 집에서 담근 포도주는 알맞지 않다.

그러한 포도주에 간을 담그게 되면, 간이 가지고 있는 영양 성분의 파괴와 손실이 커지기 때문이다.

간이 가지고 있는 영양 성분의 파괴와 손실을 막으면서 간의 나쁜 냄새를 제거하는 데, 우리의 막걸리가 최고이다. 막걸리는 알코올 도수가 매우 낮고 단백질을 비롯한 비타민 B 등 영양 성분이 몹시 많아 간을 담가도 영양의 손실이 전혀 없고, 잡맛을 제거하는 뛰어난 힘이 있다.

04
맥주 · 소시지

단백질이 많고 기름진 소시지를 맥주를 마실 때 곁들여 안주로 먹는 것은 매우 합리적이다. 알코올 함량이 4% 안팎인 맥주는 탄산의 시원한 느낌과 호프의 쌉쌀한 맛이 소시지의 느끼한 맛을 없애고 소화를 도와주는 장점이 있다.

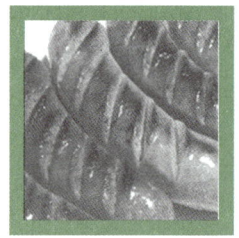

맥주의 특성

독일은 지형직으로 포도 재배에 알맞지 않은 땅이나. 그 이유는 일조량이 매우 적고 기온도 포도를 재배하는 데 적당하지 않았기 때문이다. 그러나 그들의 과학적 노력이 오늘날 독일의 포도주를 만들어 냈다. 유럽 곳곳의 지방에는 많은 강물이 흐르지만, 그것을 그대로 마실 수 없다. 그 물의 성분은 대부분 석회질 토양이어서 건강상의 장애가 있기 때문이다. 그래서 그들이 마시는 음료로 개발한 것이 맥주라고 알려져 있다.

독일 남부 지방은 맥주 고장으로 유명하다. 남부 사람들은 소박하며 정열적이고, 알프스 특유의 풍물이 매우 독특한 지방색을 띠고 있다.

맥주를 매일 마신다는 말이 있을 정도로 그들의 생활에서 맥주를 떼어 놓고 생각하기 어렵다. 그 대표적인 고장이 바이에른이며 수도가 뮌헨 이다.

뮌헨에서 해마다 열리는 9월의 축제는 맥주 축제로 세계적으로 매 우 유명하다. 이것은 바이에른 왕자의 약혼에서 유래되었는데, 9월 하 순부터 10월 상순에 걸쳐 16일간 맥주 축제가 펼쳐진다.

이 축제에서 매년 소비되는 맥주는 무려 4백만 리터이고 40만 마리 의 닭, 150만 개의 소시지가 팔린다고 한다.

맥주를 마시면 이뇨 효과가 있어 누구나 자주 화장실을 찾게 마련이 다. 맥주를 마실 때 소시지가 안주로 가장 많이 이용되는데, 원래 소시 지란 햄과 베이컨 등을 제조할 때 생기는 자투리 고기를 이용하기 위 해 고안된 것으로, 돼지고기 · 소 · 토끼 · 염소 · 닭고기 등과 그들의 내장과 피도 사용된다. 따라서 그 종류도 너무 많아 크게 도메스틱 소 시지와 드라이 소시지로 나누어진다.

도메스틱 소시지는 수분의 함량이 매우 많아 오래 저장할 수 없고 드라이 소시지는 케이싱에 담고 낮은 온도에서 수일간 건조하여 연기 로 그슬리므로 수분이 25~35%로 낮아져 저장성이 매우 높다.

프랑크푸르트 소시지는 소시지의 한 유형인데, 소시지는 독일이 단 연 세계 제일이다. 간을 원료로 한 레버크르스트, 선지와 기름을 섞어 만든 브르트브르스트, 돼지의 귀 · 코 · 혀 등을 잘게 썰어 젤리와 섞어 만든 즐째브르스트 등의 종류도 있다.

저장 식품으로 발전해 온 소시지는 종류도 매우 많지만, 그 맛 또한 저마다 독특함을 자랑한다.

단백질이 많고 기름진 소시지를 맥주를 마실 때 곁들여 안주로 먹는 것은, 매우 합리적이다. 알코올 함량이 4% 안팎인 맥주는 탄산의 시원한 느낌과 호프의 쌉쌀한 맛이 소시지의 느끼한 맛을 없애고 소화를 도와주는 장점이 있다.

부활절 이전까지 마시는 독특한 맥주가 흑맥주인데, 원료인 보리를 많이 볶아서 만들기 때문에 알코올 도수가 8% 정도이고 빛깔이 매우 검다.

도움말 · 소아 허약체질의 한방

- 소건중탕小建中湯 : 코피가 잘 나며 쉬 피로해지며 안색이 나쁘고 배에 힘이 없는 아이에게
- 시호계강탕柴胡戒薑湯 : 명치 주위에 박힘이 있고 머리 윗부분에 땀을 잘 흘릴 때
- 소시호탕小柴胡湯 : 피부와 점막이 약하여 편도신이 잘 붓고 발열할 때 복용시키면 건강한 아이가 된다.

05
소나무 순 · 술

솔잎에는 엽록소와 비타민과 무기질 등이 매우 풍부하지만, 정신을 맑게 하는 독특한 효능이
있다. 그 효능을 나타내는 성분의 하나가 소나무의 독특한 향기 성분인 데르펜이다. 소나무와
잣나무를 원료로 한 모든 술에는 이 향기와 맛이 있다.

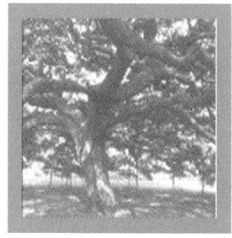

소나무의 특성

일년내내 푸르름을 한껏 자랑하는 소나무는 우리나라의 대표적인
나무이다. 이 소나무의 부재료로 담근 전통주는 송엽주 · 송엽주 · 와
송주 · 송순주 · 송화주 · 송자주 등 매우 다양했다.

소나무는 예로부터 어느 도인이 산에서 선인식으로 애용하였으며,
건강 장수 식품으로 잘 알려져 왔다. 솔잎에는 엽록소와 비타민과 무
기질 등이 매우 풍부하지만, 정신을 맑게 하는 독특한 효능이 있다.
그 효능을 나타내는 성분이 하나기 소나무의 독특한 향기 성분인 데르
펜이다. 소나무와 잣나무를 원료로 한 모든 술에는 이 향기와 맛이 있
다.

소나무는 봄이 되어 물이 오르면 새순이 돋는다. 그 새순을 따서 담근 술이 송순주이다. 술의 양에 비해 솔잎과 순의 분량이 많으면 향기와 맛이 매우 강렬해서 술맛이 역겨우므로 잘 조절해야 한다.

잣나무는 잎이 다섯 개로 일명 오엽송이라 부른다. 이 오엽송이 5월이면 새순을 뻗기 시작한다. 새순은 끝에 대개 세 개가 돋는다. 술을 담그려고 세 개를 모두 따 버리면, 나무가 자라는 데 지장을 주므로 한 개만 따야 한다.

만드는 방법

새순에는 까뭇까뭇한 티가 있고 끈적한 끈끈이가 있으므로 물에 담갔다 꺼내어 소쿠리에 담아 물기를 뺀다. 이것을 소주에 담가 햇볕이 닿지 않는 서늘한 곳에 보관한다. 이때 양이 적으면 유리병을 사용해도 되나 항아리가 좋다. 담그는 방법은 소주 분량의 1/10 정도의 잣순에다 꿀을 조금 넣으면 된다. 여기에 쓰는 소주는 도수가 매우 높은 것이 좋다. 약 3개월이 지나면 유효 성분이 거의 우러나므로 천에 걸러 저장하면 숙성되어 맛이 부드러워진다.

가미는 구기자나 앵두로 하는 데 구기자나 앵두를 적당량 넣으면 몸에 매우 좋을 뿐 아니라 색깔이 몹시 고와지고 맛도 좋아진다.

이 송순주는 되도록 차게 해서 마시는 것이 좋고 맛과 분위기를 바꾸려면 얼음을 띄우고 탄산수를 섞어 칵테일로 마셔도 좋다. 그리고 레몬 한 쪽을 얹어도 좋다.

06
소주 · 오이

오이는 영양가는 매우 낮으나 무기질인 칼륨의 함량이 매우 높은 알칼리성 식품이다. 이 칼륨은 인체의 구성 물질로 약 0.35%가량 들어 있다. 술을 많이 마시면 체내의 칼륨이 배설되므로 오이를 먹는 것은 매우 좋다.

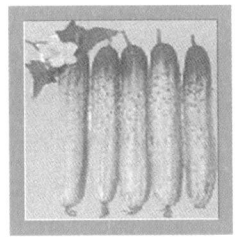

오이의 특성

소주에 오이를 잘게 썰어 주전자에 섞어서 마시는 것이 우리나라에서 유행한 적이 있다.

그렇게 마시면 소주의 고유한 냄새가 없어지고 맛이 순해지기 때문이다. 소주와 오이는 궁합이 매우 잘 맞는다.

막걸리나 포도주와 같은 양조주는 알코올 도수가 낮아 오래 두고 마실 수가 없는데, 막걸리는 쉽게 변질이 되어 식초가 되거나 부패한다.

오래 두고 마시는 술은 인류의 오랜 소망이있다. 그 소망을 이루게 한 사람이 연금술사 룰리이다.

연금술이란 원래는 금을 만들기 위해 발달한 기술이었다. 그는 오래 저장하지 못하는 양조주를 증류하여 오래 두어도 전혀 변하지 않는 술을 만들어 내는 데 마침내 성공했다. 이러한 경로로 만들어진 술이 소주이다.

소주류는 양조류를 증류하여 이슬처럼 받아 내는 술이라 하여 노주라고도 하고 화주, 또는 한주라고도 한다. 소주는 또 아라키주라고도 불러왔는데, 이것은 증류주가 만들어진 것과 관련시켜 붙여진 것이었다. 증류주는 페르시아에서 처음 시작되었다고 한다.

그 증류법이 12세기에 들어서서 십자군의 영향으로 유럽에 건너가 포도주를 증류한 브랜디를 낳게 되었다고 하며, 증류주의 아랍어가 '아라키'라고 한다. 그것이 몽골어의 '아리키'가 되었으며, 만주어로 '알키'가 되었고, 우리나라에선 '아락주'로 부르게 되었다.

개성 지방에서는 소주를 아락주라고 불렀다. 소주는 원나라에서 우리나라에 전해진 이래 재래주와 더불어 고려 때부터 매우 성행하였다.

소주는 한때 약용으로 사용되었는데, 당시의 소주는 순수한 곡식으로 만들었기 때문에 맛이 좋고, 또한 독하면서 맛이 순수하고 깨끗해 이를 이용하는 사람이 점점 많아졌다.

그러나 값이 비싼 것이 큰 단점이었다. 소주의 증류기로는 승로병이라는 것이 있으며, 그릇의 재료에 따라서 토고리, 동고리가 전해지고 있다.

우리나라의 평북 지방에선 산삼을 캐는 심마니들의 은어로 술, 또는 소주를 아랑주라고 부르고 있다.

만드는 방법

　우리나라에서는 북쪽 지방에서 계속 소주를 마셔 왔고, 여름에는 남쪽 지방에서도 이용되었다. 소주의 제조는 고려 시대부터 이어져 왔는데 가정에서 만들 때는 솥과 시루, 그리고 솥뚜껑 등이 이용되었다. 가장 원시적인 제조법으로 숙성된 술이나 술지게미를 솥에 담고 솥뚜껑을 뒤집어 덮는다. 뒤집어 덮은 솥뚜껑의 손잡이 밑에는 주발을 놓아둔다. 솥에 불을 때면서 솥뚜껑에는 바가지로 냉수를 부어둔다. 열을 받으면서 술이나 지게미 속의 알코올이 날아가는데, 이윽고 날아갈 데가 없어 솥뚜껑에 닿게 된다.

　기체 상태로 올라온 알코올은 솥뚜껑 밖에 있는 찬물 때문에 다시 액체가 되면서 솥뚜껑의 경사를 따라 흐른다. 그리고 손잡이에서 뚝뚝 떨어지게 된다. 그러면 손잡이 밑에 있는 주발에 고이게 되는데, 이것이 원시적인 소주 제조법이다. 그래서 우리나라에선, 소주 만드는 것을 소주 내린다고 말해 왔다.

　이보다 조금 발전한 것이 고리인데, 이 증류 장치는 아래위의 두 부분으로 되어 있다. 밑의 것은 아래가 넓고 위가 좁으며, 위의 것은 반대로 밑이 좁고 위쪽이 넓게 벌어져 있다. 이것이 발전한 것이 단식 증류 장치인 포트스틸이라는 것이다.

　한때 진로 소주를 마시는 사람들이 병마개를 열고 윗물을 따라 버리고 마시는 것이 유행한 일이 있었다. 왜 그랬을까?

　일부 독설가들은 소주 회사에서 소비 촉진을 위한 한 방법이었다고 말하기도 했으나, 그런 것은 아니었을 것이다.

그러한 방법으로 마시는 사람들은 그렇게 해야 골치가 아프지 않다는 것이었다. 소주 중에 골치가 아프게 하는 성분은 퓨젤유이므로 윗물을 버리면 비중이 가벼운 이들 성분은 제거할 수 있다는 말이 퍼진 탓이었다.

현재 소주는 재래식 증류 장치를 이용하지 않고, 지금은 다단식 연속 증류기로 제조한다. 이 증류 장치에는 퓨젤유 제거 공정이 있기 때문에 그러한 염려는 이제 필요 없게 되었다.

소주와 같은 증류주에는 청주나 포도주와 같은 양조주에 비해 주정 이외의 향과 맛의 성분이 적기는 하나 약 수십 종이 알려져 있다.

함유 비율순으로 몇 가지를 들어 보면, 에틸알코올 · 이소아밀알코올 · 아세트알데히드 · 디아세틸 · 이소아밀초산 · 이소부틸초산 등이 있다.

악취 성분으로 분류되는 아민류와 황화물 등도 약간 들어 있는데, 원료와 누룩 등 미생물의 영향이 몹시 크다. 맛은 신맛과 당분의 영향이 매우 크다. 이러한 향기와 맛의 성분에 대해선 아직도 밝혀지지 않은 것이 많다.

사람은 자스민 향이나 황화수소의 냄새를 잘 기억하는데, 왜 자스민 향은 좋게 느끼고, 황화수소는 악취로 느끼게 되는지, 그 이유는 알 수 없다. 또 자스민 향이 좋게 느껴진다고 해서 식품에 이것을 섞으면 향이 모두 좋아지지는 않는다. 음식이 갖는 독특한 향기와 맛은 기호에 맞게 각기 조절되고 창조된다.

술을 좋아하는 사람이라도 자극성이 강한 알코올의 향은 거부감을 갖게 된다. 소주를 마시면서 카 소리를 내는데, 그것이 알코올이 지극하는 냄새에 대한 인체 거부감의 자연스러운 표현으로, 이것은 다른 사람에게 불쾌감을 주므로 예의에 어긋나는 일이다.

그런데 오이를 가늘게 썰어 소주 안에 넣으면 이러한 냄새가 사라지고 맛이 몹시 순해져 마시면 카 하는 소리를 안 내게 된다. 95.5%나 되는 수분과 오이가 갖는 향기와 맛의 성분으로 인해 소주의 자극적인 냄새가 가시고 맛이 매우 순해지기 때문이다. 오이가 자극적인 냄새를 흡착하는 것이다.

오이는 영양가는 매우 낮으나 무기질인 칼륨의 함량이 매우 높은 알칼리성 식품이다.

이 칼륨은 인체의 구성 물질로 약 0.35%가량 들어 있다. 술을 많이 마시면 체내의 칼륨이 배설되므로 오이를 먹는 것은 매우 좋다.

염분의 배출과 노폐물의 배설이 잘 되어 몸이 매우 맑게 된다. 오이와 소주는 궁합이 잘 맞는다.

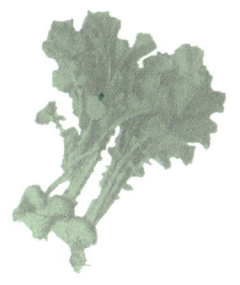

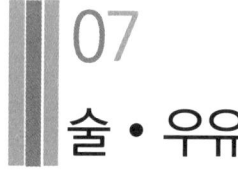

술·우유

술을 마시면서 단백질과 지방 등 열량이 매우 높은 식품을 지나치게 많이 섭취하면 비만이나 성인병의 원인이 되는 것을 알아야 한다.

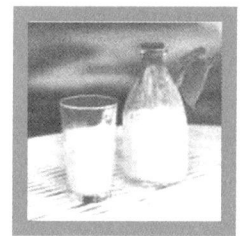

술의 특성

술이 깇는 장단점을, 자고로 술은 백약의 으뜸이라 하기도 하고, 또 한편으로는 패가망신의 근원으로 몰아붙이기도 한다.

한두 잔의 술은 혈액 순환을 원활하게 하고 식욕을 증진하는 데 효과도 있다. 술의 주성분인 알코올은 흡수가 잘된다.

한 되의 물은 못 마셔도 한 되의 술은 거뜬히 마신다고 하는 사람이 많은데, 그것은 물보다 알코올의 흡수가 쉽고 빠르기 때문이다.

위에 들어간 알코올은 20%가 직접 흡수되고 나머지 80%는 소장에서 흡수된다. 흡수 속도는 농도와 양, 그리고 함께 먹는 식품의 종류에 따라 각기 달라진다.

빈속에 술을 마시거나 탄산음료와 함께 마시면 알코올의 흡수가 매우 빠르다. 그런데 안주로 단백질이나 지방을 먹으면 알코올의 흡수가 매우 더디게 되며, 위 벽에 대한 영향도 무디어지기 때문에 좋다.

이른바 안주 없는 술은 몸에 몹시 해로우며, 술 마시기 전에 우유를 마시는 것이 좋다는 이유가 바로 여기에 있다.

그러나 술을 마시면서 단백질과 지방 등 열량이 매우 높은 식품을 지나치게 많이 섭취하면 비만이나 성인병의 원인이 되는 것을 알아야 한다.

도움말 · 어린아이의 경련 발작 응급처치

① 질식하지 않도록 기도를 확보하는 것이 중요하다.

② 혀를 물지 않도록 수건이나 거즈를 물려준다.

③ 의복을 헐렁하게 해 주고 모로 눕혀서 기도에 이물질이 들어가지 않게 한다.

④ 열이 있을 때는 얼음주머니나 물수건으로 식혀준다.

08
술 • 해장국

예전에는 무청이나 배춧잎을 엮어 햇볕에 말려 두었다가 토장국을 끓여서 먹었다. 토장국은 반드시 쌀뜨물에 끓여야 섬유질도 매우 부드러워지고 구수한 맛이 더 우러난다. 술과 해장국은 궁합이 매우 잘 맞는다.

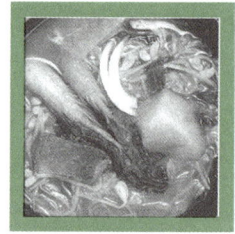

해장국의 특성

술에는 으레 해장국이 우리 민족에게 곁들여졌다. 해장국은 소위 막뼈를 오래 곤 것에 배추 우거지·무청·콩나물 등을 넣고 된장을 풀어 끓인 식품이다. 갓 도축한 소의 싱싱한 뜨거운 피를 받아 한 번 삶아서 국에 뚝뚝 잘라 넣고 끓였다. 해장국의 특징은 단백질과 비타민이 많은 영양식품이어서 알코올을 잘 분해해 주는 역할을 한 것이다.

예부터 서울과 중부 지방에서는 우거지 된장국을, 호남 지방에서는 콩나물국을 애용해 왔다. 전주의 콩나물밥은 흑설탕을 탄 뜨끈한 모주와 함께 먹는다. 그릇에서 펄펄 끓는 콩나물국밥은 매우 특징이 있는 해장국이다. 이 콩나물국밥은 멸치장국에 콩나물을 듬뿍 넣고 막 빻은 고춧가루 · 깨소금 · 참기름 · 새우젓 등을 넣는다.

부산 지방에서는 재첩조개를 소금간만 하여 끓인 재첩국이나 생선 뼈와 무를 넣고 맑게 끓인 생선뼈국을 해장국으로 먹는다.

옛날 광주 남한산성 안에서 끓인 유명한 해장국을 항아리에 담아서 식지 않도록 솜으로 싸서, 서울에 있는 재상집까지 하인들이 날랐다고 한다. 효종갱은 소갈비 · 해삼 · 전복 · 배추속 · 콩나물 · 표고 등을 넣고 온종일 고아 끓였다. 오래 끓였기 때문에 소화 흡수가 매우 잘 되고 영양가도 몹시 좋았다.

원래 과음한 다음 날 속을 부드럽게 달래 주려면 해장국은 뜨거워야 할 뿐 아니라, 반드시 담백하고 부드러워야 한다. 고춧가루나 후춧가 루 · 고추장을 많이 넣는 것은 위에 부담을 주므로 좋지 않다.

기름기가 많거나 곡류 · 알류 · 살이 붉은 생선보다는 기름기가 없 는 고기나 새우 · 조개 · 흰살생선이 좋은데 이때 녹색 채소와 해조류 등이 곁들여지면 더욱 좋다. 양질의 단백질은 알코올 때문에 손상된 간의 기능을 원래의 상태로 회복시키는 힘을 가지고 있다.

술 마시고 난 이튿날 아침에 머리가 아플 때는 파를 넣은 국이나 죽 을 먹으면 몹시 좋다. 날파를 바로 국에 넣지 말고 물에 씻은 것을 끓 는 물에 데쳐서 써야 한다.

예전에는 무청이나 배춧잎을 엮어 햇볕에 말려 두었다가 토장국을 끓여서 먹었다. 토장국은 반드시 쌀뜨물에 끓여야 섬유질도 매우 부드 러워지고 구수한 맛이 더 우러난다. 술과 해장국은 궁합이 매우 잘 맞 는다.

09
백포도주 · 달팽이 요리

달팽이의 끈끈한 점액질은 뮤신인데 이것은 뮤코이드라는 물질로, 당질과 단백질이 결합된 당단백질이다. 주성분은 콘드로이친 황산이다.

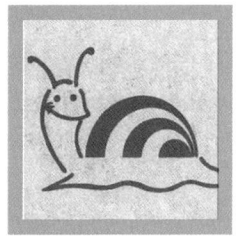

달팽이의 특성

　달팽이는 발이 몸통과 바닥에 고루 분포되어 있어, 발의 근육이 늘어났다 줄었다 하기 때문에 미끄러지듯이 어디서나 기어다닐 수 있다. 이때 끈끈한 점액질인 뮤신을 배설하는데, 이 점액 때문에 나무에 잘 기어 올라갈 수 있고, 모래 위도 갈 수 있으며, 유리나 칼날 위에서도 몸을 손상하지 않고 기어다닐 수 있다. 수많은 달팽이 중 식용으로 이용되는 것은 몇 가지밖에 없다.

　그중에서도 부르고뉴 달팽이 · 회색 달팽이 · 왕달팽이가 대표 격이다. 유럽에서는 기원전 50년경에 식용 달팽이가 양식되었고, 로마제국에서도 식도락가들이 달팽이 요리를 즐겨 먹었다는 기록이 있다.

그 후 프랑스에 전해진 식용 달팽이는 유명한 프랑스 요리가 되었고, 지금은 대표적인 오르되브르(입맛을 돋우는 요리 : 식사 전에 먹는 코스로 식욕 증진을 목적으로 하는 애피타이저)가 되었다.

달팽이로 만든 여러 가지 요리 중에서도 가장 유명한 것이 '에스카르고 아 라 브루고뉴'이다.

달팽이를 소금과 식초를 섞은 물에 하루 동안 담가 놓으면 뱃속의 이물질을 모두 토해 내서 깨끗해지는데, 이 달팽이를 껍데기째 삶은 뒤 살만 빼내어 백포도주, 그리고 닭고기 삶은 국물, 향초 등을 넣고 2시간 정도 끓인다. 껍데기는 별도로 소다를 넣고 삶아서 깨끗하게 만든다.

삶은 달팽이는 다시 부르고뉴 버터를 사용해서 요리하게 되는데, 부르고뉴 버터는 피네제르와 마늘, 실파의 종류인 에샤로트를 섞어 만든 녹색 빛깔의 버터이다.

달팽이껍데기에 이 부르고뉴 버터를 약간 넣은 다음 부르고뉴 버터와 백포도주를 넣고 맛을 낸 달팽이 살을 다시 채워 넣는다. 이때 마늘·파 등이 들어가므로 음식에서 느끼한 맛을 싫어하는 한국 사람의 입맛에도 비교적 맞는다.

이 에스카르고 아 라 부르고뉴를 주문하면서, 이때 잊지 말아야 할 것이 부르고뉴 백포도주이다. 프랑스 사람들은 식사와 요리를 먹을 때마다 안맞은 포도주를 곁들여 마시는데, 이 에스카르고 아라 부르고뉴를 먹으면서 적포도주를 먹는다면, 아마 사람들의 웃음거리가 될 것이다. 그 포도주는 적포도주의 약간 떫떠름한 타닌 맛이 매우 섬세하고 담백한 편인 에스카르고 요리에는 맞지 않기 때문이다.

이 에스카르고의 맛을 더욱 높여 주는 포도주가 백포도주이며, 이 부르고뉴에서 만들어지는 부르고뉴 백포도주와 매우 잘 어울린다. 에스카르고와 바게트, 부르고뉴 백포도주의 세 가지가 갖추어져야 음식 맛을 제대로 맛볼 수 있다고 미식가들은 말한다.

달팽이의 *끈끈한* 점액질은 뮤신인데, 이것은 뮤코이드라는 물질로, 당질과 단백질이 결합한 당단백질이다. 주성분은 콘드로이친 황산이다.

이 콘드로이친 황산은 인체 결합조직의 주요 구성 성분이므로 인체의 어디에나 있는데, 특히 피부 · 연골 · 혈관 · 힘줄 · 점액 중에 많다.

콘드로이친의 작용은 조직 중의 수분을 잘 유지하는 힘이 있어 피부나 혈관과 내장 등에 윤기를 더해 준다.

이 성분을 인체에 충분히 공급하면 세포가 젊어지고 그 기능이 높아져 노화 방지나 강정, 강장 효과가 있다. 프랑스 사람들이 달팽이 요리를 제일로 꼽는 이유가 바로 이런 데 있다.

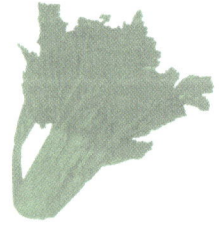

10

백포도주 · 생선

백포도주는 차게 해서 마셔야 산뜻한 맛이 살아나고 적포도주는 실온에서 마시는 것이 매우 부드러운 맛을 잘 느끼기 때문에 그러한 식으로 마시는 것이 상식이다.

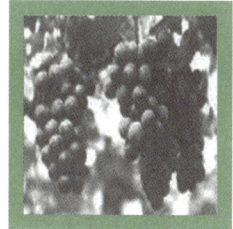

백포도주의 특성

포도주는 적포도주와 백포도주가 있는데, 경우에 따라서는 로제라고 분홍색을 띤 포도주도 만들어진다. 적포도주는 까만 포도를 원료로 껍질이 있는 채로 발효시켜 껍질의 안토시안 색소가 잘 우러나게 만든 술이며, 백포도주는 백포도를 원료로 하여 만들기 때문에 색깔이 희다. 로제는 까만 포도의 색소를 조금만 우러나게 해서 만든다. 백포도주와 적포도주는 빛깔뿐 아니라 맛에도 차이가 있다. 적포도주는 껍질에서 유래하는 폴리페놀계 화합물과 다닌 등이 침출되어 수렴성이 있고 맛이 약간 떨떠름하다. 그러나 백포도주는 그러한 맛이 전혀 없고 백포도의 향이 주체가 되어 있는 비교적 담백한 맛이 있다.

따라서 고유한 맛을 즐기기 위해 포도주를 마실 때, 격식이 생겨나기도 했다. 어떻게 하면 그 독특한 맛을 가장 잘 음미하느냐 하는 데서 고급 포도주에 적용되는 것을 대중적인 포도주를 손쉽게 마시는 데까지 강요할 필요는 없다.

포도주를 마시는 방법은 원래는 포도주의 장점을 잘 살리기 위한 경험에서 나온 것에 지나지 않는다. 술을 마시는 것은 자기가 좋은 방법으로 마시면 된다. 다른 술과 마찬가지로 포도주도 마실 때의 서비스와 그 분위기가 중요하다.

백포도주는 차게 해서 마셔야 산뜻한 맛이 살아나고, 적포도주는 실온에서 마시는 것이 매우 부드러운 맛을 잘 느끼기 때문에 그러한 식으로 마시는 것이 상식이다. 똑같은 백포도주를 다음의 세 가지 방법으로 마셨을 때, 같은 포도주라고 느끼는 사람은 아무도 없을 것이다.

① 실온 상태로 마신다. ② 조금 차게 해서 마신다. ③ 술을 따랐을 때 포도주잔이 조금 흐릴 정도로 차게 하고 술을 따른 뒤 술잔의 흐림이 가셨을 때 마신다.

포도주는 몹시 섬세하다. 백포도주는 대개 10℃가량이 가장 좋다고 하나 반드시 그렇지는 않다. 포도주는 곁들여 먹는 음식에 따라서도 선택법이 다른데, 육류에 비해 지방의 조직과 함량이 다른 생선류나 조개 종류의 요리를 먹을 때에는 백포도주를 마시는 것이 생선의 고유한 맛을 살릴 수 있다.

11

적포도주 · 고기 요리

적포도주에 많은 폴리페놀 성분은 항암 작용이 있음이 밝혀졌다. 그래서 한때 시중에 적포도주
가 동이 났다고도 하는데 적포도주를 지나치게 마시면 편두통을 일으키기 쉽고 통풍을 앓는
사람에게는 매우 나쁜 영향을 주므로 반드시 한두 잔으로 조절해야 한다.

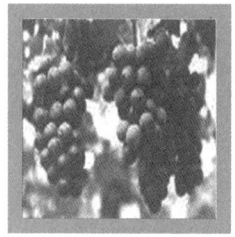

적포도주의 특성

고대 이집트에서는 포도주 · 꿀 · 양파를 인체의 내장을 청소하는
약으로 사용했고 불면증이나 분만시 마취제로도 사용했다.

1882년 파리에서 콜레라가 한창 유행할 때 포도주를 즐겨 마시는
사람의 생존율이 높아 주목을 받았다. 오랫동안 포도주의 살균력은 알
코올의 성분 때문이라고 믿었으나 알코올 성분을 제거해도 살균 능력
이 남아 있는 사실이 밝혀졌다. 포도주에는 폴리페놀 성분이 있어, 이
것이 살균 효과를 나타내는 특별한 기능을 가지고 있다.

포도주는 포도 주스보다 살균 효과가 높은데 폴리페놀이 포도 껍질
의 색소에 들어 있고, 그것이 발효되면 살균력이 더욱 강해지기 때문

이다. 그리고 백포도주보다 적포도주가 살균력이 더욱 높다.

프랑스 사람들은 식탁에 포도주가 없으면, 마치 태양이 없는 하루와 같다고 표현할 정도로 포도주는 식사와는 뗄 수 없는 관계이다.

백포도주는 생선 종류의 요리에, 적포도주는 붉은색을 띠는 육류와 곁들여 먹는 것이 일반화되어 있다. 생선류에 적포도주를 마시게 되면 폴리페놀뿐 아니라 타닌 성분 등이 들어 있어 혀에서 생선 맛을 음미하기가 매우 어렵게 된다.

기름기가 많은 육류를 먹으면서 적포도주를 마시게 되면 타닌 성분과 폴리페놀 때문에 느끼한 맛을 덜어 주며 고기 맛을 잘 느끼게 하기 때문이다. 식사 때 포도주를 마시면 소화액이 많이 분비되어 식욕도 더 좋아진다.

적포도주를 많이 마시는 프랑스 보르도 지방 사람들은 순환기계 질환이 적고 암 발생률이 낮다고 해서 화제가 된 바 있다. 남녀 1백 명을 대상으로 한 영국 과학자들의 실험에서 하루 포도주 한 잔을 마실 경우 인체에 유익한 혈중 HDL 콜레스테롤치가 8% 상승하는 섯으로 나타났고 포도주 마시는 것을 중지하자, HDL 수치는 원래의 상태로 되돌아갔다.

적포도주에 많은 폴리페놀 성분은 항암 작용이 있음이 밝혀졌다. 그래서 한때 시중에 적포도주가 동이 났다고도 하는데, 적포도주를 지나치게 마시면 편두통을 일으키기 쉽고 통풍을 앓는 사람에게는 매우 나쁜 영향을 주므로 반드시 한두 잔으로 조절해야 한다.

12
적포도주 · 치즈

치즈를 먹을 때 꼭 마시는 것이 적포도주이다. 지방과 단백질이 많은 치즈, 그리고 색다른 향과 맛 등을 입안에서 잘 조화시켜 주는 것이 적포도주이기 때문이다.

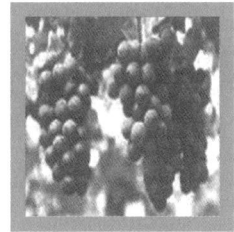

치즈의 특성

치즈는 우유를 농축한 저장 식품이다. 치즈가 만들어진 데 대해서는 많은 이야기가 있는데, 다음과 같은 유래가 전해 온다.

옛날 아랍 상인이 양의 위로 만든 물통에 양젖을 담은 것을 낙타에 싣고 길을 떠났다고 한다. 온종일 가다 보니 몹시 피로하고 목이 말라 양젖을 먹으려고 물통을 기울이니 새콤하고 맑은 물과 하얀 덩어리가 섞여 있었다고 한다. 양젖이 변한 이것을 야자수 밑에 쏟아 버리고 곧징 길을 떠났는데, 몇 달 뒤 우연히 그곳을 지나다가 이상한 냄새가 나서 모래를 헤집고 살펴보니 발효 치즈가 만들어졌다.

치즈는 젖에, 유산균과 양이나 송아지의 네 번째 위에서 추출한 응유 효소 렌넷을 섞어 응고시켜 발효해서 만든다. 굳어진 덩어리를 서늘한 곳에서 숙성시키면 단단한 모양의 자연치즈가 만들어진다.

자연치즈는 유산균이 산 채로 남아 있어 생치즈라고 하며, 자연치즈를 적당히 배합하거나 다른 재료를 섞어 가열하여 살균해서 보존성을 높인 것이 가공 치즈 프로세스치즈이다.

건강과 영양 면에서는 자연치즈가 좋다. 치즈는 종류가 매우 많아 일일이 그 이름이나 특성을 알기는 무척 어렵다.

마치 맷방석보다 더 큰 스위스 치즈가 있는가 하면, 흰 곰팡이가 핀 까멤바르 치즈, 그리고 치즈 살 속에 대리석 무늬처럼 새겨진 푸른곰팡이가 들어 있는 로크포르 치즈에 이르기까지 매우 다양하다.

유목 민족들의 전통 방법이 유럽으로 전해지면서 치즈 제조가 지금은 과학적인 방법으로 대규모 생산 체제로 바뀌었다.

처음에 치즈를 먹으면 고리타분한 냄새와 입안에서 오래 씹으면 독특한 향기와 맛이 난다. 그래서 프랑스 사람들은 식사가 끝나면 네모나게 썬 여러 가지 치즈를 손님에게 권하는데, 과자인 줄 알고 입안에 한입 물고 몹시 난감해하는 것은 동양의 사람들이다. 그들은 전통적으로 먹은 음식들의 소화를 돕는 것으로 식사 습관이 된 것이다.

이 치즈를 먹을 때 꼭 마시는 것이 적포도주이다. 지방과 단백질이 많은 치즈, 그리고 색다른 향과 맛 등을 입안에서 잘 조화시켜 주는 것이 적포도주이기 때문이다. 적포도주에는 백포도주와는 달리 과피에서 온 조금 떫은 폴리페놀과 타닌이 들어 있기 때문에 치즈와 매우 잘 어울리는 궁합이다.

13
조개 해장국 · 콩나물해장국

조개는 양질의 단백질을 갖고 있기 때문에 간장 질환과 담석증 환자에게 매우 효과가 있고
위장이 약해 소화력이 떨어진 사람에게는 이보다 더 좋은 식품이 없다.

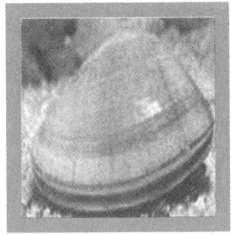

조개 해장국

　우리나라에서 해장 음식 가운데 뜨거운 조개 해장국을 따라올 음식
은 없다. 조개의 독특한 맛은 불편한 속을 매우 편하게 해 주고 술을
잘 깨는 효력이 있다. 시원하면서도 매우 담백하므로 해장국이라 이름
을 붙였지만, 누구나 즐길 수 있고 어린이는 고추를 넣지 않는 것이
좋다.

조개 해장국을 만드는 방법은 다음과 같다.

모시조개 400g, 두부 1/2모, 콩나물 100g, 실파 6개, 붉은 고추 3개, 마늘 3쪽, 청주 1큰술, 소금ㆍ간장을 준비한다.

냄비에 물을 7컵 부어서 조개를 넣고 끓여 조개가 입을 벌리면 조개는 건져 내고 국물은 가라앉혀 윗물만 따라 쓴다. 조개 국물에 간장과 소금으로 간을 맞추고 깨끗이 씻은 콩나물을 넣고 뚜껑을 덮고 콩나물이 잘 익도록 한다.

그다음 두부를 절반 잘라 4㎜ 두께로 납작납작하게 썰어 놓은 두부와 조개를 넣고 위에 큼직큼직하게 어슷썰기 한 붉은 고추를 얹어 두부가 위로 둥둥 떠올라오도록 잠시 끓인다.

다진 마늘과 5㎝ 길이로 자른 파를 넣고 한 번 가볍게 끓으면 청주를 넣고 파잎은 새파란 색깔을 살려 대접에 담아낸다.

주요성분과 효능

조개는 석회질의 성분인 단단한 껍질 속에 매우 연하고 단맛이 나는 속살로 이루어져 있다. 지방의 함량이 6% 이하여서 몹시 담백한 맛이 나며 특유의 단맛이 있다. 조개류의 단맛은 글리코겐과 아미노산의 일종인 글리신 때문이다.

수산물 중에서도 단백가가 가장 높기 때문에 바지락의 단백가는 완전식품이어서 달걀과 마찬가지로 완벽에 가깝다. 더욱이 조개류는 소화 흡수가 잘 되고 간장에 부담을 주지 않아 병을 앓고 난 뒤의 환자나 어린이, 노인의 영양식으로 권장할 만하다. 조개는 양질의 단백질을 갖고 있기 때문에 간장 질환과 담석증 환자에게 매우 효과가 있고, 위장이 약해 소화력이 떨어진 사람에게는 이보다 더 좋은 식품이 없다.

또 조개 속에 많이 들어 있는 타우린 성분은 간 질환에 몹시 효과가 있으며 고혈압과 뇌일혈 증세의 억제 효과, 간장의 해독 작용, 체내의 지방을 분해하는 독특한 힘을 갖고 있다. 그리고 적혈구를 만드는 데 도움을 주며 혈중 콜레스테롤을 낮추는 역할을 한다. 조갯국의 시원한 맛은 호박산의 성분 때문이다.

콩나물해장국

해장국은 대개 콩나물을 넣고 끓인다. 해장국에 콩나물을 넣고 끓이는 이유는 다음과 같다.

과음하면 뇌의 노화가 빨리 찾아오며 기억 장애까지 나타나기도 한다. 이것은 뇌에 아세틸콜린 성분이 부족하기 때문에 이때 콩을 먹으면 콩 속의 레시틴 성분이 체내에서 아세틸콜린으로 바뀌어 뇌의 노화를 방지한다.

콩보다 콩나물이 더 효과가 있는데 그 이유는 콩나물에 많이 들어 있는 아스파라긴산이라는 아미노산이 알코올을 분해하는 효소의 생성을 도와 간을 보호해 주기 때문이다. 콩나물의 아스파라긴산 성분은 꼬리의 부분에 매우 많으므로 떼지 않고 먹는 것이 좋다.

만드는 방법

콩나물 해장국 만드는 방법은 다음과 같다.

콩나물 200g, 바지락조개 200g, 두부 1/2모, 파 1뿌리, 붉은 풋고추 1개, 쇠고기 100g, 간장 1큰술, 마늘 1개, 참기름 1작은술, 소금을 약간 준비한다. 쇠고기는 채로 썰어 다진 파 1큰술과 다진 마늘 1작은술을 넣고 간장 1큰술, 참기름 1작은술을 넣어 재어 놓는다.

냄비에 재어 둔 쇠고기를 넣고 가볍게 볶은 후 색깔이 변하면 물 6컵을 부어서 끓인다. 은근히 끓여서 쇠고기 육수가 맛좋게 우러나면 콩나물을 넣고 다시 끓인다. 콩나물이 익으면 해감을 토한 조개와 먹기 좋은 크기로 깍둑썰기 한 두부, 어슷썰기 한 고추를 넣는다.

잠시 끓여 조개가 입을 벌리면 간장과 소금으로 간을 맞추고 어슷썰기 한 파를 넣는다.

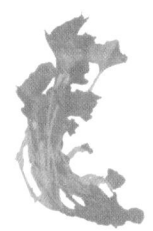

14

홍어 · 막걸리

홍어는 지방분이 적어 변질이 심하지 않다. 그리고 입안 가득히 퍼지는 암모니아의 자극을 중화시키는 데 안성맞춤인 식품이 막걸리이다.

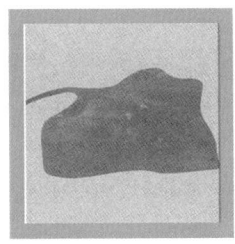

홍어의 특성

홍어의 몸길이는 1m가량으로 가오리와 매우 비슷하나, 좀 더 둥글고 가로로 퍼졌으며, 그리고 머리가 작고 주둥이도 작다. 몸빛은 등쪽이 갈색이고 배는 희고 뒷지느러미는 없다.

한국의 연해와 일본의 중남부 근해에 많이 서식하는데, 여름철에 매우 맛이 좋다.

홍어를 이용한 요리로는 홍어탕 · 홍어백숙 · 홍어어채 · 홍어회 · 홍어 부짐 능이 있다.

가오리과에 속하는 것으로는 노랑가오리 · 살홍어 · 눈가오리 · 흰가오리 · 꽁치가오리 · 나비가오리 등이 있다. 홍어백숙은 홍어를 찌거나 백탕에 곤 음식이고, 홍어어채는 홍어를 토막 쳐서 녹말을 묻힌 뒤 끓는 물에 데쳐서 만든 요리이다.

홍어회를 날파 · 마늘 · 깨소금 · 참기름 · 고추장에 무친 음식이 홍어회이다.

물고기는 대부분이 난생이나 개중에는 난태생인 물고기가 있는데 난태생인 물고기 중에는 상어와 가오리과를 비롯해서 망상어가 있다.

가오리과는 상어가 바다 밑에서 살 때에 주어진 환경 조건에 따라 변형된 물고기라고 한다. 그래서인지 성분 · 조직 · 맛이 매우 비슷한 점이 있다.

상어보다 홍어는 단백질이 조금 적어 15%가량이며, 지방은 훨씬 적어 0.6%에 지나지 않는다. 가오리 · 홍어 · 상어는 모두 연골어류로서 뼈가 매우 연한 뼈로 되어 있다. 다른 어류보다 이들은 몸 안에 질소화합물인 요소 · 암모니아 · 트리메틸아민 등을 많이 가지고 있다.

홍어와 상어의 고기 맛이 독특한 이유는 곧, 그러한 성분 때문이다. 홍어의 그 자극성인 맛을 더욱 강하게 해서 먹는 습관이 생겨나게 되었다.

홍어 중에서도 품질이 좋기로 유명한 흑산도 홍어를 쉽게 구할 수 있는 호남 지방에서는, 약간 숙성시킨 것을 별미로 먹는다. 그 방법은 홍어를 여러 날 항아리 속에 넣어 숙성시킨다. 그러면 암모니아와 트리메틸아민의 양이 급격히 늘어나게 된다.

숙성된 것을 찜이나 회로 먹는데, 이때 혀에 강한 냄새와 맛을 느낀다. 처음 먹는 사람은 썩는 것이 아니냐고 몹시 의아해한다. 썩은 것을 먹으면 당연히 탈이 나야 하는데, 홍어는 먹고 배탈이 나는 일이 절대로 없다. 그래서 남부지방 사람들은 썩은 것이 아니고, 숙성되어 맛이 좋아지고 소화가 더 잘 되는 것이라고 주장한다.

홍어는 자가 효소에 의해 단백질이 분해되어 소화성이 매우 좋은 펩타이드와 아미노산이 만들어졌기 때문이다. 거기에다 톡 쏘는 암모니아가 많아서 일반 부패 세균을 억제하므로 식중독 발생의 염려가 없어 즐길 수 있다.

홍어는 지방분이 적어 변질이 심하지 않다. 그리고 입안 가득히 퍼지는 암모니아의 자극을 중화시키는 데 안성맞춤인 식품이 막걸리이다. 막걸리에는 자극 성분을 완화하는 단백질이 1.9%나 들어 있고, 알칼리성인 암모니아를 중화시키는 유기산이 0.8% 함유되어 있어 궁합이 매우 잘 맞는다.

그래서 전라도 지방에선 홍어찜을 먹을 때 막걸리를 마시는 방법이 전래했고 홍탁이라 불러왔다. 그러나 장의 기능이 좋지 않은 사람은 부담이 가므로 먹지 않는 것이 좋다.

도움말 · 비듬
- 머리를 감은 다음 물에 1/10쯤 식초를 타서 머리를 마사지한다.
- 우엉잎을 갈아서 만든 즙을 짜서 머리 마사지하고 다음 날 아침에 씻는다.

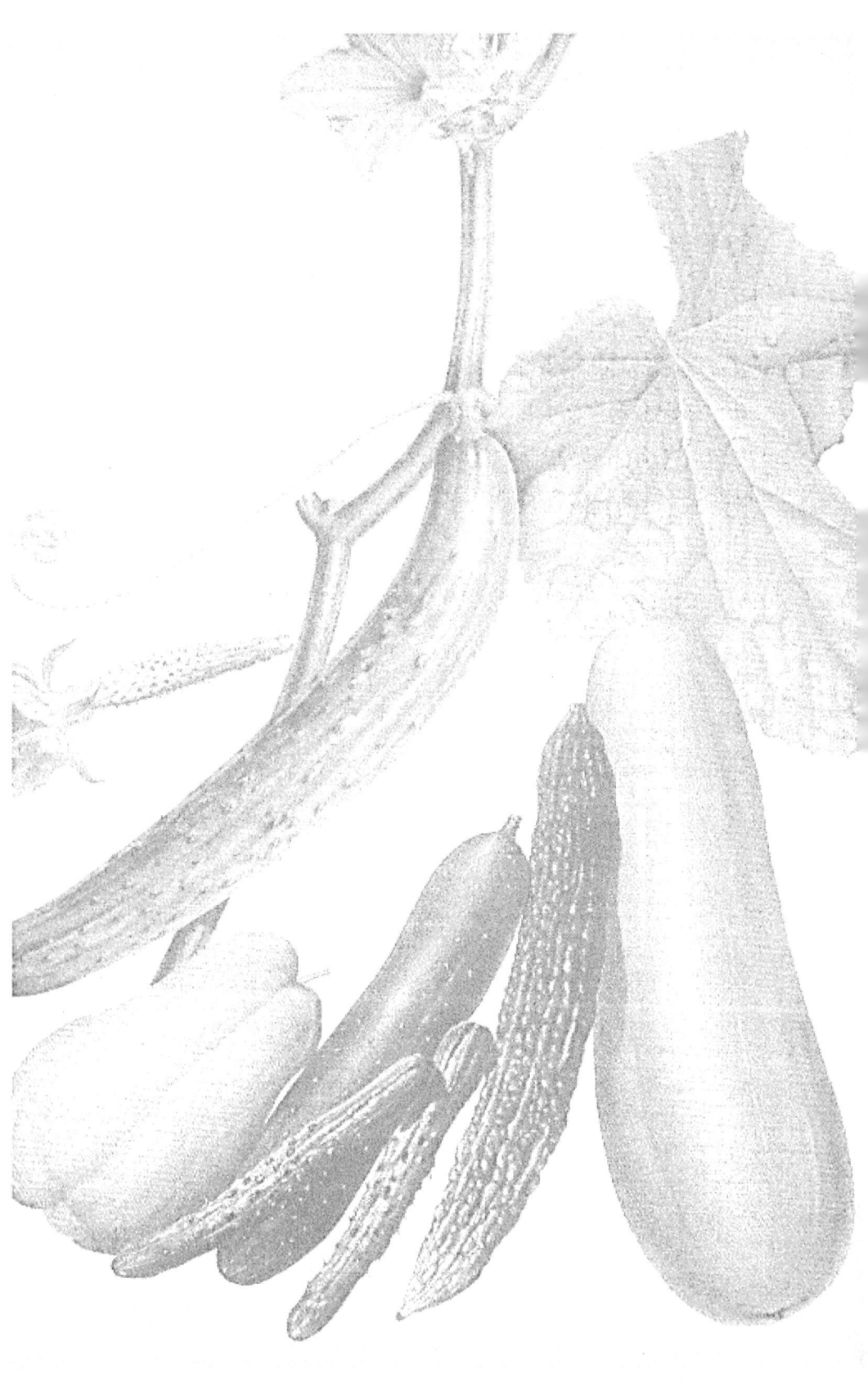

Part 8

함께 먹으면
좋지 않은 음식

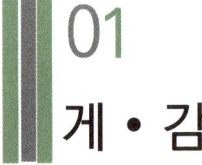

01
게·감

감은 떫은맛의 타닌 성분이 이것이 피부를 오그라들게 하는 작용 때문에 위장에 매우 자극을
주는 경우가 있다. 그래서 위장의 장애를 일으키기도 한다. 게를 먹고 감을 먹으면 좋지 않다
는 말은 근거가 없다.

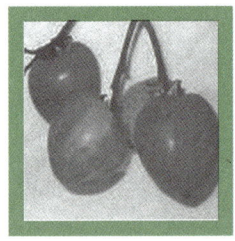

주요 효능

게는 선 세계석으로 널리 분포하는데, ㄱ 종류는 바닷물에 사는 것
과 민물에 사는 것이 있다. 우리나라의 서해안에는 꽃게가 매우 많다.
게살은 단백질이 주요성분으로 되어 있는데 단맛을 갖는 아미노산인
글리신·알라닌·베타인 등이 있으며 이노신산이 들어 있어 독특한
맛이 있다. 그리고 혈압을 진정시키는 타우린도 있다. 타우린은 동맥
경화 예방에도 매우 좋고 간장의 해독 기능을 향상시킨다.

평소 맛있던 음식도 간혹 모래를 씹는 느낌이 드는 일이 있는데, 그
런 경우 미각 장애에 걸렸을 가능성이 많다. 체내에 아연이 부족하면
미각 기능에 이상이 생기고 성장 발육 부전과 피부, 전립선 등에도 이

상이 나타난다. 아연은 인체에 매우 적은 양이 있으며 여러 효소의 작용을 도와주는 필수 무기질인데 이 아연을 많이 가지고 있는 것이 굴 · 조개 · 새우 · 게 등이다.

게는 미생물이 번식이 잘 되는 대표적인 고단백식품으로 보기에는 말짱해도 식중독균의 수가 증가하기 때문에, 이것을 잘못 먹으면 배탈을 일으키는 일이 많다.

그러한 게를 먹고 후식으로 감을 먹은 사람이 토사곽란을 일으켜 몹시 고생하는 것을 보고 만들어 낸 말이 '게를 먹고 감을 먹으면 죽는다'는 것이다. 그러나 식중독균이 있는 게를 먹고 비록 감을 먹지 않았더라도 식중독을 일으켰을 것이다.

감은 떫은맛의 타닌 성분이 피부를 오그라들게 하는 작용 때문에 위장에 매우 자극을 주는 경우가 있다. 그래서 위장의 장애를 일으키기도 한다. 게를 먹고 감을 먹으면 좋지 않다는 말은 근거가 없다.

도움말 · 냉난방이 치매를 증가시킨다.

오늘날의 냉난방 기술의 발달은 류머티즘이나 치매 환자를 증가시키는 데 한몫을 담당하고 있다. 왜 그럴까? 그것은 우리의 생체가 고온에 약한 성질이 있기 때문이다. 음식물이 따뜻한 곳에서 금방 부패하는 것과 같은 원리이다.

머리뿐 아니라 전신을 하루에 2~3분간 영하 30~40℃ 정도까지 식혀 주면 노인성 치매나 류머티즘 환자는 사라질 것이다.

02
김 • 기름

김에는 지방이 1%도 안 들어 있기 때문에 구울 때는 기름을 바르는데 기름을 바르지 않고
굽는 것보다 색깔도 좋고 맛과 영양의 균형이 향상되는 좋은 방법이다.

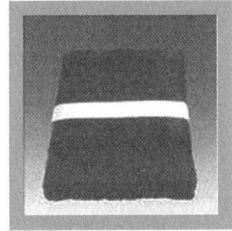

주요 효능

　김에는 비타민이 매우 풍부하고 김 한 장에 달걀 2개 정도에 해당하
는 비타민 A가 들어 있고, B_1 · B_2 · C · D도 들어 있다. 지방은 매우
적은 편이지만 칼륨 · 철 · 인 등 무기질이, 몹시 풍부한 알칼리성 식품
이다.

　김은 식욕을 돋우는 독특한 향기와 맛이 있는데, 그 고소한 향기와
맛은 아미노산인 시스틴과 당질인 만닛 때문이다. 김에는 지방이 1%
도 안 들어 있기 때문에 구울 때는 기름을 바르는데, 기름을 바르지
않고 굽는 것보다 색깔도 좋고 맛과 영양의 균형이 향상되는 좋은 방
법이다. 그러나 현대인들에게 옛날처럼 김을 재는 방법은 매우 귀찮은

일이다. 그래서 나온 것이 김 가공품인 김구이다. 밥상에 그대로 올릴 수 있어 주부들의 사랑을 듬뿍 받고 있다. 그런데 이것을 처음 개발한 일본에서는 구이김이 자취를 감추었다.

제아무리 신선한 기름을 사용했더라도 유통 중 공기와 햇빛으로 산화가 되어 인체에 해로운 성분인 과산화지질이 발생하기 쉽기 때문이라고 한다.

현재는 기름과 소금을 바르지 않는 구이김으로 바뀌고 있다.

도움말 · 탈모
- 참깨를 갈아서 소주와 섞은 후 머릿속 피부를 마사지한다.
- 밥에 검은깨를 뿌려서 먹든지 깨죽을 끓여 먹는다.
- 생강을 적당한 크기로 썰어서 탈모 부위에 마사지한다.

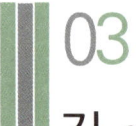

03
김 · 소금

김은 소금을 안 바르고 먹어야 제맛을 음미할 수 있고 성인병의 예방 효과도 매우 높다. 그분 만 아니라 많이 먹을 수 있어 영양 흡수에도 좋다.

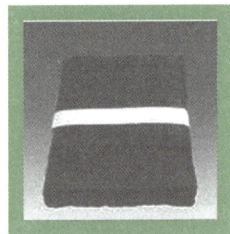

주요성분

『동국여지승람』에는 김이 전남 광양에서 토산물로 채취되었다고 소 개되어 있다.

전남 완도에서 방염이라는 기구로 김의 양식이 시작되었고, 우리나 라에서 미역 · 다시마와 함께 가장 많이 생산되고 소비되는 해조류이 다. 채취한 시기에 따라 품질이 각기 다른데, 대부분 겨울에 나는 것이 가장 좋고 단백질의 함량도 매우 높다.

김은 품질이 좋은 것일수록 단백질의 함량이 매우 많은데 30~35% 에 이르며, 그밖에 20~50%는 단백질과 유사한 물질이다. 이것이 김 맛을 좋게 하는 성분이다. 김에 들어 있는 단백질은 소화 흡수가 매우 잘 된다. 김에는 비타민이 몹시 풍부해서 푸른 채소가 적은 겨울에는 비타민과 무기질의 공급원으로 중요한 역할을 해 왔다.

김은 비타민 A가 풍부하고 $B_1 \cdot B_2 \cdot C \cdot D$ 등도 많다. 그리고 지방은 적은 편이지만 칼슘 · 칼륨 · 철 · 인 등이 몹시 많으며 섬유질이 매우 풍부하다.

또한 김은 식욕을 돋우는 독특한 향기와 맛을 가지고 있는데, 그 고소한 향기와 맛은 아미노산인 시스틴과 당질인 만닛 등이 들어 있기 때문이다.

김은 홍조류에 속하는데, 길이가 10~15㎝가량이고 가장자리는 밋밋하나 주름이 져 있다. 자연산은 물속의 바위 등에 이끼 모양으로 붙어 사는데 빛깔이 검고 광택이 나며 향기가 높고 불에 구우면 청록색으로 변하는 것이 최상품이다. 최근 김에 동맥 경화를 방지하는 성분이 들어 있다는 보고가 나왔다.

김은 영양 성분이 매우 많을 뿐 아니라, 맛이 좋은 훌륭한 식품으로 이용된 역사가 오래되었다. 김의 용도는 주로 밥반찬인데, 기름과 소금을 바르고 뿌려 재운 것을 구워서 먹는 것이 방법이 전해져 왔다.

그러나 지금은 소금을 듬뿍 뿌려서 김을 먹는 것은, 옛날이야기가 되어 버렸다. 어렵게 살 때 밥반찬으로 가장 좋은 것이 짠 김구이였다. 짜게 먹는 것이 고혈압의 원인이 된다는 것이 역학 조사와 동물 실험을 통해 밝혀진 지 오래다. 우리나라 사람들은 소금의 섭취가 세계적으로 가장 많은데, 싱겁게 먹는 습관을 길러야 한다.

소금의 섭취량이 적은 에스키모나 태평양 마샬군도의 주민들은 고혈압이 적다. 일본의 경우 소금을 많이 먹는 동북 지방과 적게 먹는 중부 지방을 비교해 보면 동북 지방 사람들이 훨씬 고혈압 환자가 많은 것으로 나타났다. 소금은 염소와 나트륨이 결합한 화합물로 이 중 나트륨이 혈압과 매우 밀접한 관계를 가지고 있다. 나트륨이 몸에 들어오면 동시에 물을 끌어당기게 된다. 혈관 안에 나트륨이 늘어나면 혈관 안에 물을 그만큼 끌어당겨, 혈관 안에 수분량이 많아져 혈관 안의 압력이 높아져 혈압이 올라가는 것이다. 또 나트륨은 혈관 벽에도 들어가 혈관의 탄력성을 감소시킨다.

바닷물에는 3%의 염분이 들어 있어 수산물은 대부분 소금기를 많이 함유하고 있다.

식품 100g 중의 나트륨 함량을 예로 들어 보면 쇠고기 90mg이고, 김이 680mg이다. 김은 소금을 안 바르고 먹어야 제맛을 음미할 수 있고 성인병의 예방 효과도 매우 높다. 그뿐만 아니라 많이 먹을 수 있어 영양 흡수에도 좋다.

도움말 · 흰머리
- 솔잎을 갈아서 즙을 만들어 머릿속 피부에 마사지한다.
- 죽염을 물에 타서 아침마다 머리를 감고 가볍게 헹군다.

04
라면 · 햄버거 · 콜라

햄버거를 먹고 콜라를 마시는데, 영양학적으로 살펴본다면 이것은 칼슘의 결핍을 초래하는 것이다. 그러한 식품을 먹으면서 콜라를 마시는 것보다는 우유를 마시는 것이 매우 합리적이다.

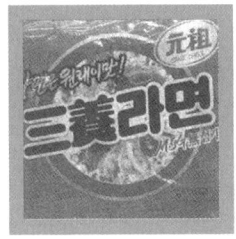

라면의 특성

　라면은 우리의 새로운 식품으로 각광을 받고 있다. 국수와는 달리 그 특성을 내기 위해서는 첨가물이 많이 쓰인다. 그 대표적인 것이 중합인산염으로 이것은 소량이면 인체에 무해하고 허가된 제품이기는 하나 화학적으로는 칼슘과 결합을 잘하는 성질이 있다.

　그래서 라면을 많이 먹으면 칼슘의 부족을 일으키기 쉽다. 그리고 햄버거는 빵 사이에 고기 다진 것과 토마토나 양상추 등을 곁들여 먹는 간이식품이디. 이 햄버거에는 중합인산염은 들어 있지 않으나, 이것을 먹을 때 가장 인기 있는 음료수가 콜라이다.

　콜라가 세상에 처음 선을 보인 것은 1886년의 일이다. 애틀랜타의

약제사 팬퍼톤이 열대 상록교목인 콜라나무의 잎과 열매에서 추출한 것을 바탕으로 만든 것이었다.

팬퍼톤의 뒤를 이은 사람이 챈들러인데 그는 광고 선전의 명수였다. 그는 닥치는 대로 코카콜라의 상표를 활용해서 판매에 큰 성공을 거두어 검은 선풍을 일으켰다.

코카콜라의 코카라는 말은 코카인의 코카에서 비롯된 말인데, 콜라나뭇잎과 열매에는 알칼로이드가 들어 있으며, 그 절반이 코카인이고 그 약리적 성분이 카페인이다. 카페인은 습관성이 있어, 이것을 계속 마시면 거의 반중독 증세가 되어 더욱 찾게 된다고 한다.

미국 코넬 대학의 맥케시 교수는 쥐에 코카콜라를 3개월 동안 먹였더니 쥐의 이빨이 마치 톱니처럼 마모되었다는 사실을 발표해서 사람들을 깜짝 놀라게 한 일도 있다.

이것은 칼슘 부족 때문에 일어난 현상으로 코카콜라에는 짜릿한 맛을 주기 위해 쓰이는 탄산가스와 무기인산이 있다. 특히 인산의 성분은 혀에 짜릿한 맛을 주지만 체내에서는 칼슘 성분과 잘 결합하므로 라면이나 햄버거를 먹고 콜라를 마시는데, 영양학적으로 살펴본다면, 이것은 칼슘의 결핍을 초래하는 것이다.

그러한 식품을 먹으면서 콜라를 마시는 것보다는 우유를 마시는 것이 매우 합리적이다.

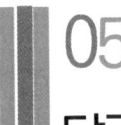

05
당근 · 오이 · 무

무와 오이를 섞으면 무의 비타민 C가 파괴된다. 오이뿐 아니라 아스코르비나제 성분이 있는 것으로 당근과 호박이 있다. 따라서 무채에 당근 채를 그대로 섞으면 비타민 C가 많이 파괴된다.

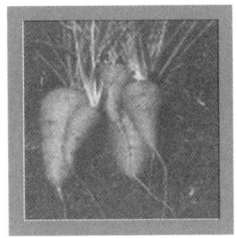

주요성분

오이와 무는 비타민과 무기질의 공급원으로 매우 중요하고 향기와 맛 · 색깔 · 씹히는 맛이 있어 식사에 변화와 풍족감을 준다.

오이에는 수분이 95% 정도, 무에는 90%나 들어 있는데, 비타민으로는 C가 가장 많아 오이에는 13mg, 무에는 15mg가량 들어 있다.

비타민 C는 신진대사를 매우 원활히 하며 피부와 점막을 튼튼하게 한다. 또한 피부를 하얗게 하는 효과도 있고 감기 예방 효과가 크다는 사실이 잘 알려져 있다. 무생채나 물김치를 만들 때 곁들이는 것이 오이다.

오이 색깔은 흰 무와 잘 매우 어울리고 맛도 있어 많이 이용하는데,

이것은 잘못된 것이다. 오이에는 비타민 C가 있지만 칼질하면 세포에 있던 아스코르비나제라는 효소가 나온다. 이것은 비타민 C를 파괴하는 효소이다.

따라서 무와 오이를 섞으면 무의 비타민 C가 파괴된다. 오이뿐 아니라 아스코르비나제 성분이 있는 것으로 당근과 호박이 있다. 그러므로 무채에 당근 채를 그대로 섞으면 비타민 C가 많이 파괴된다.

도움말 · 멀미

- 솔잎 몇 개를 입에 넣고 씹어도 효과가 있다.
- 송진 가루 2g가량을 차 타기 전에 복용하면 멀미를 방지할 수 있다.
- 생밤을 많이 먹으면 효과가 있다.
- 생강을 갈아 즙을 낸 다음 끓는 물을 부어 마시면 효과가 좋다.
- 건매실을 입속에 물고 있던가, 레몬을 때때로 씹어도 멀미가 일어나지 않는다.
- 등자껍질과 소나무껍질(쪄서 말린 것)을 가루로 만들어 1회에 4g가량 물과 함께 복용하면 효과가 있다.

06
도토리묵 • 감

타닌이 많은 식품을 먹으면 변비가 몹시 심해질 뿐 아니라 빈혈증이 나타나기 쉽다. 그 이유는 적혈구를 만드는 철분이 타닌과 결합하여 소화 흡수를 방해하기 때문이다. 그러므로 도토리묵과 감은 궁합이 안 맞는다.

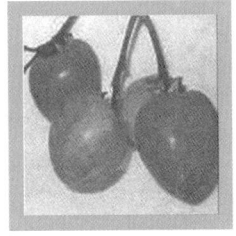

주요성분과 효능

옛날 우리나라 사람이 많이 먹어 온 식량은 도토리였다고 한다.

도토리는 주성분이 녹말이나, 특수 성분으로 타닌을 가지고 있다. 타닌은 떫은맛이 있는데, 이것은 미각의 신경을 마비시키는 특징을 가지고 있다. 이 타닌은 물에 녹으므로 물에 우리면 많이 빠진다. 그 가루로 만든 것이 도토리묵이다.

도토리묵은 수분이 80%나 되며, 100g에서 45kcal밖에 열량이 나오지 않는다. 그래서 비만한 사람에게는 매우 좋은 식품이라고 할 수 있으나 타닌이 있어 변비가 있는 사람은 먹지 않는 것이 좋다.

그러나 도토리묵을 먹고 후식으로 감이나 곶감을 먹는 것은 매우 좋지 않다. 그것은 감이나 곶감에도 떫은맛을 못 느끼는, 물에 녹지 않는 타닌이 들어 있기 때문이다.

이렇게 타닌이 많은 식품을 먹으면 변비가 몹시 심해질 뿐 아니라 빈혈증이 나타나기 쉽다.

그 이유는 적혈구를 만드는 철분이 타닌과 결합하여 소화 흡수를 방해하기 때문이다. 그러므로 도토리묵과 감은 궁합이 안 맞는다.

도움말 · 가래

- 도라지를 하루에 2g가량 달여 마신다.
- 하국꽃을 말려서 물로 달여 마시면 효과가 있다.
- 도라지 뿌리 20g, 양귀비 열매, 껍질 15g을 물 4홉으로 반이 되게 달여서 하루에 8번 나누어 마신다.
- 우엉 뿌리로 생즙을 내어 마시면 가래가 있을 때 효과를 본다.
- 수세미 줄기에서 받은 수액을 마시면 좋다.
- 행인(살구씨) 5~6개를 가루로 만들어 물과 함께 마시면 효과가 있다. 달여 마셔도 좋다.

동물 간 · 곶감

식품 중의 철분이 흡수가 방해되면 빈혈이 생기므로 몸이 차가워지는 것은 당연하다. 그러므로 간 요리를 먹고 곶감을 먹는 것은 음식 궁합이 안 맞는 것이다.

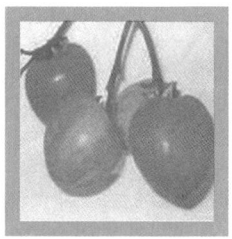

곶감의 특성

간이 스태미나에 효과가 있다고 사람들이 강장 식품으로 간은 날 것이 좋다고 주장하기도 한다. 간은 날 것 또는 익혀 먹는 것이 문제가 아니라 음식의 배합이 매우 중요하다. 간의 영양의 효율을 높이기 위해 녹색 채소를 곁들여 먹어야 한다.

그런데 간 요리를 먹고 난 뒤에 후식으로 감이나 곶감을 먹으면 영양의 손실이 매우 커진다. 곶감의 표면에 생기는 흰 가루는 포도당·과당·만닛과 같은 당분이다.

저장성이 좋은 곶감은 기침·딸꾹질·숙취·객혈이나 하혈 등을 치료하기 위한 민간요법으로 옛날부터 이용해 왔다. 이렇게 좋은 곶감이지만 타닌의 피해가 있을 수도 있으니 반드시 조심해야 한다.

감이나 곶감을 많이 먹으면 몸이 냉해진다고 했는데, 그것은 감의 타닌이 다른 식품 중의 철분과 결합하여 체내의 흡수를 방해한 데서 생긴 말이다.

타닌은 철분과 결합하면 타닌산철이 되는데, 이것은 결합이 매우 단단하여 몸에서 녹지 않고 그대로 배설된다.

식품 중의 철분이 흡수가 방해되면 빈혈이 생기므로 몸이 차가워지는 것은 당연하다. 그러므로 간 요리를 먹고 곶감을 먹는 것은 음식 궁합이 안 맞는 것을 알아야 한다.

도움말 · **땀띠**

- 미나리 생즙을 바르면 효과가 있다.
- 오이 덩굴에서 나오는 즙을 바르면 낫는다.
- 여러 날 물에 불린 좁쌀을 맷돌에 갈아서 옹기나 사기그릇 또는 유리 그릇에 담아 두었다가 앙금에 생기는 맑은 물로 땀띠를 씻어주면 말끔히 낫는다.
- 오이를 썰어서 붙이면 가려움도 가라앉고 1일 5~6회를 반복하여 1주일간 계속하면 낫는다.
- 달걀 흰자위를 발라주어도 효과가 있다.

08

로열젤리 • 매실

로열젤리와 매실을 함께 먹거나 섞어 먹으면 로열젤리의 활성 물질이 신맛의 갑작스러운 변화를 일으키게 된다. 그렇게 되면 로열젤리의 효과는 없어지고 매실의 특성도 약화된다.

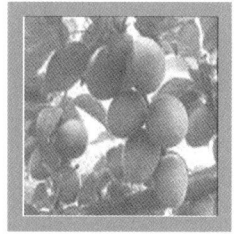

로열젤리의 특성

로열젤리와 매실은 특별한 특징을 가지고 있는데, 로열젤리를 먹고 입가심으로 매실을 먹는 사람이 있다고 한다.

그런가 하면 캡슐로 된 로열젤리와 매실 정제나 농축액을 함께 먹는 사람이 있다. 그렇게 되면 로열젤리의 활성 물질이 파괴되어 로열젤리 특유의 효능이 상실되어 매우 좋지 않다. 로열젤리는 꿀과는 전혀 성분이 다르다.

로열젤리는 일명 왕유라고도 한다. 부화한 지 3~13일째의 젊은 벌, 즉 사람으로 말하자면 10대에 해당하는 일벌의 인두선에서 분비되는 유백색의 짐액이다.

일생 로열젤리를 먹고 살아가는 것이 여왕벌이고, 다른 벌들은 며칠 동안 얻어먹을 뿐이다. 일반 벌은 먹이가 꿀과 꽃가루로 된 비브레드를 먹는데 산란도 할 수 없고 대부분 수명이 수개월 정도에 지나지 않는다. 로열젤리만을 먹는 여왕벌은 매일 1천5백 개의 알을 낳고 4년 가량을 산다.

로열젤리는 꿀과 다른데 단백질이 훨씬 많고 수분이 많으며 지방산을 함유하고 있다. 그밖에 아미노산이 매우 많고 성장 촉진 비타민인 판토텐산이 많으며 생명력의 근원인 R물질도 가지고 있다.

로열젤리는 원기 회복 · 강정 · 식욕 증진 · 보혈 · 체중 증가 · 유아의 발육 촉진 · 병후 회복 · 혈압 조절 · 정신 안정 등 광범위한 효능이 있다.

이와 같이 효능이 매우 좋은 로열젤리는 양이 적기 때문에 값이 몹시 비싸다. 로열젤리는 하루 0.5~1당의 섭취로 충분한 효과를 기대할 수 있다.

로열젤리는 실온에서 발효, 변질되기 쉽기 때문에 냉장과 냉동 보존하고 있는데 재래적 방법은 꿀에 섞는 것이었다. 로열젤리의 맛은 꿀처럼 달지 않으며 떨떠름하고 새콤하다. 꿀에 타면 변질되는 것도 방지되고 먹기도 수월하다.

새콤한 맛은 여러 가지 유기산을 비롯한 성분에서 비롯되는데, 로열젤리에만 있는 특수한 성분인 10 하이드록시 디센산(HDA)이 있다. 가짜 로열젤리를 식별하려면 이 성분을 조사하면 된다. 이 성분은 로열젤리 중의 단백질 성분이 완화 작용으로 보호하고 있다.

로열젤리의 특수 성분은 몹시 미묘하고 불안정해서 온도가 높아지거나 햇볕을 받아도 또 수소이온농도, 즉 산도가 바뀌어도 활성을 잃고 효력도 잃는다.

주요 효능

매실은 과일 중에서 신맛이 가장 강하다. 매실은 유기산으로 구연산 · 피크린산 · 카테킨산 등을 매우 많이 가지고 있다. 그중에서도 구연산이 가장 많아 6%나 된다. 매실을 한입 물면 몹시 참기 힘든 신맛이 나는 것을 잘 알고 있다.

그래서 매실은 위장에서 강한 산성 반응을 일으켜 유해 세균의 발육을 억제해서 식중독을 예방하거나 치료한다. 그 밖에도 설사 · 변비 · 원기 회복에 뛰어난 효능을 나타낸다.

그런데 로열젤리와 매실을 함께 먹거나 섞어 먹으면 로열젤리의 활성 물질이 신맛의 갑작스러운 변화를 일으키게 된다. 그렇게 되면 로열젤리의 효과는 없어지고 매실의 특성도 약화된다.

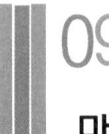

09
맥주 · 땅콩

땅콩은 껍질을 벗겨서 공기에 노출하면 몸에 해로운 과산화지질이 만들어진다. 그리고 고온 다습한 환경 속에서는 배아 근처에 곰팡이가 피는데 이때 아플라톡신이라는 성분이 만들어진다. 이 아플라톡신은 간암을 유발하는 발암성 물질이다.

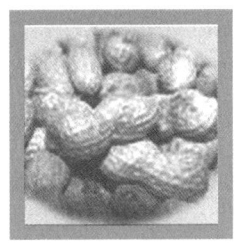

땅콩의 특성

맥주는 여러 가지 영양소를 골고루 갖추고 있다. 그런데 맥주는 알코올 도수가 4~5%이기 때문에 마실 때 간단한 스낵이나 안주를 곁들인다.

이때 가장 많이 간편하게 먹는 것이 땅콩이다. 고소한 땅콩의 맛이 쌉쌀한 맥주와 매우 잘 어울리고 땅콩에 있는 단백질과 지방, 그리고 비타민 B군은 간을 보호하는 효능도 높다.

그러나 이렇게 훌륭한 땅콩도 보관·저장을 잘못하면 인체에 매우 해로운 것으로 밝혀졌다. 겉껍질과 속껍질까지 까서 유통되고 있는데, 이것은 비록 먹기는 편하지만, 건강 면에 큰 문제가 있다.

땅콩은 껍질을 벗겨서 공기에 노출하면 몸에 해로운 과산화지질이 만들어진다. 그리고 고온 다습한 환경 속에서는 배아 근처에 곰팡이가 피는데, 이때 아플라톡신이라는 성분이 만들어진다. 이 아플라톡신은 간암을 유발하는 발암성 물질이다.

도움말 · 피부가 틀 때

- 수세미 줄기에서 나온 물을 바르면 효과가 좋다.
- 수박껍질을 말려서 가루를 만든 다음 참기름에 개어 바른다.
- 알로에잎에서 나오는 끈적끈적한 액을 바른다.
- 유자를 짓찧어 하룻밤 술에 담가 두었다가 그 즙을 바른다.

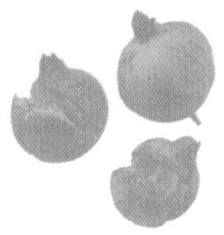

10
메밀 · 우렁이

메밀가루는 단백질이 12.6%나 되고 라이신 · 시스틴 · 트립토판 등 곡물에 부족한 아미노산이 들어 있어 단백가가 80이나 되어 식물성으로는 매우 높다.

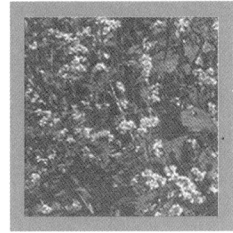

메밀의 특성

메밀은 여뀌과에 속하는 작물로, 보통 메밀 · 타타르 메밀 · 날개형 메밀 등이 있는데, 서늘하고 습한 사질토와 건조한 토양에서 잘 자란다. 열매는 삼각형을 이루며 배에는 S자형으로 접혀진 아엽이 있다.

열매의 과피는 매우 단단하고 광택이 있는데 벗겨지기 쉽다. 그 내부에 종피 · 배유 · 배가 있다. 재분수율은 66~70%이고 가루가 암회색을 띠는 것은 종피가 섞여 있기 때문이다.

메밀가루는 단백질이 12.6%나 되고 라이신·시스틴·트립토판 등 곡물에 부족한 아미노산이 들어 있어 단백가가 80이나 되어 식물성으로는 매우 높다.

특히 비타민 B₁이 많고 모세 혈관을 강하게 하는 루틴(건조물 중 약 6%) 성분이 있어 고혈압 환자에게 매우 좋다. 메밀가루는 케이크를 만드는 데 쓰이지만, 동양에서는 밀가루를 섞어 면을 만들거나 묵을 만들어 먹는다.

우렁이과에 속하는 고동을 우렁이라고 하는데, 이것은 광족류에 속하는 연체동물로 우리나라에는 참우렁이 많다. 우렁을 한자명으로는 귀안정·전라·토라라고 하는데, 영양가가 매우 높아 이것을 먹으면 마치 귀신의 눈같이 밝아진다고 해서 이름을 귀안정이라 붙였다.

내장은 빼어 버리고 살만 먹는데 육류와 비슷한 정도의 단백질이 있고 지방의 함량이 아주 적어 매우 담백하다. 칼슘과 철분이 많아 인체의 골격 형성을 도와주는 식품이다.

우렁이를 살짝 데쳐서 초고추장에 찍어 회로 먹으면 맛도 좋고 술안주로도 좋다. 된장국에 넣으면 감칠맛이 더 나고 꼬들꼬들하게 씹히는 촉감도 몹시 좋다.

그러나 조직이 매우 단단하기 때문에 오랫동안 끓인 것을 먹으면 소화효소의 작용이 어려워 위장이 약한 사람은 부담스러울 수가 있다. 맛이 매우 색다르고 꼬들꼬들하기도 해서 빨리 먹으면 소화력이 매우 뛰어난 메밀국수를 먹는다 하더라도 소화 불량이 되기 쉽다.

11

문어 · 고사리

문어를 먹고 고사리나물을 함께 먹어 배탈을 일으키는 경우가 있었다. 고사리는 섬유질이 3% 이상이나 되므로 위장이 약한 사람은 소화 불량을 일으키기 쉽다. 그래서 문어와 고사리는 궁합이 잘 안 맞는다.

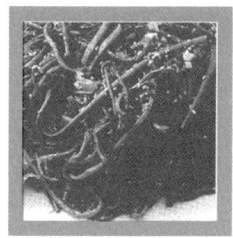

문어의 특성

문어는 연체동물 중에서 머리가 제일 좋은 어종으로 알려져 있다. 몸빛은 살아 있을 때는 자갈색에 감색 그물 무늬가 있으며, 주위의 환경에 따라 자주 색깔이 변하며, 큰 조개 · 게 · 새우를 잡아먹는다. 반대로 강적을 만나면 보호색으로 자신을 숨기고 급하면 먹물을 뿜으면서 도망간다.

문어는 대부분 익혀서 먹거나 말려서 먹는다. 문어를 삶으면 붉은빛이 되는데, 이것은 고기 조직에서 염기성 물질이 국물에 녹아 나와 용액이 알칼리성이 되어 색소포에서 포도주색의 색소 온모크롬이 녹아 나와 물들기 때문이다. 한편 타우린이 매우 많아 문어의 독특한 맛을 나타내기도 한다. 문어의 살은 매우 단단해서 씹는 맛은 있으나 소화가 잘 안되는 것이 단점이다. 문어가 다른 식품보다 민간요법으로 이용되는 것이 드문 것도, 그러한 이유가 아닌가 한다.

우리나라에는 문어·백문어·피문어 등이 많이 잡히는데, 문어는 난소가 성숙할 때 제일 맛이 좋다. 난소는 영양이 좋을 뿐 아니라 맛도 뛰어나다.

문어는 결혼식이나 잔치 때 발을 여러 모양으로 오려서 보기 좋게 괴어 꾸미는 문어오림으로 많이 이용된다.

고사리는 예부터 나물로 많이 먹는데 문어를 먹고 고사리나물을 함께 먹어 배탈을 일으키는 경우가 있었다. 고사리는 섬유질이 3% 이상이나 되므로 위장이 약한 사람은 소화 불량을 일으키기 쉽다. 그래서 문어와 고사리는 궁합이 잘 안 맞는다.

도움말 · 재활치료에 필요한 조건

1) 동정하지 않는다. 비록 넘어지더라도 옆에서 거들어주지 말고 환자가 자기 힘으로 스스로 일어나도록 해야 한다.
2) 결코 화를 내지 않는다.
3) 날마다 자신을 세밀하게 관찰한다.
4) 손애 호두나 골프공 등을 쥐게 한다.
5) 발가락이나 발, 무릎 순서로 서서히 움식이도록 한다.
6) 잠잘 때 외에는 누워있지 못하게 하고, 한 가지 동작이라도 스스로 할 수 있도록 한다.

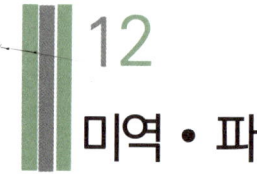

12
미역 · 파

파에는 인과 유황이 매우 많아 미역국에 섞으면 미역의 칼슘 흡수를 방해한다. 그래서 미역국에 파를 섞으면 맛도 없고 영양의 효과도 크게 떨어진다.

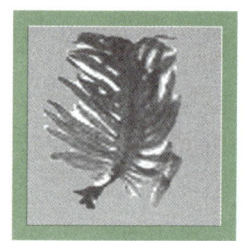

미역의 특성

우리들이 함께 먹어서는 안 되는 음식 중에 미역국과 파가 있다. 그이유로, 미역과 파에는 비슷한 공통점이 하나 있는데, 미역이나 파를 주무르면 미끈거리는 촉감을 느끼게 된다.

미역에는 점질물로 알긴산이라는 다당류가 들어 있다. 이것은 갈조류에만 있는 특별한 다당류로 미역 · 다시마 · 감태 · 모자반 등과 같은 것에 매우 많다. 이것만을 뽑아내어 아이스크림 · 마요네즈 · 케첩 등 가공식품의 안정제, 증점제 또는 접착제 · 유화제 · 호료 등으로 널리 쓰이고 있다. 바다에 있는 무진장한 천연자원을 잘 활용하는 대표적인 것으로 매우 좋은 일이다.

이 알긴산은 사람이 먹어도 전혀 소화하지 못한다. 열량은 없으나 정장 효과가 뛰어나며 변비를 원활하게 하는 성분으로 질이 좋은 식이성 섬유이다.

산후에 임신부는 변비가 많은데, 산모에게 미역국을 먹게 한우리의 식생활은 매우 합리적인 것이었다. 또 미역에는 칼슘과 요오드 등 무기질의 함량이 뛰어나 건강 유지에 많은 도움을 주게 된다.

칼슘은 인체의 골격과 치아 형성에 반드시 필요한 성분이며, 산후의 자궁 수축과 지혈 작용에 매우 도움을 주기도 한다. 요오드는 갑상선호르몬을 만드는 데 필요한 성분으로 갑상선호르몬인 티록신은 심장과 혈관의 활동, 체온과 땀의 조절 등 중요한 생리 작용을 한다. 신진대사가 왕성한 임신부에게는 평소보다 많은 요오드가 필요하다.

우리 몸에 요오드가 부족하면 신진대사가 완만해져서 비만의 원인이 되기도 한다. 아기를 낳은 뒤에 풍풍해지는 부인들이 있는데 이러한 증상은 산후에 필요한 요오드를 섭취하지 못한 것이 원인이다.

이러한 생리적 작용이 있는 미역국을 먹을 때 반드시 조심해야 하는 것이 파를 섞는 일이다. 우리나라의 모든 음식의 양념에 들어가는 것이 파이다. 파를 다듬어 보면 미끈미끈한 촉감을 느끼게 되는데, 이것은 점질물이 있기 때문이다.

미끈미끈한 미역국에 미끈한 파를 섞으면 음식 맛을 느끼는 혀의 미뢰 세포의 표면을 뒤덮어 버리게 된다. 그렇게 되면 미역의 고유한 맛을 느끼기가 매우 어렵다. 이것은 미역과 파가 가지고 있는 물리성 때문에 생기는 것인데 궁합이 서로 맞지 않는다.

주요성분

파의 성분을 살펴보면 인 · 철분이 매우 많고 비타민이 많은 것이 특징이다. 녹색 부분에는 비타민 A가 있고, C도 많다.

그런가 하면 파의 자극 성분으로 황화알린이 있는데, 마늘에 들어 있는 알린도 있어 비타민 B_1의 유도체가 된다.

이 알린은 창자에서 비타민 B_1과 결합하여 쉽게 몸에 흡수되고 이용되며, 새로운 비타민 B_1으로 변환하는 작용을 한다.

그러나 파에는 인과 유황이 매우 많아 미역국에 섞으면 미역의 칼슘 흡수를 방해한다. 그래서 미역국에 파를 섞으면 맛도 없고 영양의 효과도 크게 떨어진다.

도움말 · 관절염을 호전시키는 건강법

이 병에는 쇠뜨기 달인 물이 효과적이다. 작은 주전자에 물 720㏄를 붓고 끓일 때 쇠뜨기풀 10g을 넣은 다음 즉시 불을 끈다. 식을 때까지 기다려서 하루 세 차례 나누어 마신다. 통증을 완화하려면 쇠뜨기풀을 손수건이나 천으로 적당한 두께로 싼다. 이때 물을 듬뿍 적셔 찜통에서 약 2분간 삶은 다음 그것으로 환부에 습포한다. 온몸에 통증이 있는 경우에는, 잠자리에 들 때 발바닥에 습포하면 상쾌한 아침을 맞이할 수 있다.

13

보신탕 · 마늘

폐결핵 환자나 중환자들은 소화기 계통이 매우 약하거나 간이 약한 경우가 많은데 그러한 사람
이 개고기를 먹을 때 날마늘을 먹으면 오히려 몸에 부담을 주게 되고 시력이 떨어지기도 한다.
그래서 마늘이 개고기와 궁합이 맞지 않는 것으로 전해진 듯하다.

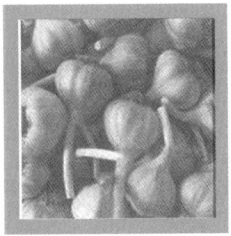

보신탕의 특성

  개는 결핵에 걸리지 않기 때문에, 예부터 폐결핵 환자들이 즐겨 먹
어 왔다. 폐결핵은 몸의 단백질이 급격히 소모되어 체력이 약화해 목
숨을 잃는 후진국의 병이다. 체온이 낮고 소화가 잘 안되는 폐결핵 환
자가 알맞게 먹으면, 다른 영양식보다 효과가 매우 높다.

  누린내가 많이 나는 개고기는 요리할 때 들깻잎 · 들깨 · 후추 등
향신료를 많이 쓰는데, 그러한 식품들이 식욕을 돋우고 소화를 도와주
는 간접적인 효과도 크다.

  개고기는 살구씨와 함께 먹으면 주독을 풀 수 있지만, 너무 많이 마
늘과 함께 먹으면 시력이 몹시 약해진다고 전해져 온다. 누린내를 제

거하는 향신료로 마늘을 이용하게 되는데, 보신탕에는 마늘이 궁합에 맞지 않는다. 그 이유는 무엇일까? 아직 과학적으로 그 원인이 규명된 것은 없다.

마늘은 이뇨·살균·살충·강장 효과가 있을 뿐 아니라 소화액의 분비를 촉진하기도 한다. 또 신경 계통을 자극하여 혈액 순환을 원활하게 하는 효과도 매우 높아 스태미나 식품으로 이용되어 왔다.

특별한 기능성 성분으로 알린과 스코르디닌 성분이 알려져 있는데 비타민 B_1의 흡수를 도와주는 특징을 가지고 있다. 마늘의 향기와 맛은 유황 화합물이다.

날마늘은 매운맛이 있는데 그러한 유황 화합물이 주체이다. 이러한 매운맛은 위장의 운동을 촉진할 뿐 아니라 식욕을 돋우고 변비 예방 효과도 있다. 그러나 많이 먹으면 위의 점막을 자극하여 위통을 일으키고 간에 부담을 주게 된다.

폐결핵 환자나 중환자들은 소화기 계통이 매우 약하거나 간이 약한 경우가 많은데, 그러한 사람이 개고기를 먹을 때 날마늘을 먹으면 오히려 몸에 부담을 주게 되고 시력이 떨어지기도 한다. 그래서 마늘이 개고기와 궁합이 맞지 않는 것으로 전해진 듯하다.

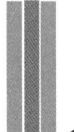

14
산나물 • 고춧가루

은은한 산나물을 맛보는 데 고춧가루를 듬뿍 친다면 혀가 얼얼해서 제맛을 느낄 수 없다. 고춧가루는 잘 어울리는 상대 식품이 따로 있다. 고춧가루를 아무것에나 사용하는 것은 매우 잘못된 일이다.

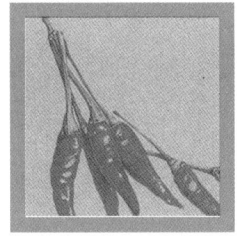

산나물의 특성

산나물은 일반 채소와 달리 저마다 고유한 맛을 가지고 있다. 취나물은 독특한 향기와 쌉쌀한 맛이 있고 머위도 그렇다. 고사리는 고유한 향기와 맛이 있다. 이들 산채는 저마다 풍토의 맛을 각기 가지고 있다.

주요성분

모든 식품에는 맛이나 향이나 먹는 감촉이 다르다. 산나물은 그 독특한 맛을 살려 입맛에 맞게 조리하는 것이 중요하다. 산나물에는 특수 성분이 많으며, 독성분이 있는 것도 있어 잘못 먹으면 식중독을 일으킬 수도 있으므로 몹시 주의해야 한다.

산나물은 타닌 · 폴리페놀 · 클로로겐산 등 떫기도 하고 여러 가지 잡맛을 내는 성분이 많이 있다. 이러한 성분은 맛이 나쁘고 많이 섭취하면 위장을 자극해 몸에 이상을 초래하기도 한다.

이러한 산나물의 좋지 못한 맛을 없애기 위해 이용해 온 방법으로 산나물을 삶아 초목회, 즉 풀이나 나뭇가지를 태운 재를 우려낸 물에 담그는 방법이다. 초목회를 물에 우린 것은 비누가 없던 옛날에는 세탁하는 데 비누대용으로 이용했다.

이 잿물의 주성분은 탄산칼륨이며 물에 녹는 알칼리성으로 지방분을 잘 녹이는 성질이 있다. 그 밖에도 식물성 섬유를 부드럽게 하며, 여러 가지 잡맛을 없애는 효과가 있다.

우리나라에서 잿물을 식품에 이용해 온 역사는 매우 오래되었으며, 그 역사는 농사를 짓기 시작하기 훨씬 전부터 먹어 온 도토리 가공에 이용했다.

산나물의 잡맛 성분인 타닌 · 옥살산 · 클로로겐산 등은 대개 산성 물질이어서 알칼리성인 잿물과 만나면 중화되어 쉽게 빠져나온다. 이 잿물은 요즘 약품처럼 독성이 없어 산나물을 우려내는데 매우 좋다.

잡맛이 매우 강한 산나물을 조리할 때는 냄비에 산나물을 넣고 잿물을 미지근하게 데워서 우려내면 좋다. 그러나 너무 오래 잿물에 담그면 산나물 고유의 맛이 없어져 슴슴한 느낌이 든다. 즉 알맞게 잡맛을 없애야 한다.

산나물이 제맛을 내는 잡맛 성분은 1.5~1.7%라고 한다. 산나물로 나물을 무치는 데 기름 · 깨소금 · 간장 등 조미료를 사용해서 맛을 낸다. 이렇게 해서 만든 산나물은 충분히 산나물 고유의 맛을 맛볼 수 있다.

그런데 최근 고추의 매운맛을 좋아하게 된 것이 한국인이다. 고추의 특성은 매운맛과 붉은 시각적인 효과이다. 매운맛은 캡사이신이라는 성분인데 0.2~0.5%밖에 안 들어 있는데도 매운맛이 매우 대단하다. 고추의 매운맛은 입안과 혀를 자극하기 때문에 서양에선 핫이라고 해서 뜨겁다고 한다.

은은한 산나물을 맛보는 데 고춧가루를 듬뿍 친다면 혀가 얼얼해서 제맛을 느낄 수 없다. 고춧가루는 잘 어울리는 상대 식품이 따로 있다. 고춧가루를 아무것에나 사용하는 것은, 매우 잘못된 일이다.

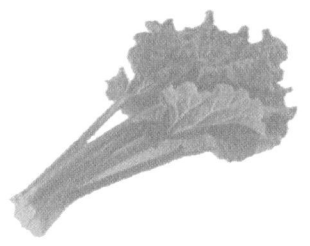

15
샐러드 · 마요네즈

채소를 먹는다고 수분이 90%나 되는 샐러드에 마요네즈를 많이 넣어서 먹는 것은 결코 옳지 않다.

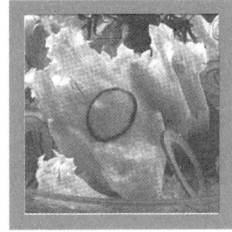

샐러드의 특성

채소를 신선한 상태로 먹는 샐러드가 널리 유행하고 있다. 그러나 채소를 날것으로 먹으면 풋내가 나고 맛이 매우 좋지 않다. 소금이나 양념류 등이 적당히 가미됨으로써 음식의 맛이 살아나게 되어 있다.

우리나라의 경우 날채소를 먹는 것은 기껏 상추나 쑥갓을 된장과 곁들여 먹는 정도였는데, 지금은 샐러드에 알맞은 여러 가지 채소가 시장에 나오면서 가정에서도 샐러드를 자주 만들어 먹게 되었다.

프랑스에선 익힌 야채를 많이 넣고 만든 야채수프가 대표적인 가정 요리이다. 요즘 프랑스에서도 샐러드를 많이 먹게 되었는데, 그 이유는 미국의 식생활이 프랑스에 들어온 결과라고 한다. 샐러드의 재료와 종류에 따라 조미하는 드레싱의 종류가 여러 가지인데, 그 기본은 두 가지로 볼 수 있다.

식초와 식용유를 주로 한 프렌치드레싱과 달걀 노른자위 · 식용유 · 식초로 만든 마요네즈 드레싱이다. 이 두 가지 중에서 한국 사람들이 특히 좋아하는 것은 마요네즈 드레싱이다. 그 이유는 예부터 날기름을 그냥 먹는 것에 익숙하지 않기 때문이다.

보통 마요네즈는 샐러드류 1컵에 달걀노른자 1개, 식초 1큰술, 소금과 후추가 원료로 쓰인다. 가정에서 만들면 기름이 따로 분리되는 일이 있는데, 상품으로 출시되는 제품은 유화 작용을 잘 시켰기 때문에 분리도 되지 않고 보관하기도 쉽다. 드레싱은 재료의 신선함과 독특한 향미를 살리는 것이 원칙이다.

만든 지 오래된 마요네즈는 식초가 날아가서 신맛이 약하거나 기름이 냄새가 나고 변질되어 맛이 이상해진다.

샐러드는 날채소가 주재료이므로 미리 버무리면 색깔이 변하거나 삼투압의 영향을 받아 물이 고여 매우 좋지 않다. 여름철에 식용유를 써서 만든 드레싱을 끼얹은 샐러드를 먹는 것은 체력 유지에 많은 보탬이 될 수도 있다.

샐러드는 칼로리가 원래 적은 채소를 쓰는데 고열량으로 비만 걱정인 사람은 마요네즈를 먹지 않는 것이 좋다. 그 이유는 마요네즈만큼 살이 잘 찌는 식품이기 때문이다.

밥은 100g을 먹었을 때 열량이 135cal 정도밖에 되지 않는데, 마요네즈는 600㎈ 정도가 된다. 비만은 모든 성인병의 원인이 되므로 체중 관리에 신경을 쓰는 사람이라면 마요네즈는 멀리하는 것이 좋다.

그리고 콜레스테롤치가 매우 높아 고민하는 사람도 마요네즈는 먹지 않는 것이 좋다.

그 이유는 마요네즈 원료로 달걀 노른자위가 쓰이기 때문에 콜레스테롤의 함량이 매우 높다. 따라서 순환기계 질환을 걱정하는 사람은 마요네즈 대신에 열량이 거의 없는 드레싱을 쓰는 것이 좋다.

예를 들면 간장에 식초·파·마늘·고춧가루·참기름 등을 적절히 넣어서 만든 소스를 이용하면 좋다. 채소를 먹는다고 수분이 90%나 되는 샐러드에 마요네즈를 많이 넣어서 먹는 것은 결코 옳지 않다.

도움말 · **치통(충치)**

- 소금을 아픈 이에 물고 있는다.
- 소금을 밥으로 반죽하여 문종이에 펴서 아픈 볼에 붙인다.
- 파 흰 뿌리를 물고 있으면 통증이 가라앉게 된다.
- 무를 강판에 갈아서 잇몸과 볼 사이에 넣는다.
- 매실을 질그릇 속에 넣고 불에 태워 아픈 이에 바르면 통증이 멎는다.
- 검은콩을 삶아서 그 즙을 물고 있으면 통증이 가라앉는다.

16

선짓국 • 홍차

선짓국이나 순대를 먹고 홍차나 녹차를 마시면 철분의 이용도가 반감된다. 그 이유는 홍차나 녹차에는 떫은맛 성분인 타닌이 들어 있으므로 선지의 철분과 결합하여 타닌산철이 만들어지기 때문이다.

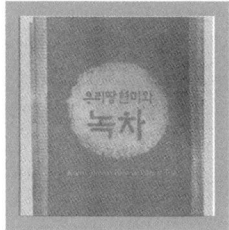

선지의 특성

선지는 고단백과 철분이 매우 많아 빈혈증의 치료에 특효가 있는 식품이다. 선짓국이나 순대를 먹고 홍차나 녹차를 마시면 철분의 이용도가 반감된다. 그 이유는 홍차나 녹차에는 떫은맛 성분인 타닌이 들어 있으므로 선지의 철분과 결합하여 타닌산철이 만들어지기 때문이다.

17
스테이크 · 버터

쇠고기로 스테이크를 만들 때 버터를 사용하게 되면 콜레스테롤의 해를 입지 않을 수 있다.
즉 스테이크와 버터는 궁합이 안 맞는다. 그래서 요즘은 건강을 걱정해서 버터 대신 식물성
기름을 쓰는 사람이 많아졌다.

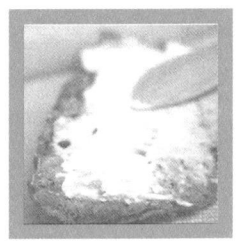

버터의 특성

서구인이 가장 좋아하는 고기 요리가 스테이크이다. 이것은 두툼한
쇠고기를 익힌 것으로, 매우 먹음직스럽고 맛도 몹시 좋을 뿐만 아니
라 근육도 튼튼해지고 힘도 얻을 수 있다. 그래서 고기를 많이 먹는
서구인들은 스태미나가 좋은데, 미국인은 하루 한 사람의 고기 소비량
이 300g이 넘으며 유럽 사람은 200g이나 된다.

그러나 그들은 힘은 잘 쓰지만 심장병 · 고혈압 · 동맥 경화 등 순환
기계 질환을 앓고 있어 몹시 심각하다. 중년이 넘은 사람은 5명에 1명
꼴로 순환기계 질환으로 고생하고 있기 때문이다.

그 이유는 콜레스테롤의 과잉 섭취가 원인이다. 그래서 그들은 콜레

스테롤의 공포증에 사로잡혀 있다. 콜레스테롤은 고기의 주성분인 단백질에 들어 있는 것이 아니라, 고기에 붙어 있는 기름기에 섞여 있다. 고기의 순살코기는 대개 질기고 별로 맛도 없으며 기름이 적당히 섞여 있는 고기가 연하고 맛도 좋다.

스테이크용 고기는 안심과 등심으로 상당한 지방분이 함유되어 있어 상당량의 콜레스테롤도 들어 있다. 그렇게 큰 고깃덩어리를 먹으면서 함께 먹는 채소는 너무나 보잘것없어 영양적인 면에서 콜레스테롤의 제거 효과를 기대하기가 어렵게 된다.

채소에 있는 여러 가지 성분 중 특히 섬유질은 콜레스테롤의 체내 흡수를 막아 주는 효과가 높다. 현대인들은 자칫 섬유질이 부족한 식생활을 하게 된다. 한편, 육식을 많이 하는 미국인은 변비에 시달리는 사람이 많아서 상원 특별위원회에선 직장암 예방을 위해 식이성 섬유의 섭취를 적극적으로 권장하고 있을 정도이다.

그러므로 알맞은 식이성 섬유의 섭취는 장내 세균에 의해 비타민이 합성되기도 하며 유독 쓰레기의 배설을 자연스럽게 촉진하는 매우 중요한 작용을 담당한다.

섬유질은 적당한 수분을 보유시키고 인체의 유해 물질을 흡수하고 장의 연동 운동을 촉진하는, 인체의 청소부 역할을 한다. 스테이크와 먹는 샐러드는 섬유질도 적고 비타민의 함량도 매우 적어 콜레스테롤 제거하기는 매우 어렵다.

더구나 스테이크용 고기를 구울 때 사용하는 조리용 기름이 문제가 된다. 전통적인 방법으로는 버터를 이용해 왔고 지금도 대부분 그대로 사용하고 있다. 버터는 우유로 만든 식용 유지이다. 우유에는 3% 이상의 지방분이 들어 있는데, 매우 작은 입자로 섞여 있어 우유 위에 따로 분리되어 둥둥 뜨지 않는다. 그래서 우유를 회전시켜 지방분을 분리해서 만든 것이 버터다.

버터는 맛이 매우 뛰어나 귀중한 식용 유지로 쓰여 왔다. 버터는 칼로리가 높고 맛이 좋은 장점이 있기는 하나 콜레스테롤의 함량이 매우 많다. 콜레스테롤을 걱정하는 사람이 버터를 먹는 것은 좋지 않기 때문에 식물성 기름으로 만든 마가린이 등장하였다.

쇠고기로 스테이크를 만들 때 버터를 사용하게 되면 콜레스테롤의 해를 입지 않을 수 있다. 즉 스테이크와 버터는 궁합이 안 맞는다. 그래서 요즘은 건강을 걱정해서 버터 대신 식물성 기름을 쓰는 사람이 많아졌다.

도움말 · 잦은 소변(빈뇨증)

- 호두 4~5개를 매일 취침 전에 먹으면 효과가 있다.
- 은행알 7개는 생으로, 7개는 구워서 먹는다.
- 인절미(팥고물 무친 것이면 더 좋다)를 설탕 없이 취침 전에 1~2개씩 먹고 자면 밤중에 소변보는 일이 없게 된다.
- 고비를 진하게 달여 마시면 매우 효과가 있다.
- 머루 넝쿨은 갈증을 없애고 소변을 이롭게 한다.
- 머루 뿌리는 하초의 열을 다스리고 종독(헌데)를 다스린다.
- 수박을 수시로 먹고 그 씨를 말려 두었다가 가루를 내어 물에 타서 마시면 효과를 얻을 수 있다.

18
시금치 · 근대

근대에도 옥살산이 많으므로 신석증이나 담석증이 생기는 것은 당연한 것이다. 이 옥살산은 물에 으깨어 씻으면 일부는 빠져나간다. 또 열에 매우 약해서 가열하면 탄산가스와 물로 분해된다.

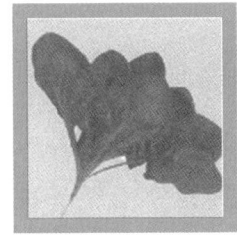

근대의 특성

시금치는 옥살산이 매우 많다. 이 옥살산을 이전에는 수산이라고 했다. 이것이 인체 내에서 옥살산칼슘(수산석회)이 되면, 인체에 결석이 만들어진다.

그런데 근대에도 옥살산이 많으므로 신석증이나 담석증이 생기는 것은 당연한 것이다. 이 옥살산은 물에 으깨어 씻으면 일부는 빠져나간다. 또 열에 매우 약해서 가열하면 탄산가스와 물로 분해된다.

그래서 옥살산이 가장 많은 재소인 시금치와 근대를 함께 먹는 것은 매우 좋지 않다.

19

우유 · 소금 · 설탕

우유는 천천히 꼭꼭 씹어서 먹으면 우유가 갖는 맛을 음미할 수 있고 흡수도 잘 되므로 소금이나 설탕을 타서 마시지 않는 것이 좋다.

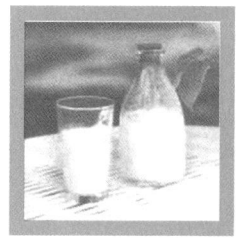

우유의 특성

우유를 마실 때 소금이나 설탕을 넣어 마시는 경우가 있다. 이것은 맛이 매우 진하게 느껴질지는 모르지만 바르게 먹는 방법이 아니다. 우유에는 알맞은 염분이 들어 있고, 짜게 먹으면 혈압이 오르는 등 문제가 있다.

설탕을 넣으면 단맛 때문에 마시기는 좋을지 모르나 비타민 B_1의 손실이 커진다. 우유는 천천히 꼭꼭 씹어서 먹으면 우유가 갖는 맛을 음미할 수 있고 흡수도 잘 되므로 소금이나 설탕을 타서 마시지 않는 것이 좋다.

가공유는 우유에 설탕 · 향료 · 물 등을 섞어 만들었기 때문에 맛은 좋지만, 일반 우유보다 영양이 뒤처진다. 그리고 값도 비싸다. 어릴 때부터 단것을 되도록 적게 먹는 습관을 기르는 것이 성인병 예방의 기본이라는 것을 반드시 기억하길 바란다.

도움말 · 척추 운동

아침 시간에 침대 위나 바닥에 똑바로 누운 상태에서, 베개를 치우고 심호흡을 크게 하며 두 다리와 두 팔을 어깨 뒤로 젖히고 기지개를 켠다.

그다음 허리 부분을 위로 올렸다, 내렸다 하여 연속동작을 한다. 양발과 두 팔을 큰 대자大字로 벌려서 허리와 몸통을 좌우로 돌려서 허리를 유연하게 움직인다.

그런 뒤 상체와 하체를 반대 방향으로 돌려서 척추 비틀기를 한다.

다음은 일어선 자세에서 양팔을 앞으로 뻗어서 몸통을 좌우로 돌린다. 이때는 양발을 벌려주는 것도 좋다.

그리고 두 다리를 모아서 두 팔을 발등에 닿도록 허리를 구부리고, 이어서 등 뒤쪽으로 최대한 넘기는 동작을 수십 회씩 하면 척추 신경이 활성화가 되어 정력 증강에 효과가 있다.

또 목운동도 상하좌우로 돌려주면 곧바로 척추신경과 직결되어 척추신경과 근육을 활성화해 준다.

정력 증강에 크게 효과가 나타나므로 매일 이 운동을 생활화해야 할 것이다.

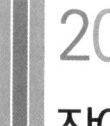

20

장어 · 복숭아

장어를 먹고 복숭아를 먹으면 설사가 나기 쉽다. 그 이유는 장어의 지방 소화에 이상이 초래되기 때문이다. 장어의 21%나 되는 지방은 평소 담백하게 먹던 사람에게는 소화에 부담을 주게 된다.

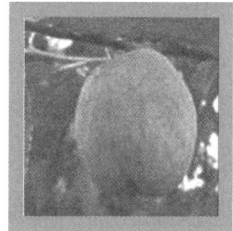

장어의 특성

아무리 영양가가 많은 식품이라도 궁합이 맞지 않으면 오히려 손해를 보기 마련이다. 그런 대표적인 예가 장어와 복숭아이다. 음식물을 먹고 난 후 후식으로 흔히 과일을 먹는데 장어를 먹은 뒤에 복숭아를 먹으면 매우 좋지 않다. 그래서 복숭아와 장어는 상극이라는 말이 오래전부터 전해 내려오고 있다.

예로부터 보신 식품으로 잘 알려진 것이 많은데, 그중의 하나가 장어다. 계절적으로 비타민 A가 부족하기 쉬운 여름철에 비타민 A와 단백질, 그리고 지방이 몹시 풍부한 장어를 권장한 이유를 알 수 있다.

장어에는 지방이 21%, 단백질이 16%나 들어 있고 장어 100g 중에는 비타민 A가 4,700IU가 들어 있어 일반 식품 중에서 가장 많다. 비타민 E는 8,000마이크로그램으로 역시, 그 함량이 매우 뛰어나다.

지금까지 알려진 비타민 A의 생리 작용은 성장과 생식 작용, 점막 피부에 관한 작용, 면역력 향상, 시각 기능에 관한 작용으로 되어 있다. 성인이 하루에 필요한 비타민 A의 양은 장어 100g이면 공급이 가능한데, 우유라면 56, 계란은 10개에 해당한다. 비타민 E는 체내에서 불포화 지방산의 산화 작용을 억제하고 혈관에 활력을 줄 뿐만 아니라 피부가 거칠어지는 것을 예방하고 노화 방지에도 효과도 높다.

여러 가지 실험에 따르면 비타민 E는 혈관 벽을 매우 튼튼히 해서 동맥 경화나 뇌졸중을 방지하는 데 도움이 되는 것으로 알려졌다. 그 밖에도 비타민 E는 혈액 중에 산소를 공급하는 헤모글로빈과 산소의 결합을 도와주어 모든 혈관과 근육을 활성화시킨다.

장어의 지방은 오메가3 지방산이 매우 많아 특성이 인정된다. 이들은 순환기계 질환의 한 원인인 혈전의 생성을 억제하는 생리적 작용이 있다. 장어의 단백질에는 필수아미노산이 골고루 들어 있어 그 영양가가 몹시 높다. 만일 인체에 필수아미노산이 충분히 공급되지 않으면 세포합성이 제대로 이루어지지 않으며 항체의 형성도 지장을 받아 건강을 유지하기가 매우 어렵다. 한편, 복숭아는 백 살을 살게 하는 선약이라는 옛이야기와 무릉도원에 얽힌 전설까지 있다.

복숭아는 과피에 털이 있는 것과 털이 없는 매끄러운 유도의 두 가지로 나누어진다. 천도복숭아는 유도의 한 종류이다. 복숭아는 과육이 매우 부드러워 장기간 저장이나 장거리 수송이 어렵다.

복숭아에는 포도당과 과당 등 당분이 8~10%가량 들어 있고, 신맛을 내는 사과산과 구연산이 0.5% 정도 들어 있다 비타민 A의 모체인 베타카로틴은 백도보다는 황도에 많이 함유되어 있고, 천도복숭아는 새콤한 맛이 있는 유기산이 1.5%가량 들어 있어 맛이 매우 떨어진다.

옛날 복숭아는 대부분이 천도복숭아였다. 과육에는 아미노산이 유리 상태로 함유되어 있고 아스파라긴산이 많아 독특한 맛을 준다. 장어를 먹고 복숭아를 먹으면 설사가 나기 쉽다. 그 이유는 장어의 지방 소화에 이상이 초래되기 때문이다. 장어의 21%나 되는 지방은 평소 담백하게 먹던 사람에게는 소화에 부담을 주게 된다.

지방은 단백질에 비해 위에 머무는 시간이 길고 소장에서 소화효소인 리파아제의 작용을 받아 소화된다. 복숭아에 함유된 유기산은 위에서 변하지 않으며 십이지장을 거쳐 소장에 도달한다. 십이지장과 소장은 위와는 달리 알칼리성이다.

그러므로 새콤한 유기산은 장을 자극하여 지방이 소화되기 위해 유화되는 것을 방해하므로 설사를 일으키기 쉽다.

제아무리 영양가가 높은 식품이라도 설사를 일으키면 오히려 역효과를 가져온다. 음식의 궁합으로 보아 그러한 위험성이 있는 섭취 방법은 결코 현명한 일이 되지 않는다.

21

조개 · 옥수수

조개를 먹고 소화성이 뒤떨어진 옥수수를 먹으면 배탈이 나는 일이 많았다. 옥수수는 여름철에 나오고 식중독균의 번식도 여름철에 매우 왕성하기 때문에 식중독으로 고생하는 사람이 많을 수밖에 없다.

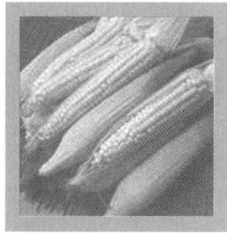

옥수수의 특성

조개류는 부패균과 번식이 매우 잘 되는 해산물이며, 산란기에는 자신을 적으로부터 보호하기 위해 독성 물질을 만들어 내기도 한다. 이러한 조개를 먹고 소화성이 뒤떨어진 옥수수를 먹으면 배탈이 나는 일이 많았다.

옥수수는 여름철에 나오고 식중독균의 번식도 여름철에 매우 왕성하기 때문에 식중독으로 고생하는 사람이 많을 수밖에 없다. 조개와 옥수수는 조직이 단단해서 소화력이 떨어지는 식품이다.

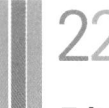
치즈 · 콩 종류

칼슘이 가장 좋아하는 상대가 인산이다. 칼슘이 인산과 결합하면 곧 인산칼슘이 된다. 인산칼슘은 물에 안 녹으며 뼈대의 성분인데 대부분 체내에 흡수가 되지 않는다.

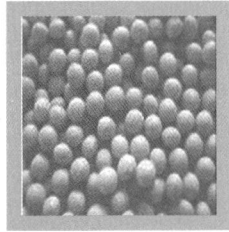

치즈의 특성

치즈는 단백질과 지방이 매우 풍부한 영양식품이다. 그뿐만 아니라 100g 중 칼슘이 600㎎ 이상 들어 있다. 콩도 고단백 · 고지방 식품이기는 하나 칼슘보다 인산의 함량이 몹시 많다. 치즈와 콩 종류를 함께 먹으면 인산칼슘이 만들어져 빠져나간다.

칼슘이 가장 좋아하는 상대가 인산이다. 칼슘이 인산과 결합하면 곧 인산칼슘이 된다. 인산칼슘은 물에 안 녹으며 뼈대의 성분인데 대부분 체내에 흡수가 되지 않는다.

23

팥 · 소다

팥을 삶을 때 중조를 넣으면 빨리 무르기는 하나 비타민 B₁이 소다와 만나 쉽게 분해되므로 영양의 손실이 매우 크다.

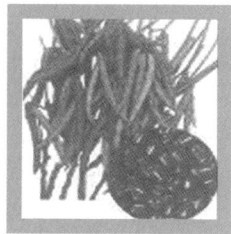

팥의 특성

팥은 단백질이 21%, 당질이 56% 들어 있고, 곡물류 중에서도 보기 드물게 비타민 B₁이 많아 100g 중 0.56㎎이 들어 있다. 그러나 팥은 단단해서 오랫동안 푹 삶아야 한다. 그래서 빨리 익히려고 중조를 넣고 가열하는 방법이 생겼다.

중조는 식용 소다라고도 하는데, 이것은 물을 만나면 탄산가스를 발생하므로 팽창제로 활용된다. 이스트를 안 쓰는 빵을 만들 때나 카스테라를 만들 때 사용되는 첨가물이기도 하다.

이것을 쓰면 탄산가스가 발생하여 작은 구멍이 많이 생기므로 잘 부풀어 오르게 한다. 그러나 재료 안에 나트륨 화합물이 남게 되어 맛이 매우 좋지 않다. 막걸리로 반죽하지 않고 증조를 넣어서 만든 찐빵은 빛깔이 누렇고 중조 때문에 맛이 좋지 않다.

이 중조를 팥을 삶을 때 넣으면 빨리 무르기는 하지만, 비타민 B_1이 소다와 만나 쉽게 분해되므로 영양의 손실이 매우 크다.

도움말 · 불로장수 술

정월 초열흘 전에 녹두 한 말을 맷돌에 타서 껍질을 벗긴 다음, 적당히 익을 만큼 쪄서 찹쌀 5되는 가루로 만들어 녹두 찐 것을 방아에 넣고 찧으면서, 찹쌀가루를 켜켜로 넣어 한데 섞이면 누룩같이 만들어서 솔잎에 재워 둔다. 일주일 후 뒤집어서 재워놓고 2주일 후엔 바람을 쐬어서 3주일쯤 지나서 말려 둔다.

여름에 찹쌀을 깨끗이 씻어 담갔다가 지애밥을 쪄내어 시루째 챗다리 위에 놓고 냉수 두 말쯤 끼얹고 더운 기운이 없도록 저어가며 젓는다. 앞서 만든 누룩을 가루로 만들어 2되쯤 넣어 빚되 물은 일절 넣지 말고 잘 버무려 넣어 단단하게 밀봉한 뒤 냉암소에 둔다.

3주일 뒤에 거두되 누룩을 만들어 술 빚는 양은 적당히 마음대로 조절한다. 이 술의 이름을 '상천삼원춘'이라고 지었으니, 온갖 병을 물리치고 불로장수하는 술이라 한다.

24
포도주 · 식초

포도주와 식초는 궁합이 잘 안 맞는다. 포도주를 오래 두면 곧장 식초로 변한다. 식초는 포도주가 변질된 것이어서 궁합이 안 맞는다.

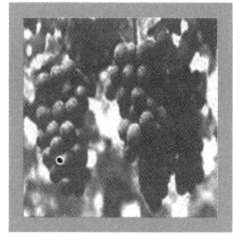

포도주의 특성

포도주는 건강에 큰 도움이 된다고 해서 최근 소비가 늘어나고 있다. 포도는 유럽계 민족이 즐기는 주류인데, 적색 · 백색 · 분홍색 · 단것 · 달지 않은 것 · 도수가 높은 것 · 낮은 것 · 신맛이 가한 것 등 매우 다양하다.

포도주용 포도는 당분이 많고 유기산이 적은 것이 좋다.

포도주는 알코올 도수가 세지 않고 신맛과 떫은맛이 잘 조화된 술이어서 혈액 순환을 돕고 일상생활의 스트레스를 풀어주는 효과도 높다. 그런데도 세상에는 술로 인해 비극을 초래하는 사람이 많다.

포도주를 막걸리 마시듯 단번에 마시지 말고 4~5회로 나누어 천천히 한 모금씩 마시는 것이 매우 좋다고 한다. 그래야 포도주의 맛을 잘 음미할 수 있기 때문이다. 식사 중에 곁들여 먹는 것이 포도주인데, 샐러드가 나올 때는 포도주는 안 마시는 것이 좋다. 그 이유는 샐러드는 채소이지만 양념을 하기 위해 드레싱이 쓰인다.

드레싱은 식용유와 식초가 주원료이므로 새콤한 맛이 있다. 포도주의 맛을 느낀 혀가 이 드레싱과 접촉하게 되면, 식초의 신맛 때문에 포도주 고유의 향기와 맛을 잃게 되기 때문이다. 포도주와 식초는 궁합이 잘 안 맞는다. 포도주를 오래 두면 곧장 식초로 변한다. 식초는 포도주가 변질된 것이어서 궁합이 안 맞는다.

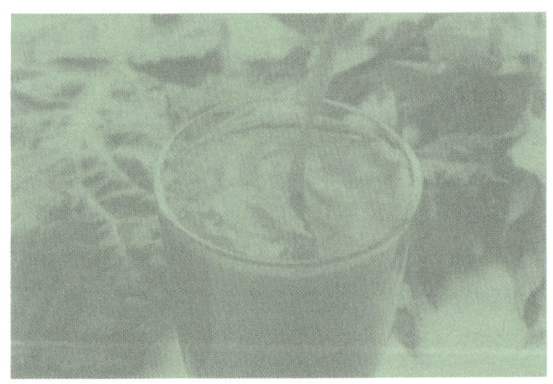

25
커피 · 크림

비만한 사람은 커피를 마실 때 크림과 설탕을 빼고 마셔야 한다. 또 커피의 은은하고 깊은
향기와 맛을 음미하려면 프림이나 크리머 등을 안 넣는 것이 좋다.

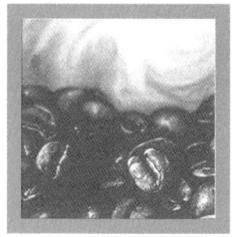

크림의 특성

세계인의 사랑을 듬뿍 받는 커피는 아프리카가 원산지이다. 더운 나
라에 살고 있는 사람들은 공부하기 위해 책을 읽을 때면 졸음에 시달
려 어려움을 많이 겪어야 한다. 그래서 졸음을 쫓는 식품이 필요했는
데, 그것이 바로 커피였다.

처음 그들이 마신 커피는 지금 우리가 마시고 있는 커피와는 전혀
다른 것이었다. 빛깔도 검지 않고 하얗고 향기도 없고 맛없는 커피였
다고 한다.

커피는 꼭두서니과에 속하는 상록수인 커피나무의 열매인데, 마치
대추와 비슷한 모양이다. 익으면 고운 붉은색을 띠는데, 대추와는 날

리 맛이 없어 과육은 먹을 수가 없다. 열매 속에는 콩처럼 커피 생두가 두 쪽 들어 있는데, 어떤 사람이 이 하얗고 향도 없는 생두를 끓여 마셨더니 쓰기는 한데 정신이 바짝 나고 졸음이 달아났다고 한다. 이 물에 우러난 쓴맛은 사람에게 각성 작용을 주는 카페인이었다.

이러한 맛없는 커피를 사람들은 여러 과정을 거쳐 향기와 맛이 매우 뛰어난 음료로 개발했다. 커피 생두를 200~250℃로 볶았을 때 구수한 향이 나고 색깔이 검게 변하게 되었다.

주요성분과 효능

커피는 여러 가지 것을 배합해 사람의 기호에 따라 조제해서 마시는 것이 좋다. 끓여서 마시는 커피는 수분이 97%이고 나머지 3%가 커피에서 우러나온 성분인데 회분이 0.1%가량 들어 있다. 우러나온 성분 중 카페인이 가장 중요한 성분이다.

카페인은 쓴맛이 나며, 뇌나 근육의 자극제로 흥분 작용을 촉진한다. 그래서 흥분제·강심제·이뇨제로 이용되기도 한다. 카페인은 몸에 흡수된 후 산화되어 요산으로 변하여 오줌으로 배설된다.

볶은 커피는 향이 매우 좋기는 하나 카페인 때문에 써서 사람들은 설탕을 타고 우유나 크림을 넣어 마신다. 우유를 타서 마시면, 우유에 수분이 많아 커피가 몹시 묽어지므로 대신 크림을 넣어 먹어 왔다.

그런데 어느 식품 연구자가 크림을 분석해 보니 지방이 많을 뿐 아니라 콜레스테롤의 함량이 매우 많은 것을 알게 되었다. 그래서 콜레스테롤이 없는 크림 대용품이 개발되었는데, 커피메이트 · 프리마 · 프림 · 크리머 등이다. 이들은 야자유 · 옥수수엿 등 15종가량의 식품 재료와 첨가물을 혼합해서 만들었다. 이것은 콜레스테롤은 없지만, 칼로리는 설탕보다도 매우 높다.

비만한 사람들의 커피 마시는 습관을 보면 으레 설탕은 빼고 프림이나 프리마를 듬뿍 넣는 것을 목격할 수 있다. 그렇게 마시면 살찔 염려가 없을 것으로 착각하는데 실은 설탕을 넣는 것보다 더 살이 찌게 되어 있다.

비만한 사람은 커피를 마실 때 크림과 설탕을 빼고 마셔야 한다. 또 커피의 은은하고 깊은 향기와 맛을 음미하려면 프림이나 크리머 등을 안 넣는 것이 좋다.

이러한 것들은 비록 콜레스테롤은 없으나 팔미틴산이 매우 많아서, 중성지방을 경계해야 할 사람들은 반드시 먹지 말아야 한다.

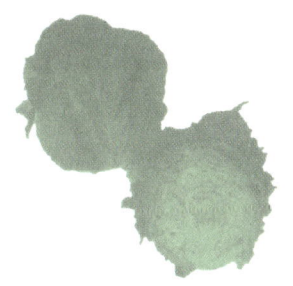

26
토마토 • 설탕

토마토는 그대로 먹는 것이 가장 좋다. 토마토에는 칼륨의 함량이 매우 많아 설탕보다는 소금
을 조금 곁들여 먹는 것이 매우 옳으나 그대로 먹는 것이 좋다.

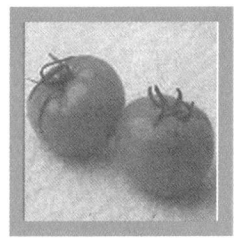

토마토의 특성

토마토는 건강 증진에 많은 보탬이 되는 식품으로 인기를 끌고 있
다. 그러나 옛날에는 토마토를 몸에 유독한 식품으로 인정하고 관상용
으로만 이용했다.

토마토는 16세기 남미에서 스페인 사람에 의해 유럽에 전해졌는데,
청도교 혁명 후 공화 정부는 토마토가 국민의 도덕성에 나쁜 악영향을
끼칠 것을 염려해서 토마토에 독이 있다고 소문을 퍼뜨렸다.

영국의 크롬웰은 정권을 잡자, 쾌락을 추구하는 행위를 모두 단죄했
다. 그 이유는 정력제인 토마토를 먹는다는 것은 있을 수 없는 일이었
기 때문이다. 그래서 그는 시민들에게 토마토 재배를 금지하였다.

토마토는 색깔뿐만 아니라 감촉도 좋고 인체의 힘을 내는 데 필요한 철분과 비타민이 몹시 풍부하다. 비타민 C, 비타민 B, 모세 혈관을 만드는 데 반드시 필요한 철, 초조감을 없애 주는 칼슘과 칼륨 등이 매우 풍부하다.

아직도 영국에서는 토마토를 사랑의 사과라고 부른다. 한편, 미국에서는 토마토를 늑대사과라고 부른다. 늑대는 정력을 상징하는 동물인데, 토마토를 먹으면 늑대와 같은 정력을 갖는다는 뜻에서 나온 말이라고 한다.

주요성분

영양이나 약의 효과를 살펴보면 젊은 사람들에게는 물론이지만, 중년층의 건강 유지에 특히 좋은 과일이라 할 수 있다.

토마토 100g에는 비타민 A가 200IU, 비타민 C가 20㎎이 들어 있다. 한편 비타민 A와 C는 인체의 노화 억제에 효과가 높고 면역력을 증진시키며 항암 효과도 있다. 다이어트를 하려는 사람에게 토마토는 매우 효과적인 식품이다.

토마토는 92%가 수분이어서 100g을 먹어도 20kcal가 나올 뿐이다. 배가 부르도록 식사하지 않으면 참을 수 없는 사람들은 식사를 제한하면, 그것이 불만으로 쌓이게 된다. 그래서 간식을 하거나 음식에 손을 대게 된다. 마침내 어렵게 식사를 줄인 것이 수포로 돌아간다.

이때 이용해 볼만한 것이 토마토이다. 토마토는 식사 전에 먹는 것이 좋다. 그렇게 하면 포만감이 빨리 찾아오고 무리 없이 식사를 줄일 수 있다.

토마토는 다소 이상한 냄새와 풋내가 나므로 설탕을 듬뿍 넣어서 먹는 일이 많다. 그러나 이것은 잘못된 일이다. 설탕을 넣으면 단맛이 있어 먹기는 좋을지 모르나 영양 손실이 매우 커진다.

토마토에 들어 있는 비타민 B는 인체 안에서 당질 대사를 원활히 하여 열량의 발생 효율을 높인다. 그런데 설탕을 넣은 토마토를 먹으면 비타민 B가 설탕 대사에 밀려 그 효과를 잃는다. 토마토는 그대로 먹는 것이 가장 좋다.

토마토에는 칼륨의 함량이 매우 많아 설탕보다는 소금을 조금 곁들여 먹는 것이 매우 옳으나, 그대로 먹는 편이 더 좋다.

도움말 · 태식법으로 회춘하는 방법

『포박자(抱朴子)』의 저자 갈홍(葛洪 : 281~341년)에 의하면, 태식법이란 코와 입으로 호흡하는 것이 아니라, 어머니의 태내에 있을 때와 같은 상태가 되는 것을 말한다.

초심자는 먼저 코로 숨을 들이쉰 다음, 120까지 세고 나서 내뱉는 숨을 들이마시는 숨보다 조금씩 적게 하여 기(氣)의 축적에 전념한다. 이러한 연습을 반복하면 나중에는 천까지 셀 수 있게 되는데, 이 정도에 이르면 노인이라도 회춘할 수 있다. 내뱉는 숨을 작게 하면 생명의 에너지인 기(氣)를 출입시키고 기를 축적할 때 가장 유리한 원리에 바탕을 두어 호흡 횟수를 줄이는 양생술의 양생법이 된다.

27

홍차 • 꿀

홍차에 꿀을 타면 영양의 손실이 있어 몹시 좋지 않다. 그 이유는 홍차의 성분 중에 떫은맛 성분인 타닌이 꿀 중의 철분과 결합해서 인체가 흡수할 수 없는 타닌산철로 변하기 때문이다. 그렇기 때문에 홍차와 꿀은 궁합이 잘 안 맞는다.

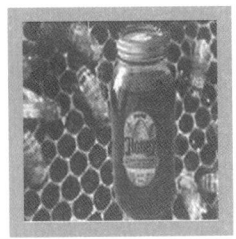

홍차의 특성

　빵만으로 살 수 없었던 사람은 일반 식품 외에 기호식품을 널리 애용하게 되었다. 기호식품으로는 술과 차가 대표적인 식품인데 이러한 것들은 사람의 식생활을 매우 풍요롭고 윤택하게 만들어 주었다.

　녹차나 홍차는 모두 같은 차나무가 원료이다. 차나무는 중국의 윈난, 티벳의 산악 지대에 자생했고, 중국에서는 옛날부터 이 잎을 따서 차로 이용해 왔다고 전한다.

　중국의 고전에는 차에 대해 여러 가지 기록이 남아 있는데, 방광의 통증, 가슴의 열, 갈증을 멎게 하며 졸음을 쫓고 심신에 원기를 불어넣는다는 내용도 있다. 제조 시기나 발효 정도 · 형태 · 재배법 · 품종 등에 따라 차를 각기 분류하고 발효법에 따라 발효시키지 않은 녹차, 반발효차인 우롱차, 발효차인 홍차 등으로 각기 나뉜다.

영국인이 찻잎을 배에 싣고 인도양을 건너는 중에 발효가 되어 마침내 녹색이 없어지고 검게 변했다고 한다. 검게 변한 찻잎을 끓여 보니 풋내도 없고 고운 적동색을 띠게 되었다. 그것이 바로 홍차이었다.

녹차는 엷은 녹색을 띠며 비타민 C가 매우 많이 들어 있다. 약간의 풋내가 있으며 설탕을 넣지 않고 그대로 마신다. 이에 비해 홍차는 발효가 되었기 때문에 풋내도 없고 빛깔이 고울 뿐만 아니라 좋은 향기가 생겨나 먹기 편하다.

하지만 비타민 C가 모두 파괴되었기 때문에 홍차에는 설탕을 타고 레몬을 곁들여 마시게 되었다. 설탕을 타면 마시기도 매우 좋고 레몬을 썰어서 넣으면 비타민 C를 공급해 주고 맛도 상큼해진다. 그런데 최근에 설탕이 몸에 좋지 않다는 말이 있자, 홍차에 설탕 대신에 꿀을 사용하는 일이 많아졌다.

꿀은 종류에 따라 약간 다르나 수분이 20%, 당질이 80% 정도 함유되어 있다. 당질은 과당과 포도당이 대부분이어서 소화성이 매우 좋고 흡수가 잘 된다. 그리고 단백질과 무기질이 있고 비타민, 개미산·유산·사과산·색소·방향 물질·고무질·왁스 등도 들어 있다. 설탕과는 성분이 매우 다르지만, 홍차에 꿀을 타면 영양의 손실이 있어 몹시 좋지 않다. 그 이유는 홍차의 성분 중에 떫은맛 성분인 타닌이 꿀 중의 철분과 결합해서 인체가 흡수할 수 없는 타닌산철로 변하기 때문이다. 그렇기 때문에 홍차와 꿀은 궁합이 잘 안 맞는다.

참고문헌

한국영양학회, 『한국인영양권장량(6차개정)』, 한국영양사회, 1996.

고무석 외, 『식품과 영양』, 효일문화사, 1996.

고무석, 『현대영양학』, 지구문화사, 1997.

오명숙, 『영양과 식품』, 효일문화사, 1994.

전희정 외, 『식품과 현대인의 건강』, 지구문화사, 1995.

박현서 외, 『영양과 건강』, 효일문화사, 1997.

홍순명 외, 『건강과 영양』, 울산대출판부, 1993.

김정수, 『영양학』, 지구문화사, 1995.

서정숙 외, 『기초영양학』, 지구문화사, 1993.

모수미 외, 『식사 요법』, 교문사, 1996.

송병춘 외, 『현대인의 식생활과 건강』, 건국대학교 출판부, 1996.

한영실, 『음식이 보약이다』, 태웅출판사.

대한영양사회, 『단체급식 조리』, 1998.

전은자, 『영양급식과 조리』, 1989.

염초애 외, 『한국음식』, 효일문화사, 1993.

황혜성 외, 『Honey Cooking』, 여원출판사, 1987.

진희정 외, 『서양음식』, 교문사, 1996.

이태우, 『약이 되는 자연식』, 서림문화사, 1994.

Kenneth H. Ccooper. 『Controlling Cholesterol』, BABTAM BOOKS, 1998.

Rosemary Conley, 『Guide to Fat in Food』, BANTAM BOOK, 1989.

Corinnet. Netzer, 『The Brand-name Carbohydrate gram counter』, GRAFTON BOOKS, 1990.

P. M Gaman, K. B. Sherrington, 「HE SCIENCE OF FOOD」, Macmillan Publishing Co, Inc, 1996.

Mary L. Morr, Theodore F. Irmiter, 「Introductory FOODS」, Macmillan Publishing Co, Inc, 1996.

V. L. Brownsell, C. J. Griffith & Eleri Jones, 「APPLIED SCIENCE FOR FOOD STUDIES」, Longman Scientific & Technical, 1989.

Marion Bennion, 「introductory FOODS」, Macmillan Publishing Company, 1990.

Norman N. Poter Josepf H. Hotchkiss, 「FOOD SCIENCE」, Chapman & Hall, 1995.

Tom brody, 「Nutritional Biochemistry」, Academic press, 1994.

Artemis P, Simopoulos, 「Nutrition and Fitness in Health and Disease」, Basel, new york, 1993.

Stever L. Taylor, 「Advances in Food and Nutrition Reserch」, Academic Press, 1996.

Will Wirths, 「Lebensmittel in ernahrungsphysiologisher」, Bedeutung 3, Auflage UTB, 1985.

Rosmarie Zacharias, 「Lebesmittel Verarbeitung im Hansnalt」, Verlag Eugen Uimer, 1992.

Edita Pospisil, 「GU Kompa, Cholesterin」, GR FE und UNZER, 1991.

Ulla Unger-G bel, 「GU Kompa, Vitamine」, GR FE und UNZER, 1992.

Petra -Hopfenzitz, 「GU Kompa, Mineralsstoffe」, GR FE und UNZER, 1990.

자연 약술의 효능

만드는 법

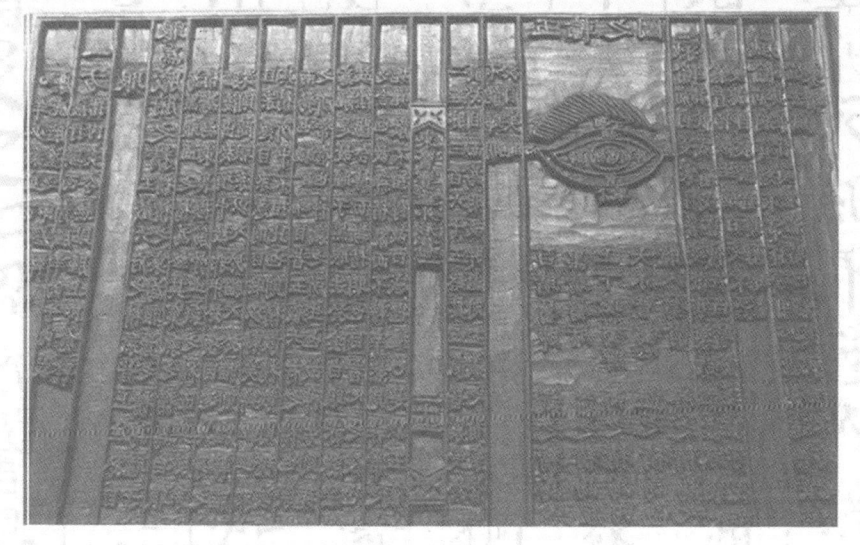

가시오갈피주

(五加皮 : 오가피)

만드는 법

❶ 포기 또는 뿌리에 약효가 있다.

❷ 여름에서 가을 사이에 채취하여 씻은 후 생으로 말려서 쓴다.

❸ 그늘에서 말리는 것이 효과적이다.

❹ 생으로 쓸 경우는 210g, 말린 것은 180g을 소주 1.8ℓ에 넣어 밀봉한다.

❺ 4~6개월 정도 숙성시킨다.

❻ 흑설탕 100%를 첨가한다.

적응증

❶ 인후염 : 목구멍이 붓고 통증이 있는 경우 소주잔 1잔을 1회로 1일 1~2회씩, 5~7일 정도 공복에 복용한다.

❷ 간염 : 간세포가 파괴되어 발병하는 병이다. 소주잔 1잔을 1회분으로 1일 1~2회씩, 15~20일 정도 공복에 복용한다.

❸ 혈담 : 가래에 피가 섞여 나오는 증세가 심하면 가슴이 아프고 답답하고, 무엇이 가슴 이리저리로 뭉쳐 다니는 것처럼 느껴진다. 소주잔 1잔을 1회분으로 1일 1~2회씩, 4~5일 정도 공복에 복용한다.

감나무주

(柿蒂 : 시체)

만드는 법

❶ 잎이나 감꼭지에 약효가 가장 많다.

❷ 잎은 5~7월, 감꼭지는 가을에 감을 따고 나서 채취한다.

❸ 그늘에서 건조한 다음에 쓰는 것이 좋다.

❹ 생감은 230g, 곶감 200g을 소주 1.8C에 넣어 밀봉한다.

❺ 3~6개월 정도 숙성시킨다.

❻ 설탕은 100g 정도 넣고 숙성한다.

적응증

❶ 고혈압 : 고혈압에 꾸준히 복용하면 효과가 있다. 소주잔 1잔을
1회분으로 1일 1~2회씩, 15~25일가량 공복에 복용한다.

❷ 숙취 : 술기운이 다음날까지 남아 있는 경우에도 사용한다. 소주
잔 1잔을 1회분으로 1일 2회 공복에 복용한다.

감초주

(甘草 : 감초)

만드는 법

① 약효는 뿌리에 있다.

② 약재상에서 썰어져 있는 것을 구입하여 사용한다.

③ 오래 묵지 않은 것이 효과적이다.

④ 말린 감초 뿌리 180g을 소주 1.8ℓ에 넣어 밀봉한다.

⑤ 2~3개월 숙성시킨다.

⑥ 설탕 50g 정도를 가미해도 좋다.

적응증

① 오장보익(五臟補益) : 오래 장복하면 오장의 과로를 개선시켜주는 효능이 있다. 소주잔 1잔을 1회분으로 1일 1~2회씩, 15~25일 동안 공복에 복용한다.

② 근골통(筋骨痛) : 근육과 뼈에 일어나는 통증으로 운동하기가 힘들다. 소주잔 1잔을 1회분으로 1일 1~2회씩, 10~20일 공복에 복용한다.

② 위궤양 : 위벽이 헐어서 아프고 따갑고 쓰린 증상이다. 소주잔 1잔을 1회분으로 1일 1~2회씩, 15~25일가량 공복에 복용한다.

거지덩굴주

(오령매)

만드는 법

❶ 포기 또는 뿌리에 약효가 있다.

❷ 여름에서 가을 사이에 채취하여 생것 또는 말려서 쓴다.

❸ 그늘에 말리는 것이 효과적이다.

❹ 생으로 쓸 경우는 210g, 건초는 180g을 소주 1.8ℓ에 넣어 밀봉한다.

❺ 4~6개월 정도 숙성시킨다.

❻ 흑설탕을 100g 정도 첨가할 수 있다.

적응증

❶ 인후염 : 목구멍이 붓고 통증이 있다. 소주잔 1잔을 1회분으로 1일 1~2회씩, 5~7일 공복에 복용한다.

❷ 간염 : 간세포가 파괴되어 일어나는 증상이다. 소주잔 1잔을 1회분으로 1일 1~2회씩, 15~25일가량 공복에 복용한다.

❸ 혈담 : 가래에 피가 섞여 나오는 증세로 심하면 가슴이 아프고 답답하고, 무엇이 이리저리로 뭉쳐 다니는 것처럼 느껴진다 소주잔 1잔을 1회분으로 1일 1~2회씩, 4~5일가량 공복에 복용한다.

겨우살이주

(桑寄生 : 상기생)

만드는 법

❶ 약효는 포기에 있다.

❷ 채취한 겨우살이를 잘 씻은 다음 말려서 사용한다.

❸ 11월부터 이듬해 3월 사이에 채취한다.

❹ 생것은 230g, 말린 것은 200g을 소주 1.8ℓ에 넣어 밀봉한다.

❺ 8~9개월 정도 숙성시킨다.

❻ 설탕은 100g 정도 넣으면 부드러워진다.

적응증

❶ 강장보호 : 위와 장이 약한 경우에 수시로 복용한다. 소주잔 1잔을 1회분으로 1일 1~2회씩, 10~15일가량 공복에 복용한다.

❷ 신경통 : 신경이 밀려나거나 염증에 의해 아프고 저린 증세가 가끔 또는 지속적으로 계속된다. 소주잔 1잔을 1회분으로 1일 1~2회씩, 15~20일 정도 공복에 복용한다.

❸ 신경통 : 치아가 아프거나 잇몸이 아픈 증세이다. 소주잔 1잔을 1회분으로 1일 1~2회씩, 15~20일 공복에 복용한다.

계피주

(桂皮 : 계피)

만드는 법

❶ 나무껍질에 약효가 있다.

❷ 오래 묵지 않은 깨끗한 것을 골라서 사용한다.

❸ 용기에 들어갈 수 있도록 적당한 크기로 자른 후에 사용한다.

❹ 마른 계피 190g을 소주 1.8ℓ에 넣어 밀봉한다.

❺ 설탕이나 곶감을 100g 정도 넣으면 좋다.

적응증

❶ 동통(疼痛) : 몸이 몹시 쑤시고 아픈 증세에 좋다. 소주잔 1잔을 1회분으로 1일 1~2회씩, 7~10일 공복에 복용한다.

❷ 당뇨 : 소변에 당분이 많아지는 증상으로 입이 마르고, 밤중에 몇 차례 소변을 누고, 소변에 거품이 생기는 병증이다. 소주잔 1잔을 1회분으로 1일 1~2회씩, 20일 이상 공복에 복용한다.

구기자주

(枸杞子 : 구기자)

만드는 법

❶ 열매, 줄기, 뿌리에 약효가 있다. 뿌리는 껍질을 사용한다.

❷ 열매는 씻어 사용하고, 줄기나 뿌리는 적당한 크기로 다듬어 사용한다.

❸ 열매나 뿌리, 줄기 생약제는 230g, 건제는 200g을 소주 1.8ℓ에 넣어 밀봉한다.

❹ 3~6개월 정도 숙성시킨다.

❺ 설탕을 120g 정도 넣으면 좋다.

적응증

❶ 당뇨 : 당뇨병에 엄나무술과 함께 복용하면 효과적이다. 소주잔 1잔을 1회분으로 1일 1~2회씩, 20~30일가량 공복에 복용한다.

❷ 보양 : 남자의 양기와 원기를 증강하는 처방이다. 소주잔 1잔을 1회분으로 1~2회씩, 20~25일 공복에 복용한다.

❸ 빈혈 : 소주잔 1잔을 1회분으로 1일 1~2회씩, 10~15일 정도 공복에 복용한다.

구절초주

(仙母草 : 선모초)

만드는 법

❶ 포기에 약효가 있으며, 음력 9월 9일 채취하는 것이 좋다고 전해
진다.

❷ 적당한 크기로 잘라서 쓴다.

❸ 1년 이상 묵은 것은 약효가 떨어진다.

❹ 생약제 200g, 말린 것은 180g을 소주 1.8£에 넣어 밀봉한다.

❺ 3~4개월 정도 숙성시킨다.

❻ 설탕을 80g 정도 섞어서 사용한다.

적응증

❶ 보신 : 몸이 차거나 허약할 때 사용한다. 소주잔 1잔을 1회분으
로 1일 1~2회씩, 10~20일가량 공복에 복용한다.

❷ 불임증 : 결혼 후 3년이 지나도 임신이 안 되는 경우를 말한다.
소주잔 1잔을 1회분으로 1~2회씩, 20일 이상 공복에 복용한다.

❸ 부인병 : 여성의 신체에 일어나는 병을 전체적으로 부인병이라고
일컫는다. 소주잔 1잔을 1회분으로 1일 1~2회씩, 20일 이상 공
복에 복용한다.

국화주

(菊花 : 국화)

만드는 법

❶ 포기에 약효가 있으나 꽃에 약효가 강하다.

❷ 채취한 것을 씻어서 사용하거나 건조시켜 두고 사용한다.

❸ 백색을 띤 국화가 더욱 효과적이다.

❹ 꽃 생약재 210g, 말린 것 180g을 소주 1.8ℓ에 넣어 밀봉한다.

❺ 3~4개월 정도 숙성시킨다.

❻ 설탕 150g을 넣으면 좋다.

적응증

❶ 편두통(偏頭痛) : 머리 한쪽만 통증이 있는 경우에 효과적이다. 소주잔 1잔을 1회분으로 1일 1~2회씩, 1주 정도 공복에 복용한다.

❷ 코피(비출혈鼻出血) : 코에 타박을 입지 않았는데도 피가 수시로 나오는 경우이다. 소주잔 1잔을 1회분으로 1일 1~2회씩, 1주 동안 공복에 복용한다.

❸ 냉병(冷病) : 여자에게 많은 증세로 소주잔 1잔으로 1일 1~회씩 2주 동안 공복에 복용한다. 아랫배가 차게 되면 임신에 지장이 오는 경우도 있다.

도라지주

(桔梗 : 길경)

만드는 법

① 백도라지 뿌리가 약효에 많다.

② 들이나 산에서 직접 채취하는 것이 좋다.

③ 생뿌리는 230g, 말린 것은 180g을 소주 1.8ℓ 에 넣어 밀봉한다.

④ 6~9개월 정도 숙성시킨다.

⑤ 설탕을 100g 정도 가미할 수 있다.

적응증

① 폐기보호(肺氣保護) : 폐가 약한 경우 또는 폐병을 앓고 난 후에 좋다. 소주잔 1잔을 1회분으로 1일 1~2회씩, 20일가량 공복에 복용한다.

② 해수(按歡) : 기침을 계속 심하게 하는 경우이다. 소주잔 1잔을 1회분으로 1일 1~2회씩, 10~15일 공복에 복용한다.

③ 천식(端息) : 호흡이 곤란하면서 심한 기침을 하며 쇳소리가 나기도 한다. 소주잔 1잔을 1회분으로 1일 1~2회씩, 20일 이상 공복에 복용한다.

느릅나무주

(榆白皮 : 오가피)

만드는 법

❶ 나무껍질, 열매에 약효가 있다.

❷ 약재상에서 구입하여 껍질을 잘게 썰어 쓴다.

❸ 열매를 취급할 때는 말려 두고 사용한다.

❹ 껍질이나 열매는 250g, 말린 약재는 190g을 소주 1.8ℓ에 넣어 밀봉한다.

❺ 6~8개월 정도 숙성시킨다.

❻ 설탕을 100g 정도 가미하여 사용할 수 있다.

적응증

❶ 심장병 : 심장이 기능을 제대로 수행하지 못하는 경우에 적용되는 처방이다. 소주잔 1잔을 1회분으로 1일 1~2회씩, 10~15일 공복에 복용한다.

❷ 강장 보호 : 위와 장을 보호하기 위한 처방이다. 위와 장이 튼튼하지 않으면 건강에 장애가 온다. 소주잔 1잔을 1회분으로 1일 1~2회씩, 20~25일 정도 공복에 복용한다.

❸ 장 출혈 : 소주잔 1잔을 1회분으로 1일 1~2회씩, 10~20일 정도 공복에 복용한다.

담쟁이덩굴주

만드는 법

① 약효는 줄기에 있다.

② 약재상에서는 구입하기 힘들며 산에 올라가 직접 채취한다.

③ 생약제는 230g, 건재는 200g을 소주 1.8ℓ에 넣어 밀봉한다.

④ 5~6개월 정도 숙성시킨다.

⑤ 설탕을 100g 정도 가미할 수 있다.

적응증

① 뇌일혈 : 뇌동맥이 터져 뇌 속에서 출혈을 일으키는 병으로 고혈압 환자에게 많이 발병한다. 소주잔 1잔을 1회분으로 1일 1~2회씩, 15~20일 정도 공복에 복용한다.

② 편두통 : 머리 한쪽만 아픈 두통으로 왼쪽 앞이마에 많이 발생하는 증세이다. 소주잔 1잔을 1회분으로 1일 1~2회씩, 10~20일 정도 공복에 복용한다.

③ 허약체질 : 체격은 좋은데 힘이 약한 경우이다. 꾸준한 운동으로 체력을 단련시킬 수 있다. 소주잔 1잔을 1회분으로 1일 1~2회씩, 15~20일가량 공복에 복용한다.

당귀주

(當歸 : 당귀)

만드는 법

① 뿌리나 종자에 약효가 있다. 대개 뿌리를 사용한다.

② 깊은 산골짜기에서 직접 채취할 수 있다.

③ 세척한 후 생으로 쓰거나 말려 두고 사용한다.

④ 뿌리나 열매의 생약은 210g, 말린 약재는 180g을 소주 1.8ℓ에 넣어 밀봉한다.

⑤ 6~8개월 정도 숙성시킨다.

⑥ 설탕을 100g 정도 가미할 수 있다.

적응증

① 혈액 순환 : 혈액 순환을 돕기 위한 처방으로 소주잔 1잔을 1회분으로 1일 1~2회씩, 2~3일가량 공복에 복용한다.

② 두통 : 늘 머리가 무겁고 귀가 멍멍하여 눈과 입, 혀가 비정상적이고 구역질이 난다. 소주잔 1잔을 1회분으로 1일 1~2회씩, 10~15일 정도 공복에 복용한다.

③ 복통 : 위장기관에 장애가 생겨서 통증이 오는 경우이다. 소주잔 1잔을 1회분으로 1일 1~2회씩, 3~5일 정도 공복에 복용한다.

대추주

(大棗 : 대조)

만드는 법

❶ 약효는 열매(대추)에 있다.

❷ 묵은 대추가 아닌 햇대추를 사용한다.

❸ 마르지 않은 대추는 300g, 말린 대추는 200g을 소주 1.8ℓ에 넣어 밀봉한다.

❹ 4~6개월 정도 숙성시킨다.

❺ 꿀을 120g 정도 가미할 수 있다.

적응증

❶ 불면증 : 질병이나 흥분 상태, 심신 과로 등으로 잠이 오지 않는 경우에 탁월하다. 소주잔 1잔을 1회분으로 1일 1~2회씩, 7~10일가량 공복에 복용한다.

❷ 번갈(煩渴) : 가슴이 답답하고 병적으로 갈증이 심한 경우 대추주에 생강을 조금 넣어 복용하면 효과적이다. 소주잔 1잔을 1회분으로 1일 1~2회씩, 10~15일 정도 공복에 복용한다.

❸ 흉통 : 심장과 비장 사이에 통증이 일어나는 경우인데 피가 뭉쳐다니며 통증이 오는 경우이다. 소주잔 1잔을 1회분으로 1일 1~2회씩, 15~20일 공복에 복용한다.

더덕주

(沙蔘 : 사삼)

만드는 법

❶ 약효는 뿌리에 있다.

❷ 마른 것보다 생것을 쓰는 것이 좋다.

❸ 씻은 다음 껍질을 벗기고 적당한 크기로 자른다.

❹ 생뿌리는 350g, 마른 것은 220g 정도를 소주 1.8ℓ에 넣어 밀봉한다.

❺ 꿀 140g 정도를 가미할 수 있다.

적용

❶ 산통(疝痛) : 발작성 복통이다. 두통과 함께 고환이 붓고 아픈 증세를 말한다. 소주잔 1잔을 1회분으로 1일 1~2회씩, 7~10일 가량 공복에 복용한다.

❷ 임파선염 : 임파선에 생겨나는 병원균에 의한 염증으로 목, 겨드랑이, 팔꿈치, 허벅지 등에 화농 등이 있다. 소주잔 1잔을 1회분으로 1일 1~2회씩, 15~20일 공복에 복용한다.

❸ 인후염 : 목구멍이 아프고 붓는 증세이다. 소주잔 1잔을 1회분으로 1일 1~2회씩, 15~20일 정도 공복에 복용한다.

두릅나무주

(木頭菜 : 목두채)

만드는 법

❶ 나무나 뿌리에 약효가 있다.

❷ 채취한 것을 씻어서 생으로 사용하거나 말려서 쓴다.

❸ 잘게 썰고 쪼개서 쓴다.

❹ 생약제는 230g, 말린 것은 200g을 소주 1.8ℓ에 넣어 밀봉한다.

❺ 6~9개월가량 숙성시킨다.

❻ 설탕을 100g 가미할 수 있다.

적용

❶ 골절번통(骨折煩痛) : 뼈가 쑤시고 아픈 증상이다. 소주잔 1잔을 1회분으로 1일 1~2회씩, 약 7일 정도 공복에 복용한다.

❷ 위경련 : 위에 심한 통증이 오는 경우로서 가슴앓이 병이라고도 한다. 소주잔 1잔을 1회분으로 1일 1~2회씩, 5~7일 정도, 증세가 심하면 15일까지 공복에 복용한다.

❸ 신기허약(腎氣虛弱) : 늘 피로하고 일에 대한 의욕이 없고 권태증이 나는 경우이다. 소주잔 1잔을 1회분으로 1일 1~2회씩, 7~10일가량 공복에 복용한다.

두충주

(杜冲 : 두충)

만드는 법

❶ 나무껍질에 약효가 있다. 오래된 나무일수록 좋다.

❷ 씻은 후 잘 말려서 사용한다.

❸ 껍질을 잘라 잘게 써는 것이 좋다.

❹ 생약제는 240g, 마른 것은 200g을 소주 1.8ℓ에 넣어 밀봉한다.

❺ 6~9개월 정도 숙성시킨다.

❻ 설탕을 100g 정도 가미할 수 있다.

적용

❶ 비출혈(鼻出血) : 주로 코에서 피가 나오는 경우이다. 육혈이라고 도 한다. 소주잔 1잔을 1회분으로 1일 1~2회씩, 3~5일가량 공 복에 복용한다.

❷ 보신 : 몸의 기력이 약하고 허한 경우이다. 소주잔 1잔을 1회분 으로 1일 1~2회씩, 10~20일 정도 공복에 복용한다.

❸ 근골위약(筋骨萎弱) : 힘줄이 댕기는 증세로 몸 안에 열이 생겨서 담즙이 지나치게 많이 나와 입이 쓰다. 소주잔 1잔을 1회분으로 1일 1~2회씩, 10~15일 정도 공복에 복용한다.

둥굴레주

(玉竹 : 옥죽)

만드는 법

❶ 뿌리와 줄기에 약효가 있다.

❷ 약재상에서 말린 것을 구입하여 사용한다.

❸ 말린 것 200g을 소주 1.8ℓ에 넣어 밀봉한다.

❹ 1년 이상 장기간 숙성시킬수록 효과적이다.

❺ 설탕이나 꿀 100g 정도 가미할 수 있다.

적용

❶ 번갈(煩渴) : 가슴이 답답하고 목이 마르거나 병적으로 갈증이 심한 증세이다. 소주잔 1잔을 1회분으로 1일 1~2회씩, 5~10일가량 공복에 복용한다.

❷ 강심제 : 심장의 기능을 강하게 하기 위한 처방이다. 소주잔 1잔을 1회분으로 1일 1~2회씩, 20~25일 정도 공복에 복용하면 효과를 얻을 수 있다. 장복하여도 좋다.

❸ 조갈증 : 목이 말라 물을 자주 마시는 증상이다. 소주잔 1잔을 1회분으로 1일 1~2회씩, 10~15일 정도 공복에 복용하다.

마가목주

(丁公皮 : 정공피)

만드는 법

❶ 약효는 나무껍질에 있다. 열매도 쓴다.

❷ 나무껍질을 잘게 썰어서 생으로 쓰거나 건조시켜 사용한다.

❸ 열매로 술을 만들 경우에는 숙성된 후 말려서 보관 사용한다.

❹ 열매나 나무껍질의 생약제는 210g, 말린 것은 180g을 소주 1.8
ℓ에 넣어 밀봉한다.

❺ 8~10개월 정도 숙성시킨다.

❻ 설탕 120g을 가미할 수 있다.

적용

❶ 기관지염 : 기관지에 염증을 일으키는 증세로 소주잔 1잔을 1회
분으로 1일 1~2회씩, 7~10일 공복에 복용한다.

❷ 방광염 : 방광 점막에 염증이 생긴 경우로, 오줌이 자주 마렵고
약간의 통증이 느껴진다. 소주잔 1잔을 1회분으로 1일 1~2회씩,
5~10일가량 공복에 복용한다.

❸ 진해(鎭海) : 독감이나 감기에 의한 기침은 아니지만, 기침을 계
속하는 경우이다. 소주잔 1잔을 1회분으로 1일 1~2회씩, 5~6
일 정도, 심하면 10~15일 정도 공복에 복용한다.

마늘주

(大蒜 : 대산)

만드는 법

❶ 약효는 덩이뿌리에 있다.

❷ 마늘의 통을 쪼개어 낱개를 넣어 사용한다.

❸ 생마늘 250g을 소주 1.8ℓ에 넣어 밀봉한다.

❹ 2~3개월 숙성시킨 후 1년 이상 계속 복용할 수 있다.

❺ 설탕 150g을 가미하여 사용한다.

적용

❶ 감기 : 호흡기 계통의 염증성 질환으로 사람에 따라 그 증상이 다르다. 소주잔 1잔을 1회분으로 1일 1~2회씩, 5~10일 정도 공복에 복용한다.

❷ 상완신경통(上腕神經痛) : 다발성 관절로 팔꿈치에 열이 나면서 아픈 경우이다. 소주잔 1잔을 1회분으로 1일 1~2회씩, 5~10일 정도, 심하면 25일가량 공복에 복용한다.

❸ 혈담 : 가슴이 아프면서 저리고 입으로 피가 나오는 경우이다. 소주잔 1잔을 1회분으로 1일 1~2회씩, 10~20일 지나도록 공복에 복용한다.

매실주

(梅實 : 매실)

만드는 법

① 약효는 덜 익은 열매에 있다.

② 깨끗이 씻어서 사용한다.

③ 생 매실 300g을 소주 1.8ℓ에 넣어 밀봉한다.

④ 1년 이상 숙성시키면 효과적이다.

⑤ 설탕 100g 정도 가미할 수 있다.

적용

① 숙취 : 전날 술을 과음하여 술이 깨지 않고 몸이 잘 움직여지지 않으며 속이 쓰리고 구토가 나며 두통이 심할 경우 소주잔 1잔을 1회분으로 1일 1~2회씩, 2~3일가량 공복에 복용한다.

② 구토 : 구역질을 하거나 먹은 음식을 토한다. 이런 증상이 계속되면 위장 장애가 심한 경우이다. 소주잔 1잔을 1회분으로 1일 1~2회씩, 7~10일 공복에 복용한다.

③ 차멀미 : 교통수단을 이용할 때 멀미가 나는 경우이며, 심하면 자율신경 충동으로 두통, 빈혈, 구토를 하게 된다. 소주잔 1잔을 1회분으로 1일 1~3회가량 공복에 복용하면 효과가 있다.

머루주

(散布度 : 산포도)

만드는 법

❶ 열매와 덩굴나무 뿌리를 채취한다.

❷ 가을에 잘 익은 열매를 씻은 후 사용한다.

❸ 생 머루 350g을 소주 1.8C에 넣어 밀봉한다.

❹ 1년 이상 계속 숙성시킨다.

❺ 설탕 100g 정도 넣을 수 있다.

적용

❶ 보혈 : 약재를 써서 몸 속의 피를 맑게 하고 정기를 돋우는 역할을 말한다. 소주잔 1잔을 1회분으로 1일 1~2회씩, 10~20일가량 공복에 복용한다.

❷ 기침 : 호흡기성 질환으로 기침하는 경우이다. 소주잔 1잔을 1회분으로 1일 1~2회씩, 7~10일 정도, 심하면 15일 정도 공복에 복용하면 효과적이다.

❸ 혈액 순환 : 피의 순환을 도우려는 처방으로 손발이 저린 경우에 사용한다. 소주잔 1잔을 1회분으로 1일 1~2회씩, 7~10일 정도, 심하면 15일 정도 공복에 복용한다.

멍석딸기주

(山梅 : 산매)

만드는 법

❶ 열매에 약효가 있다.

❷ 씻은 후 물기를 빼고 생으로 사용한다.

❸ 생 열매 400g을 소주 1.8C에 넣어 밀봉한다.

❹ 3~4개월 정도 숙성시킨다.

❺ 설탕 100g을 첨가할 수 있다.

적용

❶ 풍(風) : 뇌나 근육 작용 또는 감각에 이상이 생기는 증상에 따라 여러 종류의 병증으로 나눈다. 소주잔 1잔을 1회분으로 1일 1~2회씩, 15~20일가량 공복에 복용한다.

❷ 간열(肝熱) : 간 질환 증세로 가슴이 답답하고 열이 있으며 오줌이 약간 황색이다. 소주잔 1잔을 1회분으로 1일 1~2회씩, 7~8일 공복에 복용한다.

❸ 어혈(瘀血) : 피가 한 곳에 남아 시퍼렇게 멍이 들어 있고 체내에서 혈액이 일정한 자리에 정체되어 노폐물이 쌓인 경우이다. 소주잔 1잔을 1회분으로 1일 1~2회씩, 7~10일 정도 공복에 복용한다.

모과주

(木瓜 : 목과)

만드는 법

① 열매를 쓴다.

② 잘 씻은 다음 잘게 썰어 물기를 없앤 후에 사용한다.

③ 생 열매는 300g, 건재품은 200g을 소주 1.8ℓ에 넣어 밀봉한다.

④ 1년 이상 숙성하여 음용한다.

⑤ 물이나 설탕 120g 정도 가미할 수 있다.

적용

① 구토(嘔吐) : 몸속의 이상으로 헛구역질하거나 먹은 음식물을 토하며 격렬한 두통이 따른다. 소주잔 1잔을 1회분으로 1일 1~2회씩, 3~5일 정도 공복에 복용한다.

② 곽란(癨亂) : 토하면서 설사가 따르는 급성 위장병이다. 즉 먹은 음식에 의한 급성 체증이다. 소주잔 1잔을 1회분으로 1일 1~2회씩 2~3일 정도, 심하면 5일 동안을 공복에 복용한다.

③ 더위증(하서 : 夏暑) : 여름에 더위를 먹어서 발병하는 것으로 소화 불량과 구토를 일으킨다. 소주잔 1잔을 1회분으로 1일 1~2회씩, 4~5일 정도 공복에 복용한다.

박쥐나무주

(瓜木根 : 과목근)

만드는 법

① 뿌리에 약효가 있다.

② 채취한 뿌리를 씻은 후 잘게 썰어 생으로 쓰거나 말려서 사용한다.

③ 뿌리 생약제 200g, 말린 것 180g을 소주 1.8ℓ에 넣어 밀봉한다.

④ 5~6개월 정도 숙성시킨다.

⑤ 흑설탕 100g을 첨가할 수 있다.

적용

① 관절통 : 강력한 관절염으로 뼈와 뼈가 서로 맞닿는 연결 부위에 통증이 매우 심한 증세이다. 소주잔 1잔을 1회분으로 1일 1~2회씩, 10~15일 정도 공복에 복용해 본다.

② 심장병 : 심장이 제 역할을 못 하는 병중으로 심내막염, 심장실질염, 심장판막증, 심장신경통 등에 효과적이다. 소주잔 1잔을 1회분으로 1일 1~2회씩, 15~25일 꾸준히 공복에 복용한다.

③ 요통 : 허리의 통증으로써 주로 허리뼈 4~5번의 연부조직에 이상이 생긴 경우이다. 소주잔 1잔을 1회분으로 1일 1~2회씩, 10~15일 정도, 심하면 그 이상을 공복에 복용해도 좋다.

박하주

(薄荷 : 박하)

만드는 법

❶ 약효는 포기나 뿌리에 두루 있다.

❷ 구입한 후 씻어서 건조시켜 사용한다.

❸ 생약재는 210g, 건재는 180g을 소주 1.8£에 넣어 밀봉한다.

❹ 6~9개월가량 숙성시킨다.

❺ 설탕 100g 정도 가미할 수 있다.

적용

❶ 소화 불량 : 먹은 음식물을 소화기에서 분해 흡수할 수 있도록 하는 화학적, 물리적 작용이 잘되지 않아 설사나 변비 등이 잦은 경우를 말한다. 소주잔 1잔을 1회분으로 1일 1~2회씩, 7~10일 가량 공복에 복용한다.

❷ 풍 : 전신이나 근육감각에 탈이 일어난 병증이다. 주로 마비 증상을 일으킨다. 소주잔 1잔을 1회분으로 1일 1~2회씩, 10~20일 정도, 심하면 1개월 정도 공복에 복용해도 무방하다.

❸ 편두통 : 머리 한쪽만 아픈 두통을 말한다. 대개는 왼쪽 앞이마에 많이 일어난다. 소주잔 1잔을 1회분으로 1일 1~2회씩, 10~15일 정도 공복에 복용한다.

복분자주

(覆盆子 : 복분자)

만드는 법

❶ 약효는 덜 익은 열매에 있다.

❷ 약재상에서 말린 것을 살 때에는 1년이 안 된 것으로 구입한다.

❸ 생열매는 250g, 건재는 230g을 소주 1.8£ 에 넣어 밀봉한다.

❹ 6~8개월 정도 숙성시킨다.

❺ 설탕 120g가량 가미할 수 있다.

적용

❷ 신기허약(腎氣虛弱) : 병후 허약 증세와 선천적으로 허약체질 등 늘 피로를 느끼며 원기가 부족한 상태를 말한다. 소주잔 1잔을 1회분으로 1일 1~2회씩, 25~30일가량 공복 복용해 본다.

❷ 강장 보호 : 소화 불량, 십이지장궤양, 위궤양, 위염 등 위장이 좋지 못한 경우를 위한 처방이다. 소주잔 1잔을 1회분으로 1일 2회씩, 25~30일을 공복에 복용한다.

❸ 정력 증진 : 부족한 원기와 정력을 보충하기 위한 처방이다. 소주 잔 1잔을 1회분으로 1일 1~2회씩, 10~15일 정도 공복에 복용 하면 효과를 본다.

뽕나무주

(桑白皮 : 상백피)

만드는 법

❶ 약효는 뿌리껍질에 있으며 열매는 원기 회복에 쓰인다.

❷ 뿌리는 1년이 넘지 않은 것을 구입하며 열매는 물로 씻은 후 물기를 완전히 제거한 후에 사용한다.

❸ 뿌리 생약재는 210g, 건재는 180g, 오디는 350g을 소주 1.8ℓ에 넣어 밀봉한다.

❹ 뿌리는 1년 정도, 오디는 3~5개월 정도 숙성시킨다.

❺ 설탕 100g을 가미할 수 있다.

적용

❶ 소변불통 : 소변을 보면 불편을 느끼는 증세다. 소주잔 1잔을 1회분으로 1일 1~2회씩, 10~15일 공복에 복용한다.

❷ 폐기보호(肺氣保護) : 폐가 약하거나 폐병을 앓고 난 후의 처방이다. 소주잔 1잔을 1회분으로 1일 1~2회씩, 10~20일 정도 공복에 복용한다.

❸ 혈변 : 변에 피가 섞여 나오는 증세이며 소장과 대장의 질환 또는 항문 질환 등으로 인해 나타난다. 소주잔 1잔을 1회분으로 1일 1~2회씩, 7일가량 공복에 복용한다.

부추주

(韮菜 : 구채)

만드는 법

① 약효는 잎에도 있으나 씨, 뿌리에 더 많이 있다.

② 잎이나 씨는 9월에 채취하여 사용한다.

③ 채취한 씨는 80g, 뿌리는 125g을 각각 소주 1.8ℓ에 넣어 밀봉한다.

④ 말린 것을 사용할 경우 뿌리 100g을 사용한다.

⑤ 씨는 3~4개월, 뿌리는 4~6개월 정도 숙성시킨다.

⑥ 설탕 20g을 사용한다.

적용

① 유정증(遺精症) : 자기도 모르게 정액이 흘러나오는 증세, 주로 자는 동안에 발생한다. 신경쇠약, 요도염, 임질, 치질, 포경, 기타의 중병 등으로 일어나는 경향이 많다. 소주잔 1잔을 1회분으로 1일 1~2회씩, 10~15일 정도 공복에 복용한다.

② 요통 : 허리의 통증을 말한다. 소주잔 1잔을 1회분으로 1일 1~2회씩, 15~20일 정도 공복에 복용한다.

③ 천식 : 호흡이 곤란하면서 심한 기침을 한다. 소주잔 1잔을 1회분으로 1일 1~2회씩, 10~20일 정도 복용한다.

사시나무주

(白楊木 : 백양목)

만드는 법

❶ 약효는 줄기 껍질, 가지, 잎에 있다.

❷ 5~6월에 채취하여 햇빛에 말린다.

❸ 가지 껍질 150g을 잘게 썰어서 소주 1.8ℓ에 넣어 밀봉한다.

❹ 생으로 사용할 경우에는 175g을 준비한다.

❺ 5~6개월 정도 숙성시킨다.

❻ 설탕 100g 정도를 가미한다.

적용

❶ 대하증 : 대하증에 사용되는 여성들만의 약주이다. 소주잔 1잔을 1회분으로 1일 1~2회씩, 5~10일 공복에 복용한다.

❷ 구내염 : 입속 점막에 생기는 세균성 염증으로 젖먹이에게서 많이 발생한다. 젖먹이에게 먹일 적에는 술을 달여서 알코올을 제거한 후, 어른의 10분의 1정도의 양을 복용시킨다. 소주잔 1잔을 1회분으로 1일 1~2회씩, 15~20일 정도 공복에 복용한다.

❸ 속근골(速筋骨) : 빠른 시일 내에 뼈와 살을 튼튼히 하기 위한 처방이다. 소주잔 1잔을 1회분으로 1일 1~2회씩, 15~25일가량 공복에 복용한다.

산수유주

(山茱萸 : 산수유)

만드는 법

1. 약효는 열매에 있다.
2. 10~11월경에 채취하여 씨를 제거하고 과육을 건조시킨다.
3. 말린 열매 175g을 소주 1.8ℓ에 넣어 밀봉한다.
4. 3~4개월 숙성시킨다.
5. 설탕 120g 정도를 첨가한다.

적용

1. 신경쇠약 : 감정이 발작적으로 변하여 성을 내거나 불평을 잘하고 쉽게 권태나 피로를 느낀다. 기억력이 떨어지고 불면증에 걸리기도 한다. 소주잔 1잔을 1회분으로 1일 1~2회씩, 10일 정도 공복에 복용한다.
2. 간염 : 간세포가 파괴되어 일어나는 병이다. 소주잔 1잔을 1회분으로 1일 1~2회씩, 15~20일가량 공복에 복용한다.
3. 음위증(陰痿症) : 남자의 생식기가 위축되는 상태 또는 발기가 되지 않는 경우이다. 소주잔 1잔을 1회분으로 1일 1~2회씩, 15~25일 꾸준히 공복에 복용한다.

삽주주

(蒼朮 : 창출)

만드는 법

① 약효는 뿌리에 있다.

② 11월에 채취하여 깨끗이 씻은 다음 잘게 썰어 햇빛에 건조시켜 사용한다.

③ 말린 뿌리 175g을 소주 1.8ℓ에 넣어 밀봉한다.

④ 6~8개월 정도 숙성시킨다.

⑤ 설탕 소량을 첨가한다.

적용

① 냉병 : 손, 발, 허리, 또는 배가 항상 차가운 증세이다. 주로 여자에게 많이 발생한다. 소주잔 1잔을 1회분으로 1일 1~2회씩, 10~20일가량 공복에 복용한다.

② 당뇨 : 오줌에 당이 많이 나오는 증세가 있으며 심한 구갈증으로 입안이 마르면서 밤중에 5~6회 정도 오줌을 누게 된다. 소주잔 1잔을 1회분으로 1일 1~2회씩, 20~30일 정도 공복에 복용한다.

③ 발한 : 몸에 땀을 내고자 할 때 취한이라고도 한다. 소주잔 1잔을 1회분으로 1일 1~2회씩, 1~3회 정도 공복에 복용한다.

생강주

(生薑 : 생강)

만드는 법

① 덩이뿌리에 약효가 있다.

② 9~10월 서리가 내리기 전에 캐서 생으로 사용하거나 건조시켜 사용한다.

③ 생강은 300g, 말린 것 250g을 각각 소주 1.8ℓ에 넣어 밀봉한다.

④ 4~5개월 정도 숙성시킨다.

④ 설탕 100g을 첨가한다.

적용

① 토사(吐瀉) : 주로 여름철에 많이 발생하며 먹은 음식에 체하여 토하고 설사가 나는 급성 위장병, 급성 중독성 위염 등을 가리킨다. 소주잔 1잔을 1회분으로 1일 1~2회씩, 2~4회 정도 공복에 복용한다.

② 식욕 부진 : 소화기 질환으로 식욕이 없는 경우에 복용할 수 있다. 소주잔 1잔을 1회분으로 1일 3~5회 정도 공복에 복용한다.

③ 토사곽란 : 입으로 토하고 아래로 설사하는 증상이다. 소주잔 1잔을 1회분으로 1일 3~4회 정도 공복에 복용한다.

생지황주

(生地黃 : 생지황)

만드는 법

① 뿌리에 약효가 있다.

② 10~11월 사이에 캐서 씻어서 말려 두고 사용한다.

③ 생뿌리를 소주 1.8ℓ 에 넣어 밀봉한다.

④ 6~8개월 정도 숙성시킨다.

⑤ 설탕 100g 정도 첨가한다.

적용

① 빈혈 : 일반적으로 적혈구나 혈색소가 감소하여 정상인보다 낮은 경우를 말한다. 소주잔 1잔을 1회분으로 1일 1~2회씩, 7~15 일가량 공복에 복용한다.

② 조갈증 : 목이 말라 물을 자꾸 마시게 된다. 당뇨증에서는 목이 마르고 배가 몹시 고프며 배뇨량이 증가한다. 소주잔 1잔을 1회분으로 1일 1~2회씩, 15~30일 정도 공복에 복용한다.

석류주

(石榴 : 석류)

만드는 법

❶ 뿌리나 열매껍질은 달여서 사용하고 꽃이나 과육을 사용한다.

❷ 9~10월 채취하거나 구입한 것을 4쪽으로 쪼개어서 말린다.

❸ 꽃이나 과육 160g에 소주 1.8ℓ를 넣어 밀봉한다.

❹ 4~5개월 정도 숙성시킨다.

❺ 설탕 100g 정도 첨가한다.

적용

❶ 천식 : 발작적으로 호흡곤란이 일어나는 증세로 기관지성, 신경성, 심장성, 요독성, 천식 등으로 구별된다. 심한 기침으로 인해 고통스럽고 숨을 쉴 때 힘이 든다. 1개월 이상 계속 증세가 느껴지는 경우도 있다. 소주잔 1잔을 1회분으로 1일 1~2회씩, 7~15일 정도 공복에 복용한다.

❷ 치통 : 잇몸이나 이의 세균에 의한 통증이다. 소주잔 1잔을 1회분으로 1일 1~2회씩, 10~15일 정도 공복에 복용한다.

❸ 편도선염 : 편도선에 염증이 생겨난 경우를 말한다. 부위가 벌겋게 부어 음식이나 침을 삼키지 못한다. 소주잔 1잔을 1회분으로 1일 1~2회씩, 5~10일 정도 공복에 복용한다.

소나무주

(松 : 송)

만드는 법

❶ 솔잎이 두 개씩 달린 재래종이 좋다.

❷ 햇순은 250g, 생잎은 230g, 솔방울은 200g을 깨끗한 물에 1일 정도 담가 놓았다가 꺼내어 햇볕에 물기만 말려서 사용한다.

❸ 위의 내용물을 소주 1.8ℓ에 넣어 밀봉한다.

❹ 6~8개월 정도 숙성시킨다.

❺ 흑설탕 100g 정도 첨가한다.

적용

❶ 부종 : 신체조직 사이에 임파액이나 장액이 많이 고이면 신장, 심장 장애, 영양장애 등이 일어나 몸이 부어오르게 되는 증상을 말한다. 소주잔 1잔을 1회분으로 1일 1~2회씩 7~10일가량 공복에 복용한다.

❷ 동맥 경화 : 혈관 벽이 두꺼워져서 혈류가 장애를 받는 경우이다. 소주잔 1잔을 1회분으로 1일 1~2회씩, 3~5일 정도 공복에 복용해야 한다.

❸ 뇌일혈 : 뇌 속에 동맥이 터져 출혈하는 경우이다. 소주잔 1잔을 1회분으로 1일 1~2회씩, 3~5일 정도 공복에 복용한다.

쇠무릎주

(牛膝 : 우슬)

만드는 법

➊ 가을에서 이듬해 봄 사이에 뿌리를 캐어 씻은 다음 건조시켜 사용한다.

➋ 생뿌리는 250g, 말린 뿌리는 200g을 소주 1.8ℓ에 넣어 밀봉한다.

➌ 5~6개월 정도 숙성시킨다.

➍ 인삼주와 비슷한 향이 난다.

➎ 설탕 100g 정도 첨가한다.

적용

➊ 근골통 : 근육이나 뼈의 통증으로 몸을 움직이는 데 많은 장애가 따르는 증세를 보인다. 소주잔 1잔을 1회분으로 1일 1~2회씩, 10~20일 정도 공복에 복용한다.

➋ 골절변통 : 과거의 타박상으로 인한 통증에 효과적이다. 소주잔 1잔을 1회분으로 1일 1~2회씩, 7~10일 정도 공복에 복용한다.

➌ 신경통 : 신경에 염증이 생겨 신경이 밀려나면서 통증이 오는 경우이다. 소주잔 1잔을 1회분으로 1일 1~2회씩, 10~20일 정도 공복에 복용한다.

수세미주

(絲瓜 : 사과)

만드는 법

① 효능은 수세미 덩굴 및 덜 익은 열매에 있다.

② 포기는 늦은 가을에 채취하며, 열매는 서리가 내리기 전에 따서 사용하면 효과적이다.

③ 수세미 350g을 소주 1.8ℓ에 넣어 밀봉한다.

④ 2~3개월 정도 숙성시킨다.

⑤ 설탕 100g 정도 첨가한다.

적용

① 각기 : 주로 비타민 B 부족으로 인한 영양 실조증의 일종이다. 소주잔 1잔을 1회분으로 1일 1~2회씩, 10~20일 정도 공복에 복용한다.

② 건위(健胃) : 위를 튼튼하고 편하게 하기 위한 처방이다. 평소 식욕이 없고, 손발이 차고 소화가 안 된다. 소주잔 1잔을 1회분으로 1일 1~2회씩, 10~20일 정도 공복에 복용한다.

③ 해수 : 건성의 기침을 하는 경우로서 폐결핵, 폐렴, 폐괴저병, 천식, 기관지 확장증 등에서 생길 수 있다. 소주잔 1잔을 1회분으로 1일 1~2회씩, 10~15일 정도 공복에 복용한다.

쑥주

(艾葉 : 애엽)

만드는 법

❶ 오랫동안 사용하려면 반드시 그늘에서 말린다.

❷ 생잎은 250g, 생뿌리는 150g을 씻은 후 물기가 없도록 말려서 사용한다.

❸ 말린 잎은 150g, 뿌리는 120g을 각각 소주 1.8ℓ에 넣어 밀봉한다.

❹ 잎은 3~4개월, 뿌리는 5~6개월 정도 숙성시킨다.

❺ 설탕 100g 정도 첨가한다.

적용

❶ 편도선염 : 목구멍에 생겨나는 염증을 말한다. 임파선 (편도선)이 부어 음식 섭취와 침도 삼키기 어렵다. 소주잔 1잔을 1회분으로 1일 1~2회씩, 2~3일 정도 공복에 복용한다.

❷ 코피 : 타박이나 찰과상이 아님에도 불구하고 평소에 코피가 자주 나는 증세이다. 소주잔 1잔을 1회분으로 1일 1~2회씩, 3~5일, 심하면 10일 정도 공복에 복용한다.

❸ 복통 : 위와 장에서 장애가 생겨 통증이 오는 경우인데, 한복통, 열독증, 체함 등에서 올 수 있다. 소주잔 1잔을 1회분으로 3~5회 정도 공복에 복용한다.

알로에주

(蘆薈 : 노회)

만드는 법

① 약효는 포기 두꺼운 잎에 있다

② 구입한 잎을 씻은 후 생것으로 250g을 소주 1.8ℓ에 넣어 밀봉한다.

③ 8~10개월 정도 숙성시킨다.

④ 설탕 100g 정도 첨가한다.

적용

① 임파선염 : 임파선에 세균이 침입하여 염증을 일으키는 병이다. 발열, 두통, 식욕 부진 등의 증상이 나타난다. 소주잔 1잔을 1회분으로 1일 1~2회씩, 3~4일 정도 공복에 복용한다.

② 비염 : 코안에서 생기는 염증으로 알레르기 또는 비강의 상처에 의한 것이다. 소주잔 1잔을 1회분으로 1일 1~2회씩 5~7일, 심하면 10일 정도 공복에 복용한다.

③ 해열 : 몸의 열을 내리게 하는 처방이다. 소주잔 1잔을 1회분으로 1일 2~3회씩, 심하면 5일 공복에 복용한다.

앵도주

(郁李仁 : 욱리인)

만드는 법

① 약효는 열매에 있다.

② 6~7월 열매를 따서 물로 씻은 후 생으로 사용한다.

③ 신선한 앵도 250~300g을 소주 1.8ℓ에 넣어 밀봉한다.

④ 3~4개월 숙성시킨다.

⑤ 설탕 100g 정도 첨가한다.

적용

① 조갈 : 여러 원인으로 목이 말라서 물을 자주 마시게 되는 경우 소주잔 1잔을 1회분으로 1일 1~2회씩, 7~10일 정도 공복에 복용한다.

② 대변불통 : 대변을 2일 이상 보지 못하는 경우이다. 소주잔 1잔을 1회분으로 1일 2~3회씩 4~5일 정도 공복에 복용하면 효과를 본다.

③ 변비 : 배변이 원활하지 못한 경우이며, 대변 횟수가 줄어들고, 대변이 딱딱하다. 소주잔 1잔을 1회분으로 1일 1~2회씩, 4~5일 정도 공복에 복용한다.

엄나무주

(海桐木 : 해동목)

만드는 법

❶ 약효는 잔가지 또는 나뭇등걸 및 뿌리에 있다.

❷ 생나무껍질 또는 잔가지 225g, 뿌리 150g을 각각 소주 1.8ℓ에 넣어 밀봉한다.

❸ 말린 것은 껍질과 잔가지 200g, 뿌리는 150g을 사용한다.

❹ 6~8개월 숙성시킨다.

❺ 설탕 100g 정도 첨가한다.

적용

❶ 풍습(風濕) : 습한 곳에 장기간 거주하여 습기의 영향을 받아 뼈마디가 저리고 아픈 증세이다. 소주잔 1잔을 1회분으로 1일 1~2씩, 10~20일 정도 공복에 복용한다.

❷ 거담(去痰) : 가래와 혈담을 없애기 위한 처방이다. 소주잔 1잔을 1회분으로 1일 4~7회 정도 공복에 복용한다.

❸ 위궤양 : 위 속이 헐어서 따갑고 쓰리고 아픈 증세로 음식물을 먹을 수가 없다. 소주잔 1잔을 1회분으로 1일 1~2회씩 3~5일 정도, 심하면 7~12일 정도 공복에 복용한다.

엉겅퀴주

(大薊 : 대계)

만드는 법

① 약효는 포기와 뿌리에 있다.

② 잎은 개화기, 뿌리는 가을에서 이듬해 봄 사이에 채취하여 생것을 물로 씻은 다음 사용하거나 햇볕에 말려서 보관 사용한다.

③ 생뿌리는 180g, 말린 뿌리는 130g을 소주 1.8ℓ에 넣어 밀봉한다.

④ 5~6개월 이상 숙성시킨다.

⑤ 설탕 100g 정도 첨가한다.

적용

① 보양 : 남자의 양기나 원기를 돋우는 것을 말한다. 소주잔 1잔을 1회분으로 1일 1~2회씩, 20~25일가량 공복에 복용한다.

② 보혈 : 몸을 보호하면서 기를 위한 처방이다. 소주잔 1잔을 1회분으로 1일 1~2회씩, 10~20일 정도 공복에 복용한다.

③ 위염 : 위의 점막에 염증이 생기는 증상으로 위가 쓰리고 아프며 소화 기능에 장애가 온다. 소주잔 1잔을 1회분으로 1일 1~2회씩, 8~12일 정도 공복에 복용한다.

영지주

(靈芝 : 영지)

만드는 법

❶ 영지버섯 전체에 약효가 있다.

❷ 약재상에서 구입하거나 가을에 채취한 것을 씻어서 말려 사용한다.

❸ 영지 생것이나 말린 것 150~160g을 소주 1.8ℓ에 넣어 밀봉한다.

❹ 7~8개월 숙성시킨다.

❺ 꿀 150g 가미할 수 있다.

적용

❶ 동맥 경화 : 동맥벽이 굳어져 혈류가 장애를 받아 고혈압을 유발시키는 병이다. 두통, 가슴 통증, 불면증, 변비, 만성피로 증상을 보인다. 소주잔 1잔을 1회분으로 1일 1~2회씩, 10~15일 정도 공복에 복용한다.

❷ 기관지염 : 기침과 함께 가래가 나오는 경우로 처음에는 헛기침에서 나중에는 담홍색 농이 섞여 나온다. 소주잔 1잔을 1회분으로 1일 1~2회씩, 5~15일 정도 공복에 복용한다.

❸ 신경쇠약 : 신경이 약해진 경우이다. 소주잔 1잔을 1회분으로 1일 1~2회씩, 10~20일 정도 공복에 복용한다.

오갈피나무주

(五加皮 : 오가피)

만드는 법

① 약효는 나무껍질, 뿌리, 열매 등에 있다.

② 여름에서 가을 사이 채취해 생으로 사용하거나 햇볕에 말린다.

③ 생으로 사용할 때는 나무껍질 220g, 뿌리 200g, 열매 240g, 열매 190g 정도를 각각 소주 1.8ℓ에 넣어 밀봉한다.

④ 나무껍질, 뿌리는 8~10개월, 열매는 5~6개월 정도 숙성시킨다.

⑤ 설탕 100g 정도 첨가한다.

적용

① 골절번통 : 주로 갱년기에 나타나는 증상이다. 특별한 자극이 없는데도 뼈마디가 쑤시고 통증이 지속된다. 소주잔 1잔을 1회분으로 1일 1~2회씩, 10~15일 정도 공복에 복용한다.

② 강심제 : 심장의 기능을 강하게 하는 약재이다. 소주잔 1잔을 1회분으로 1일 1~2회씩, 10~15일가량 공복에 복용한다.

③ 위장염 : 위와 장에 염증이 생긴 경우이다. 소주잔 1잔을 1회분으로 1일 1~2회씩, 5~10일 정도 공복에 복용한다.

오미자주

만드는 법

① 열매에 약효가 있다.

② 10~11월 잘 익은 열매만을 채취하여 햇볕에 건조시킨다.

③ 말린 오미자 180g을 소주 1.8ℓ에 넣어 밀봉한다.

④ 6~8개월 정도 숙성시킨다.

⑤ 설탕 100g 정도 첨가한다. 꿀을 사용해도 좋다.

적용

① 피로회복 : 피로는 신체적 이상의 징후이다. 주로 환절기나 이른 봄에 온몸이 나른하고 권태로우며 아픈 경우의 처방이다. 소주잔 1잔을 1회분으로 1일 1~2회씩, 15~20일 정도 공복에 복용한다.

② 주독 : 술에 중독이 되어 얼굴에 붉은 반점이 생겨나는 경우 술 때문에 위장 장애나 빈혈 등의 원인이 된다. 소주잔 1잔을 1회분으로 1일 1~2회씩, 10~15일 정도 공복에 복용한다.

인동주

(忍冬 : 인동)

만드는 법

① 잎과 줄기에 약효가 있다.

② 잎이나 줄기를 씻은 후 그늘에서 말린다.

③ 말린 잎과 줄기 200g을 소주 1.8C에 넣어 밀봉한다.

④ 4~6개월 숙성시킨다.

⑤ 흑설탕 100g 정도 첨가할 수 있다.

적용

① 충수염 : 맹장 끝에 붙어 있는 돌기에 염증이 생겨 통증을 일으키는 병이다. 급성인 경우에는 의사 치료를 빨리 받아야 하지만 마성의 경우는 다음의 처방이 적합하다. 소주잔 1잔을 1회분으로 1일 1~2회씩, 7~10일 정도 공복에 복용한다.

② 방광염 : 방광 속 점막에 생기는 염증으로 오줌이 자주 마렵고 참지 못하며 아랫배가 묵직하다. 소주잔 1잔을 1회분으로 1일 1~2회씩, 5~10일 정도 공복에 복용한다.

③ 혈변 : 변에 피가 섞여 나오는 증세다. 소장과 대장 또는 항문 질환 등의 증상으로 발전하기도 한다. 소주잔 1잔을 1회분으로 1일 1~2회씩, 5~7일 정도 공복에 복용한다.

인삼주

(人蔘 : 인삼)

만드는 법

❶ 인삼보다 산삼이 약효가 월등하다.

❷ 8~9월경 뿌리를 캐어 생삼으로 쓰거나 말려서 건삼으로 이용한다.

❸ 술에 담글 때는 반드시 생삼을 사용하는 것이 효과적이다.

❹ 생삼 200g을 소주 1.8ℓ에 넣어 밀봉한다.

❺ 5~6개월 정도 숙성시킨다.

❻ 설탕 100g 정도 첨가할 수 있다.

적용

❶ 식욕 부진 : 식욕이 줄거나 없는 증상이다. 소주잔 1잔을 1회분으로 1일 1~2회씩, 15~20일 정도 공복에 복용한다.

❷ 마비증세 : 근육이나 신경에 감각이 없어지는 경우로 운동 장애가 일어난다. 소주잔 1잔을 1회분으로 1일 1~2회씩, 10~15일 정도 공복에 복용한다.

❸ 정력 증진 : 부족한 원기와 정력을 보충하기 위한 처방이다. 소주잔 1잔을 1회분으로 1일 1~2회씩, 15~20일 정도 공복에 복용한다.

잇꽃주

(紅花 : 홍화)

만드는 법

❶ 꽃이나 열매에 약효가 있다.

❷ 6~7월 개화기가 지나고 꽃이 노란 황색에서 홍적색으로 변할 때 꽃을 채취하여 생으로 쓰거나 햇볕에 잘 말려 두고 사용한다.

❸ 열매는 완전히 익은 후에 채취한다.

❹ 채취한 꽃은 190g, 열매 190g을 소주 1.8ℓ에 넣어 밀봉한다.

❺ 6~7개월 숙성시킨다.

❻ 설탕 150g 정도, 또는 적당량의 꿀을 첨가한다.

적용

❶ 부인병 : 여성의 생식기관에 발병하는 질환을 말한다. 소주잔 1잔을 1회분으로 1일 1~2회씩, 10~15일 정도 공복에 복용한다.

❷ 복통 : 위나 장에 장애가 생겨 통증이 일어나는 경우이다. 소주잔 1잔을 1회분으로 1일 3~6회 정도 공복에 복용한다.

❸ 협심증 : 심장부에 일어나는 격렬한 동통을 일으키는 염증이다. 소주잔 1잔을 1회분으로 1일 1~2회씩, 10~20일 정도 공복에 복용한다.

자작나무주

(合歡皮 : 합환피)

만드는 법

① 약효는 나무껍질에 있다.

② 채취는 연중 가능하며 잘게 썰어 햇볕에 말린다.

③ 채취한 나무껍질 생것 200g, 말린 껍질은 150g을 각각 소주 1.8ℓ에 넣어 밀봉한다.

④ 6~8개월 숙성시킨다.

⑤ 설탕 120g 정도 첨가한다.

적용

① 방광염 : 세균에 감염되거나 방광 점막에 염증이 생기는 경우를 말한다. 오줌이 자주 마렵고 아프며 색깔이 탁하다. 소주잔 1잔을 1회분으로 1일 1~2회씩, 2~3일 정도 공복에 복용한다.

② 유선염 : 젖 분비선에 염증이 생기는 증상 초산부의 수유기에 많이 발생한다. 소주잔 1잔을 1회분으로 1일 1~2회씩, 10~20일 정도 공복에 복용한다.

③ 근육통 : 근육이 켕겨서 관절통이 되어 잘 걷지 못하는 증세이다. 소주잔 1잔을 1회분으로 1일 1~2회씩, 15~20일 정도 공복에 복용한다.

잣나무주

(海松子 : 해송자)

만드는 법

❶ 약효는 잣이나 생 잣송이에 있다.

❷ 생 잣송이는 6~7월경에, 익은 잣은 8~9월경에 채취한다.

❷ 생 잣송이는 3개 정도, 익은 잣은 200g 정도를 사용한다.

❹ 생 잣송이는 소주 2.5ℓ에, 익은 잣은 1.8ℓ에 넣어 밀봉한다.

❺ 잣송이는 1년 이상, 잣은 6개월 숙성시킨다.

❻ 흑설탕 120g 정도 첨가한다.

적용

❶ 보신 : 어깨가 걸리고 가슴이 답답하며 하루의 생활이 귀찮은 경우이다. 소주잔 1잔을 1회분으로 1일 1~2회씩, 20~25일 정도 공복에 복용한다.

❷ 폐결핵 : 결핵균의 침입에 의해 생겨나는 소모성 만성 질환의 병증으로 전염성이 있다. 소주잔 1잔을 1회분으로 1일 1~2회씩, 20~30일 정도 공복에 복용한다.

❸ 폐기보호 : 폐의 기능을 튼튼히 하기 위한 조치이며 폐가 약하거나 폐병을 앓고 난 후의 처방이다. 소주잔 1잔을 1회분으로 1일 1~2회씩, 20~25일가량 공복에 복용한다.

주목주

(朱木 : 주목)

만드는 법

① 약효는 열매와 나무 끝에 있는 햇순에 있다.

② 채취한 열매와 햇순을 생으로 쓰거나 그늘에서 말려 사용한다.

③ 덜 익은 열매와 햇순 각각 200g씩 사용한다.

④ 말린 것은 각각 160g씩 소주 1.8ℓ에 넣어 밀봉한다.

⑤ 4~6개월 숙성시킨다.

⑥ 설탕 100g 정도 첨가한다.

적용

① 신장염 : 신장에 염증이 생겨 배뇨가 힘들고 구갈이 따르는 질환이다. 소주잔 1잔을 1회분으로 1일 1~2회씩, 15~25일 정도 공복에 복용한다.

② 소변불통 : 소변을 볼 때 불편을 느끼는 경우이다. 소주잔 1잔을 1회분으로 1일 1~2회씩, 7~10일 정도 공복에 복용한다.

③ 각종 암 : 불치병의 하나이다. 소주잔 1잔을 1회분으로 1일 1~2회씩, 20~25일, 심하면 1개월 이상 공복에 복용한다.

죽순주

(竹筍 : 죽순)

만드는 법

① 약효는 뿌리줄기 햇순에 있다.

② 뿌리줄기는 늘 채취가 가능하나 죽순은 5월이 적기이다. 그늘에 말려 사용한다.

③ 주로 생으로 사용하는 것이 좋고, 5~6월경에 채취하는 것이 좋다.

④ 생으로 사용할 경우 뿌리줄기 160g, 햇순은 200g 정도 각각 소주에 넣어 밀봉한다.

⑤ 6~10개월 숙성시킨다.

적용

① 해수 : 기침을 심하게 하는 경우이다. 소주잔 1잔을 1회분으로 1일 1~2회씩, 7~15일 정도 공복에 복용한다.

② 근골위약(筋骨萎弱) : 힘줄이 댕기는 병증으로 열이 생겨서 담즙이 지나치게 많이 나와 입이 쓰고 힘줄이 당긴다. 소주잔 1잔을 1회분으로 1일 1~2회씩, 20~25일 정도 공복에 복용한다.

쥐똥나무주

(水蠟果 : 수랍과)

만드는 법

❶ 가을에 열매를 채취하여 햇볕에 말린다.

❷ 열매는 완전히 건조된 것만을 사용한다.

❸ 말린 열매 180g을 소주 1.8ℓ에 넣어 밀봉한다.

❹ 6~8개월가량 숙성시킨다.

❺ 설탕 100g 정도 첨가한다.

적용

❶ 토혈 : 위나 식도의 질환으로 구토를 하면서 피를 토하는 경우이다. 소주잔 1잔을 1회분으로 1일 1~2회씩, 4~5일 정도 공복에 복용한다.

❷ 허약체질 : 몸은 크고 살이 쪘지만, 근육이 단단하지 못하거나 체격이 약해 보이는 체질을 말한다. 소주잔 1잔을 1회분으로 1일 1~2회씩, 20~25일 정도 공복에 복용한다.

진달래주

(杜鵑花 : 두견화)

만드는 법

① 약효는 꽃과 뿌리에 있다.

② 꽃은 3~4월에 채취한다. 채취한 뿌리는 씻어서 말려 사용한다.

③ 생꽃 500g을 설탕 50g과 함께 사용한다.

④ 뿌리는 말린 것으로 160g 정도를 소주 1.8C에 넣어 밀봉한다.

⑤ 꽃은 3~5개월, 뿌리는 6~8개월 정도 숙성시킨다.

적용

① 월경이상 : 월경 주기가 불규칙하거나 짧은 빈발성 월경, 월경 전후에 심한 복통 및 요통이 발생할 때 이 요법이 효과적이다. 소주잔 1잔을 1회분으로 1일 1~2회씩, 2~3일 정도 공복에 복용한다.

② 동통 : 몸이 전체적으로 아프고 쑤시는 경우이다. 소주잔 1잔을 1회분으로 1일 1~2회씩, 7~10일, 10~15일 정도 공복에 복용한다.

③ 혈액 순환 : 피의 순환을 돕기 위한 처방으로 사용한다. 소주잔 1잔을 1회분으로 1일 1~2회씩, 10~15일 정도 공복에 복용한다.

찔레주

(營實 : 영실)

만드는 법

① 약효는 덜 익은 열매에 있다.

② 9~10일경에 햇볕에 말려 두고 사용할 수 있다.

③ 열매 말린 것 200g을 소주 1.8ℓ에 넣어 밀봉한다.

④ 6~8개월가량 숙성시킨다.

⑤ 설탕 100g 정도 첨가한다.

적용

① 치통 : 치아의 통증에 효과적이다. 소주잔 1잔을 1회분으로 1일 1~2회씩, 10~20일 정도 공복에 복용한다.

② 산통 : 아랫배가 당기며 열이 난다. 소주잔 1잔을 1회분으로 1일 1~2회씩, 5~10일 정도 공복에 복용한다.

③ 통경 : 오줌 소태증 또는 초경으로 심한 통증이 오는 경우이다. 소주잔 1잔을 1회분으로 1일 3~5회 정도 공복에 복용한다.

칡주

(葛根 : 갈근)

만드는 법

❶ 꽃, 열매, 뿌리 등에 약효가 있다.

❷ 뿌리를 사용하여 생으로 쓰거나 햇볕에 건조시켜 사용한다.

❸ 생뿌리 300g, 말린 뿌리는 230g을 각각 소주 1.8ℓ에 넣어 밀봉한다.

❹ 5~6개월가량 숙성시킨다.

❺ 설탕 120g 첨가한다.

적용

❶ 식중독 : 먹은 음식물에서 생긴 독성 때문에 음식물을 토하거나 배가 몹시 괴롭고 심하면 통증이 오면서 전신이 마비된다. 설사가 매우 심해지는 증세이다. 소주잔 1잔을 1회분으로 1일 1~2회분으로 1일 2~3회 정도 공복에 복용한다.

❷ 신경쇠약 : 신경계가 피로에 의해 약해진 상태이다. 소주잔 1잔을 1회분으로 1일 1~2회씩, 10~15일 정도 공복에 복용한다.

❸ 주독 : 술에 중독되어 얼굴에 붉은 반점이 생긴다. 소주잔 1잔을 1회분으로 1일 1~2회씩, 10~20일 정도 공복에 복용한다.

팽나무주

(樸楡枝 : 복유지)

만드는 법

❶ 약효는 나무껍질에 있다.

❷ 연중 채취가 가능하다.

❸ 생나무 껍질 230g을 소주 1.8ℓ에 넣어 밀봉한다.

❹ 6~10개월가량 숙성시킨다.

❺ 설탕 100g 정도 첨가한다.

적용

❶ 대하 : 여성의 생식기에서 나오는 액체 분비물이 많아져 질밖으로 흐르는 현상을 말한다. 소주잔 1잔을 1회분으로 1일 3~4회 정도 공복에 복용한다.

❷ 대변불통 : 대변을 2일 이상보지 못하는 경우이다. 소주잔 1잔을 1회분으로 1일 1~2회씩, 5~10일, 심하면 10~15일 정도 공복에 복용한다.

❸ 이뇨 : 소변이 잘 나오지 않을 때의 처방이다. 소주잔 1잔을 1회분으로 1일 1~2회씩, 7~10일 정도 공복에 복용한다.

포도주

(葡萄 : 포도)

만드는 법

❷ 소주 1.8ℓ에 생포도를 50대 50분량으로 충분히 잠길 수 있도록
채운다. 또는 생포도와 설탕을 50대 50으로 채우고 병마개는 밀
봉한다.

❷ 3개월 정도 숙성시킨 다음 냉암소에 보관한다.

❸ 포도주는 오래 묵힐수록 좋다.

적용

❶ 속근골 : 뼈와 살을 튼튼히 하거나 과로로 인해 허리와 하체를
움직이지 못하는 증세를 고치기 위한 처방이다. 소주잔 1잔을
1회분으로 1일 1~2회씩, 10~15일 정도 공복에 복용한다.

❷ 식욕 부진 : 소화기 질환으로 식욕이 없는 경우이다. 소주잔 1잔
을 1회분으로 1일 1~2회씩, 5~10일, 심하면 20일 정도 공복
에 복용한다.

❸ 요혈 : 오줌에 피가 섞여 나오는 증세이다. 소주잔 1잔을 1회분
으로 1일 1~2회씩, 7~10일 정도 공복에 복용한다.

하눌타리주

(瓜蔞 : 과루)

만드는 법

❶ 열매나 뿌리에 약효가 있다.

❷ 10~11월경에 열매를 채취한다. 뿌리는 연중 언제나 채취할 수 있다.

❸ 채취한 열매에서 씨를 빼낸 후 과육을 햇볕에 말린다.

❹ 열매 건조한 것 200g, 생뿌리 180g, 건조한 뿌리 150g을 각각 소주 1.8ℓ에 넣어 밀봉한다.

❺ 5~6개월가량 숙성시킨다.

❻ 설탕 적당량을 첨가한다.

적용

❶ 늑막염 : 늑막염 증세에 이롭다. 소주잔 1잔을 1회분으로 1일 1~2회씩, 7~15일 정도 공복에 복용한다.

❷ 젖 부족 : 산모에게서 젖이 잘 나오지 않는 증상이다. 소주잔 1잔을 1회분으로 1일 1~2회씩, 10~15일 정도 공복에 복용한다.

❸ 혈담 : 기침이 심하여 가래에 피가 섞여 나오는 증세를 말한다. 소주잔 1잔을 1회분으로 1일 1~2회씩, 7~10일, 증세가 심하면 20일 정도 공복에 복용한다.

해당화주

(玫瑰花 : 매괴화)

만드는 법

❶ 약효는 꽃과 열매, 뿌리에 있다.

❷ 꽃과 열매는 5~7월에, 뿌리는 수시로 채취할 수 있다.

❸ 꽃은 신선한 것을 사용하며, 열매와 뿌리는 그늘에서 말린다.

❹ 생화는 250g, 말린 뿌리는 180g을 각각 소주 1.8ℓ에 넣어 밀봉한다. 꽃은 3~4개월, 열매는 5~6개월, 뿌리는 6~8개월 정도 숙성시킨다.

적용

❶ 보간(保肝) : 간을 보하는 데 약술이 효과적이다. 금주하며 다음 처방을 따른다면 좋은 효과를 볼 수 있다. 소주잔 1잔을 1회분으로 1일 1~2회씩, 20~25일 정도 공복에 복용한다.

❷ 통경(通經) : 오줌소태나 초경에 심한 통증이 오는 경우로 소주잔 1잔을 1회분으로 1일 1~2회씩, 5~10일 정도 공복에 복용한다.

❸ 혈폐(血閉) : 폐경의 시기가 아님에도 월경이 그치는 경우이다. 소주잔 1잔을 1회분으로 1일 1~2회씩, 5~10일, 심하면 20일 정도 공복에 복용한다.

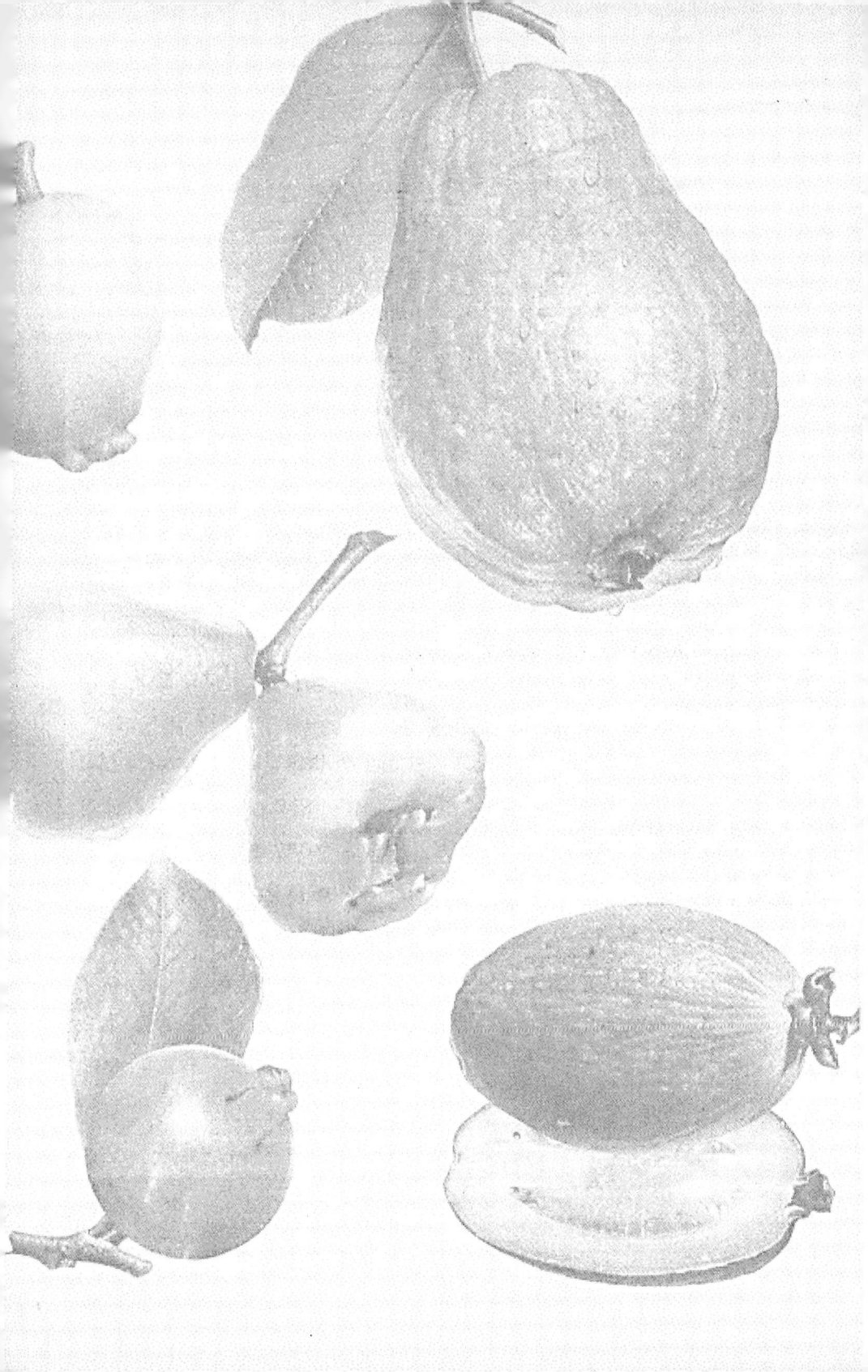

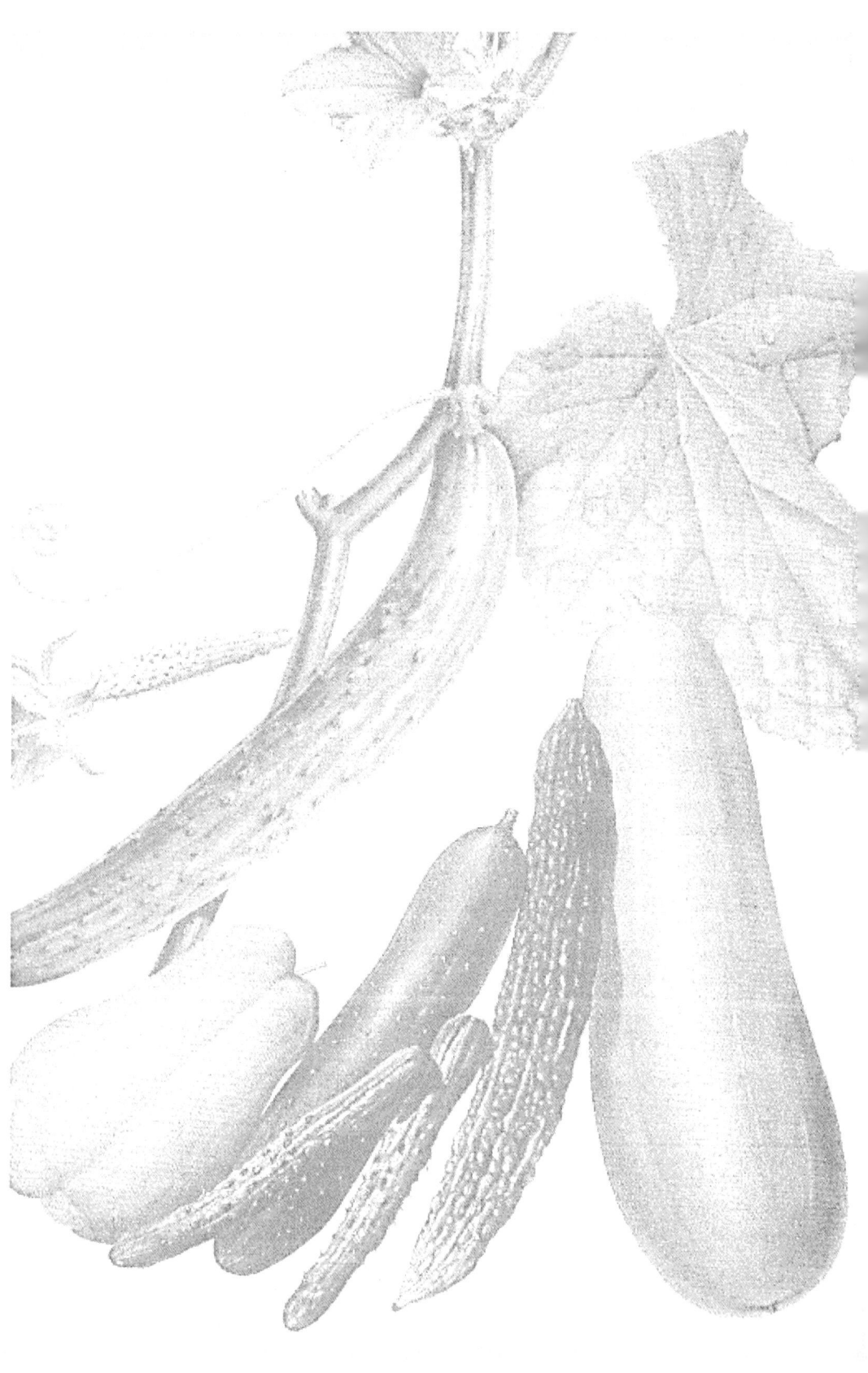